ライフサイエンス選書

放射線災害と向き合って

―福島に生きる医療者からのメッセージ

【編】福島県立医科大学附属病院被ばく医療班
（現　放射線災害医療センター）

ライフサイエンス出版

目次

第３章 原爆とチェルノブイリ原発事故からわかっていること

熊谷敦史

序章

大戸　斉
福島県立医科大学　医学部長

２０１２年と２０１１年夏の日に

３・11大震災の翌年２０１２年の夏の日にしたためた自らの文章を感傷とともに想い出す。「朝陽の中をツバメが行く手を遮るようにツーッと飛翔する。犬と散歩しているいつもの人と軽いあいさつを交わす。こんな何気ない朝の出勤の光景に、もう１年も経ったのだと深い感慨を覚える。〝普通〟の生活ができるのはこの上ない幸せなのだと」。

震災があった２０１１年の夏は殊のほかセミの発生が多かった。朝早くに大学の研究棟に向かうと、樹木が多い入口近くには毎朝数匹から10匹ほどのアブラゼミが仰向けになって腹を見せて微かに６本の脚を動かしている。白い壁を大空だと錯覚してぶつかってしまったのだろうか、それとも陽光で十分に体が温まる前に飛び立ったせいだろうか。そのままにしておけば歩行する人によって踏みつけられるか、暑い日差しで干からびて命が終わってしまうかもしれない。多くはその日、朝陽が上る前にさなぎから孵ったばかりのセミであろう。幼い頃、祖母から教えられた。「セミは亡くなった人がセミの姿になって、この世に戻って来ているんだよ」と。地下からこの世に生まれてきたばかりの彼らを静かに捕まえ、そっと樹木にその脚を張らせる。中には、背を上にしただけで勢い良く飛び出すものもいる。心の中で声をかける。「達者でな！」。

２０１１年3月11日から

２０１１年3月11日から数週間、福島県立医科大学附属病院（以下、福島医大附属病院）は上水道の完全断水、物流の停止、ガソリンの枯渇によってその機能が著しく損なわれた。そこで働く職員も自らが〝被災者〟でありながらも、被災者から救援を求められる災害最前線に対峙していた。東北地方沿岸部の病院の津波による被害は大きく、宮城県と岩手県の被害は福島県よりもっと大きかった。津波の被害に加えて、福島医大附属病院を始め、福島県内の病院はさらに困難な状況にあった。東京電力福島第一原子力発電所（以下、福島第一原発）が爆発して、広範囲に高濃度の放射性物質が飛散し、福島県内でも太平洋に面する浜通りとそれと近接する中通り地域は壊滅的な放射線被害に陥るのではないかという恐怖。ガソリン、水道、通信手段、鉄道を含めた交通網といった重要なライフラインが断たれ、極端な食料不足、水不足、遮断された情報という状況での暗中模索の対応と方針決定。透析等の必要な入院患者の遠方（関東、新潟など）への転院、浜通りの病院の入院患者の一時受け入れと転送手配、受け入れ患者の放射線量測定、さらなる事故拡大に備えてのベッド確保、診療器材の調達、除染室の受け入れ態勢……。福島県内の病院・施設はどこもこのような切羽詰まった状態にあり（福島医大の状況は、第1章で詳述）、第一原発により近い浜通りの医療関係者はもっと深刻な状況での手探り作業であった。

カルチャー・ラグと真実の探求

科学技術の発達で原子から取り出したエネルギーを現代生活に利用し、日本に住む大多数の人々はその恩恵を享受してきた。しかし、言われるままに判断するしかない基礎知識さえ乏しい我々一般人はもとより、専門的職業人でさえも究極の局面では原子力発電の技術を使いこなすことができなかった。安全に稼働しているように見えた時点でも気づかないだけで、科学技術の進歩と社会の間には大きなカルチャー・ラグがあり、それが水素爆発という形で現実に明らかとなり、適応不全、制御不能を曝してしまった。コンピュータや自動車などの利器を使う能力によって、我々はあたかも科学技術を自由に使いこなしてきたように表層的には感じる。しかし、文明と技術の発達によって、総体的にはより制御が困難な状態が徐々に進行している。たとえばグローバル規模の経済、人口爆発とそれに伴う地球環境の急激な変化、天然資源枯渇の可能性、生物多様性の劣化など。これらの危機に対応し得る智力を、ホモサピエンス（人類）は持つことができるのだろうか。大震災と原発事故からの復興の過程で、このカルチャー・ラグを埋める文化の一部は日本・東北の地からも持続的に醸成され、地球レベルでホモサピエンスの進化が続くのだと信じたい。

　だからこそ、真実を求める者は自らの立場を安全地帯に置き、原子力発電所建設を進めてきた科学者、企業技術者と東京電力など当事者、政府と地方自治体関係者の責任を懲罰的に追及するだけに終止してはならない。懲罰を前提に責任追及を迫れば、関係者が都合の悪い事実を隠ぺいするのは当然の帰結である。それは失敗から何も学ばないことに行き着く。なぜ事故が起きたのか、どう準備するのが良かったのか、もっと小さな事故規模でとどめることができなかったのか、事実を追求し、次の失敗に備えることはもっと重要である。平時はともかく、短時間に決定を迫られる非常事態に結果的に最適の方策を選択し実行するのは、いつの時代でも容易ではない。事故の客観的事実を突き止め全体の本質と背景までを探究し、日本全体として次に備えるのが最も賢明な英知である。失敗の本質を明らかにしたなら、たとえ解明の中途であってもその英知は人類全体の〝負の文化遺産〟として世界に伝えなくてはならない。

避難と精神の強奪、そして創造へ

　チェルノブイリ事故にも譬《たと》えられる福島第一原発事故だが、放射性物質放出量はチェルノブイリの約10分の１、地上に落下したのは放出量のさらにおよそ10分の１で、陸地全体では１００分の１以下にとどまったと報告されている。原子力発電所事故で、幸いにも直接的に高線量放射線被ばくの犠牲になった方はいなかった。しかし、多くの人たちが避難を余儀なくされたのは紛れもない事実である。10万人以上が避難し、その中から1年半後までに１５００人～２０００人が亡くなった。認知症に陥る高齢者も2倍～3倍増加した。地震と津波被害だけで原子力発電所の水素爆発がなければ、あえて困難な道を選択することはなかっただろう。避難は緊急的には避けられないが、年余にわたって他に選択することがなく強制するに値する万能な方策であろうかとの思いが、私の中で強くなっている。放射線被害が生じる可能性が出てくる１００ミリシーベルト以上に達しない地域の人々が、その地にとどまることによって増加するリスクと避難することによって生じた別のリスクを天秤にかけることは、現時点では許されていない。避難を余儀なくされ、他からの善意と補償に頼らなければ生きられない状況だとしたら、精神のすべてが奪われる。避難と施しはこれまで生きてきた社会的連携を断ち切り、存在の意味を容赦なく滅してしまう。とりわけ、存在の社会的基盤をこれまで過ごしてきた人生に置いている高齢者にとって、避難先で新たな連携と基盤を将来に向かって構築するのは容易ではない。一方、多くの若年者は学校や職場に新たな存在の意味を見い出し、困難を克服する内的なパワーを生み出す。自らが存在する場所で生活する覚悟が得られれば、前向きな心が醸成され、そのポジティブな姿勢と行動は他者へ波及する。

　中学生や高校生がこの地、福島県の未来を自ら創り出そうとする力強い意気込みを見聞することが、多くなってきた。福島医大も例外ではない。２０１２年の入試では全国、特に福島県内から福島医大を目指す受験生が増え、事実県内の合格者も増えた。「福島県の復興のために役立ちたいから福島医大を受験した」とはっきり言う。２０１３年３月の医学部卒業生のうち、福島県内の病院での臨床研修を選択する若い医師も増えた。

関東大震災と後藤新平

　２０１１年は福島医大の前身、白河医術講義所（後に須賀川医学校）が１８７１年に白河に設立されてから１４０年の節目であった。１９２３年（大正12年）11万人が犠牲となった関東大震災後の帝都復興院総裁として、震災翌日から「災害に強くあれ」と広い幹線道路などを自ら設計・再生し、現在の繁栄する東京の礎を築いた後藤新平は、須賀川医学校を卒業した我々の大先輩である。見渡す限り焼け野原となった東京を見事に再生させた後藤新平先生に習い、この福島を再生させる情熱を我々は絶えることなく持ち続けたい。

Fukushima

事故後1年以上を経て、福島県内の空中放射線量は一部を除き幸い西ヨーロッパの水準にまで低下してきた。福島市と郡山市（0・5～0・6マイクロシーベルト／時）はドイツ（0・85～1・0）よりも低く、南相馬市の多くはフランス（0・34）と、いわき市はオランダ（0・17）とほぼ同じで、会津若松市は欧州最低値のイギリス（0・09）と同水準になっている（欧州のデータはhttp://eurdep.jrc.ec.europa.eu/Basic/Pages/Public/Home/Default.aspxによる）。

1945年に原爆を投下された広島市、長崎市では爆死に加えて、高線量を一気に浴びたことによる急性被ばく障害や白血病も合わせて30万人近くが亡くなったが、次の世代には影響を残すことなく、今も多くの被爆者が健康な生活を送っている。私たちは彼らに多くを学びたい。今回の事故直後から始まった長崎大学、広島大学を始めとして、全国の医療関係者の支援に対する感謝の言葉は筆舌に尽しがたい。彼らの応援がなければ、放射線被ばくに対する経験や人材の蓄積に乏しい我々は対応を誤り、間違った方向に導き、福島県民はもっと傷つき、避難者ももっと多かったであろう。

政府は、原子力発電所事故に引き続き、水素爆発という想像を超える、あり得ないはずの過酷な状況で最高司令という重要な機能を機敏に働かせることはできなかった。ときの首相が、もし現場を熟知している責任者に任せることも受け入れる器の人であったならば、原子力発電所事故はこれほど大きくなっていただろうか。事故検証委員会の報告等によれば、政府は初期の1～2週間は外国からの津波被害者への医療救援、原発事故への支援のほとんどを、支援に伴う不測事故が発生したときの免責などの法令が整備されていないことなどを理由に、断り続けたとされている。厚生労働省は、日本の医師免許を持たない外国人が日本国内で医療行為をすることを許さないとする立場を非常事態下でも堅持し続けた。その様な状況でも、福島県には、ヨルダンとタイからの医療チームが入った。この問題の本質には、おそらくこの半世紀は政府・民間を始めごく一部の人だけが、限られた分野にのみ海外への緊急支援に当たり、支援をする海外との接点のない人たちを巻き込んだ大規模な非常時支援活動を行ってこなかったがために、そこで生じる様々な問題の解決の術《すべ》がわからず、いざ日本が支援を受ける立場になったときに、機動的に対応しきれなかったのではないかと推測される。その危機管理のあり方について、第８章では提言している。

多くの人々、ＤＭＡＴとＲＥＭＡＴの応援

政府が指揮を発しての医療支援は少なかったが、その代わり２００９年に放射線医学総合研究所（以下、放医研）が設立したＲＥＭＡＴ（緊急被ばく医療チーム）と阪神・淡路大震災（１９９５年、６４００人が死亡）を教訓に２００５年に発足したＤＭＡＴ（災害派遣医療チーム）には福島県民の一人として全面的な感謝を申しあげたい。２つの全国組織によって今回の東日本大震災、原発事故を辛うじて乗り切ることができた。災害医療のプロであるＤＭＡＴですら原子力災害対応は十分とは言えなかったかもしれないが、ＲＥＭＡＴとＤＭＡＴ両方の応援を得て、福島県内の医療機関は持てる能力のすべてを使って医療機能を維持できた。救命支援が迅速であれば５００人は助かっただろうと指摘されている阪神・淡路大震災から学び、日本にＤＭＡＴを設立したことは、高架の強化を図って、新幹線と高速道路高架橋の倒壊・落下を防いだことと併せ、阪神・淡路大震災の「失敗から学んだ」大きな進化であった。加えて、原発の安全が信仰的かつ支配的であった当時、日本にＲＥＭＡＴを設立した放医研関係者の卓見に敬意を表しつつ御礼を申しあげたい。

被災地全体を支援していただいた全国の多くの人々、ボランティア、企業、学校、自治体、消防、警察、自衛隊、温かく応援してくださった外国の方々にも深い感謝の気持ちをうまく表現することができない。見事に復興して、元気な福島の姿を後世の人々に示すことが恩返しかもしれない。あらゆる英知を世界中から集めて10年後20年後、福島県民は全国で一番健康な県民になることを目指したい。

今回、出版にこぎつけた『放射線災害と向き合って―福島に生きる医療者からのメッセージ』は、共に困難に向き合った福島医大で働く全職員の内、過酷な最前線で現実を体験した救急科、放射線科、心身医療科、小児科、内科、外科、公衆衛生の医師たちが、自らの良心に従って生きた言葉として、福島で生きる人たちへの医学からの応援の一つとして表現した内容である。妊娠中の奥さんとともに、あるいは小さな子どもを育てつつ、ときに深く悩み、あるときは希望の灯を見出しながら、深い心から絞り出したメッセージでもある。そしてそれは単に福島だけでなく、日本の後世に伝えるべき内容にもなっていると考える。執筆者たちには科学者として、臨床医として、１００年後も色あせることなく読み続けられる良書を目指すことをお願いした。編集の中心となった大津留晶氏は震災直後から長崎より医療支援チームの一員として福島に入り、多くの時間を福島の地で過ごしてこられ、２０１１年10月からは当大学放射線健康管理学講座教授に就任した。専門領域である内科と放射線被ばくの知識を基に、休む間もなく尽力して、誰よりも福島に貢献した一人である。また、最後になったが、本書発行に際し力強く励まし続けていただいたライフサイエンス出版株式会社の武原信正氏、毛利公子氏には心からの御礼を申しあげたい。

（２０１３年3月）

第１章

あのとき、何が起こったか

長谷川有史　福島県立医科大学医学部救急医療学講座　助教

２０１１年3月11日、「複合災害」に突然直面する。限られた医療資源での、地震・津波・原子力災害・情報氾濫など複数災害事象への対応は困難を極める。我々は組織的被ばく医療対応に困難を感じる。特に原子力災害に関しては、事前の危機意識が希薄であった。避難区域を中心に多くの住民が福島を離れる中、3月15日に緊急被ばく医療支援チームが長崎・広島などから福島入りする。単なる知識技能伝授にとどまらず、寄り添い、共に打開策を考える彼らの姿勢に触れ、初めて原子力災害に主体的に対峙すべきと気づく。対すべき課題は単に被ばく・汚染傷病者診療にとどまらず、消防・警察・自衛隊など危機介入者への心身健康支援、将来への心身不安を抱える住民との情報交換と打開策の共考、次世代医療者への啓発教育など広範囲にわたると知る。多くの指導協力の下、応急的に被ばく医療体制を構築しわずかながら経験を積む。

今、我々を後押しするものは何なのだろう。寄添い、共に考える姿勢、形式や形骸化を憂い自ら考え流されない姿勢、変革を厭わぬ謙虚さ……。それらを実際の行動で示してくれた多くの支援者からの授かり物なのかもしれない。

福島は今、復興という名の急峻な坂を登っている途上にある。

1　２０１１年３月11日〜

■史上2番目の大規模原子力発電所事故が福島で発生した

２０１１年３月11日金曜日14時46分――。三陸沖、東南東１３０キロ、深さ24キロの地点を震源とする巨大地震が東日本を襲った。地震の規模はマグニチュード９・０。国内観測史上最大、世界観測史上４番目の大地震だった。気象庁観測による津波高最高値は16・７メートル、遡上高最高値は40・１メートルであった[1]。のちに「東日本大震災」と命名されるこの地震とそれに続く大津波は、多くの尊い生命を奪い市井の人々の平穏な日常を蹂躙《じゅうりん》した。

そして、私たち福島に住む人間の生き方に大きな影響を与える出来事となった。

その日、私は外勤先で午後の外来診療を行っていた。呼吸苦を訴えて救急車で搬送された方を診療中、携帯電話がゴムを擦《こす》るような不快な警告音を発し始めた。ほどなく激しい揺れがやってきた。揺れの大きさと持続時間はこれまで体験した地震とはまったく異質のものだった。

そのひと月ほど前にテレビで観たニュージーランド・クライストチャーチ地震とビル倒壊の様子が脳裏をよぎる。ストレッチャー上の患者とともに屋外退避した。あたりに地鳴りが響き、足元の道路が波打ち、右前方に立つ電柱が揺れ、電線が長縄跳びのロープのようにグルグル回転していた。「これは現実の出来事だ」と認識するのにしばらく時間を要した。その後も余震というにはあまりにも長く大きな揺れに何度となく襲われたが電柱は倒れてこなかった。吹雪がひどくなってきたので患者の体温喪失を危惧し病院内へ戻った。

外来に来る外傷患者の皆さんから地震被害状況を聞いていると、そこに病院常勤医の同級生外科医が現われた。彼から「自宅が半壊した」「このあたりは震度6強だった」「宮城県が津波に襲われている」との情報を聞いた。ＤＭＡＴ（Disaster Medical Assistance Team：災害派遣医療チーム）派遣要請を受けて、私自身も被災地に赴くことをぼんやりと思った。同級生が気を利かせて外来を交代してくれたので、私は籍を置く福島県立医科大学附属病院（以下、福島医大附属病院）へ向かった。道中車両で走行できたものの、歩道が崩れ、車道に亀裂が入り、石碑が倒れている様を見て、徐々に自分自身が被災地にいることを自覚した。気が遠くなった。

福島医大附属病院は倒壊を免れていたものの一部天井が崩落し、エレベーターは全館緊急停止したままだった。幸い地震による死亡者はなく、電力も供給されていた。ただし、断水により手術部と透析部門が閉鎖し、調理給食が困難となっていた。屋上タンクの水は数日分を残すのみで、節水指示が出されトイレ排水が禁止された。

水の供給を断たれた病院は、その機能を大幅に制限せざるを得なくなった。

ＤＭＡＴ参集拠点病院に指定された福島医大附属病院には、全国のＤＭＡＴ隊員が集結しつつあった。これまで災害を「支援する立場」は経験していたが、「支援してもらう立場」になるのは初めてである。たまたま震災から2か月前に当院施設を用いて東北ＤＭＡＴ災害訓練を行っていた。実際に災害が起きて初めて災害訓練のありがたみを感じた。

最終的には35チーム１８０人のＤＭＡＴ医療支援をいただいた。中でも福島赤十字病院（福島日赤）ＤＭＡＴチームは震災直後から重症傷病者の初期診療と搬送活動を開始した。彼らは沿岸被災地からの傷病者搬送治療はもちろんのこと、通信の麻痺した被災地域からの生の医療情報をも運び伝えた。彼らは超急性期の救急医療に多大なる貢献をした。

私はといえば、被災地ＤＭＡＴ参集拠点病院のＥＲ（救命救急診療室）実務責任者として、多くの支援者や院内の仲間と協力して被災地傷病者を受け入れ、実診療を行う立場となった。

＊

福島県は南北に二本の山脈が県土を貫き、西から「会津」「中通り」「浜通り」の3地方に区分される。それぞれ気候や文化、そして医療圏までもが大きく異なるのが特徴である。本震災では震源域に近い太平洋側の「浜通り」がより大規模な被害を受けた。福島日赤ＤＭＡＴらの活躍で、震災急性期より「浜通り」の地震・津波による傷病者が、福島医大のある福島市を含む「中通り」に搬送

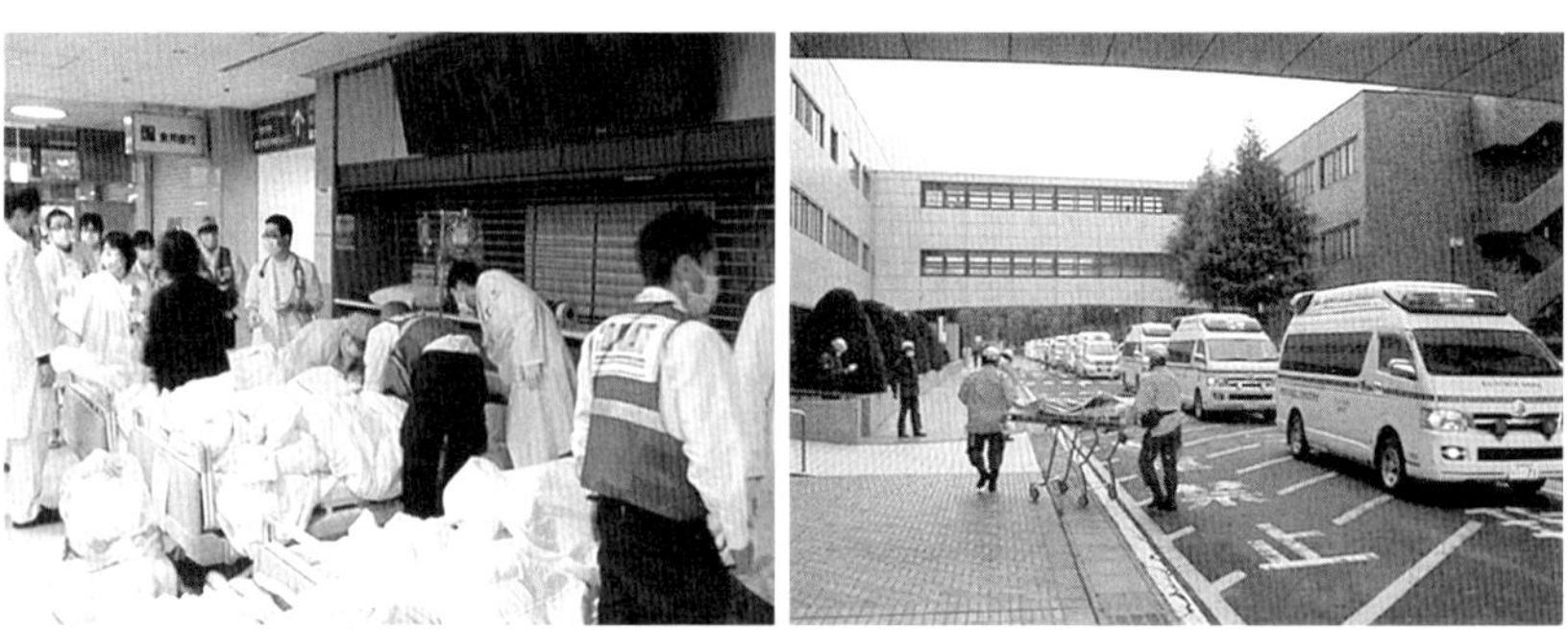

福島医大附属病院には沿岸被災地から傷病者が続々と搬送された

されていたその頃、同じ「浜通り」の一角で想定外の事態が進行していた。

福島県は、10基の原子炉を海岸線沿いに有する全国屈指の原子力発電所（以下、原発）立地県であった。双葉郡大熊町と双葉町にまたがる一帯には1～6号の6基の原子炉を擁する東京電力福島第一原子力発電所（以下、福島第一原発）がある。その歴史は古く、同原発1号機の操業は１９７１年３月26日にまで遡る。２０１０年10月26日には同原発3号機でプルサーマル発電営業が開始され、使用済燃料を再処理して生成されたＭＯＸ《モックス》燃料が使用されていた。

２０１１年３月11日の大地震発生時、福島第一原発では、稼働中の1～3号機に制御棒が即時挿入された。そのため核燃料棒内の核分裂連鎖反応は制御され、原発は自動停止する。この時点で原発を「止める」作業は達成された。一方、4～6号機は、定期検査中であったため、地震発生時には冷温停止状態であった。

一方、地震により、原発に電力を供給していた鉄塔が倒れて「外部電源（交流）」供給が断たれた。だが、この時点では非常用ディーゼル発電機が稼働し「非常用交流電源」供給が維持された。

同日15時27分（地震発生から41分後）に、福島第一原発へ津波の第一波が到達した。

同日15時37分（地震発生から51分後）には、高さ13メートル以上の津波が福島第一原発を襲ったとされる。

同日15時40分頃までには、津波の影響で6号機の一つを除く1～5号機の非常用ディーゼル発電機が水没し、結果的に「全交流電源喪失」となる。緊急炉心冷却システム（ＥＣＣＳ）や冷却水循環系は、交流電源でないと稼働できない。残るバッテリーの直流電源もほどなく底をついた。事実上1～4号機の冷却が不能になった。

まとめると、福島第一原発1～4号機は、地震により外部電源（交流）が失われ、津波により非常用ディーゼル発電機（交流）が失われ、バッテリー（直流電源）が底をつき、事実上「全電源喪失」となった。そのため制御棒挿入により原子炉を「止める」ことはできたが、注水ができないために原子炉を「冷やす」ことができなくなったのである[2]。

〈経済産業省の原子力安全・保安院によると、11日午後4時すぎ、東京電力から福島第一原子力発電所の1、2号機で、炉心を冷やす緊急炉心冷却システム（ＥＣＣＳ）が動かなくなった可能性があるという連絡が入った。炉心が十分に冷却できない状態が続くと炉心溶融など極めて危険な状態になる恐れがある。

保安院によると、地震で原子炉は停止し、核反応は停止した。だが、核燃料の熱が出続けているため、炉心に水を入れて冷やす必要がある。炉心に残る蒸気で注水する隔離時冷却装置は動いているが、本来なら、炉心を冷やす最後の手段であるＥＣＣＳも作動するはずだった。だが、停電に加え、非常用発電機の停止も重なり、ＥＣＣＳが作動しない状態が続いている。隔離時冷却装置が確実に動けば炉心は冷却されるはずだが、東電は緊急事態に備え、電源車による電源復活を急いでいる。東電は原子力災害対策特別措置法に基づく「特定事象」を適用、経産省と福島県、地元自治体に通報した。〉（『朝日新聞』２０１１年3月12日朝刊）

3月11日、津波襲来直後より1号機の原子炉内冷却水の水位低下が記録されている。

同日18時頃から1号機の炉心最高温度が急上昇している。

同日19時30分頃から、1号機の炉心溶融（コアメルト：core melt）が始まった。

「冷やす」ことができない原子炉内では想定外の炉心溶融が現実のものとなった。圧力容器の内部には核燃料棒、制御棒、それらを取り囲む構造物（シュラウド）が存在し、これらをまとめて「炉心：core」と呼ぶ（**図1**）。核燃料棒内の放射性物質は、核分裂が制御されていても、徐々に核崩壊しながら常に熱を発する（崩壊熱）。そのため通常核燃料棒は循環しながら空冷される冷却材（水）に没されて管理されていた。最終的には、原子炉圧力容器内の水位低下に対して注水ができず核燃料棒が水面から露出した。このため炉心温度が上昇し、核燃料棒被覆材であるジルコニウム合金の融点を超え、溶解してしまったため核燃料はその形状を維持できなくなったとされる。核燃料棒が溶けて炉心が溶融（コアメルト）し、崩落して圧力容器の底に貯まり（メルトダウン：melt-down）、圧力容器の底が抜ける（メルトスルー：melt-through）に至ったと報告されている。[2)]

図1　沸騰水型原子炉の構造

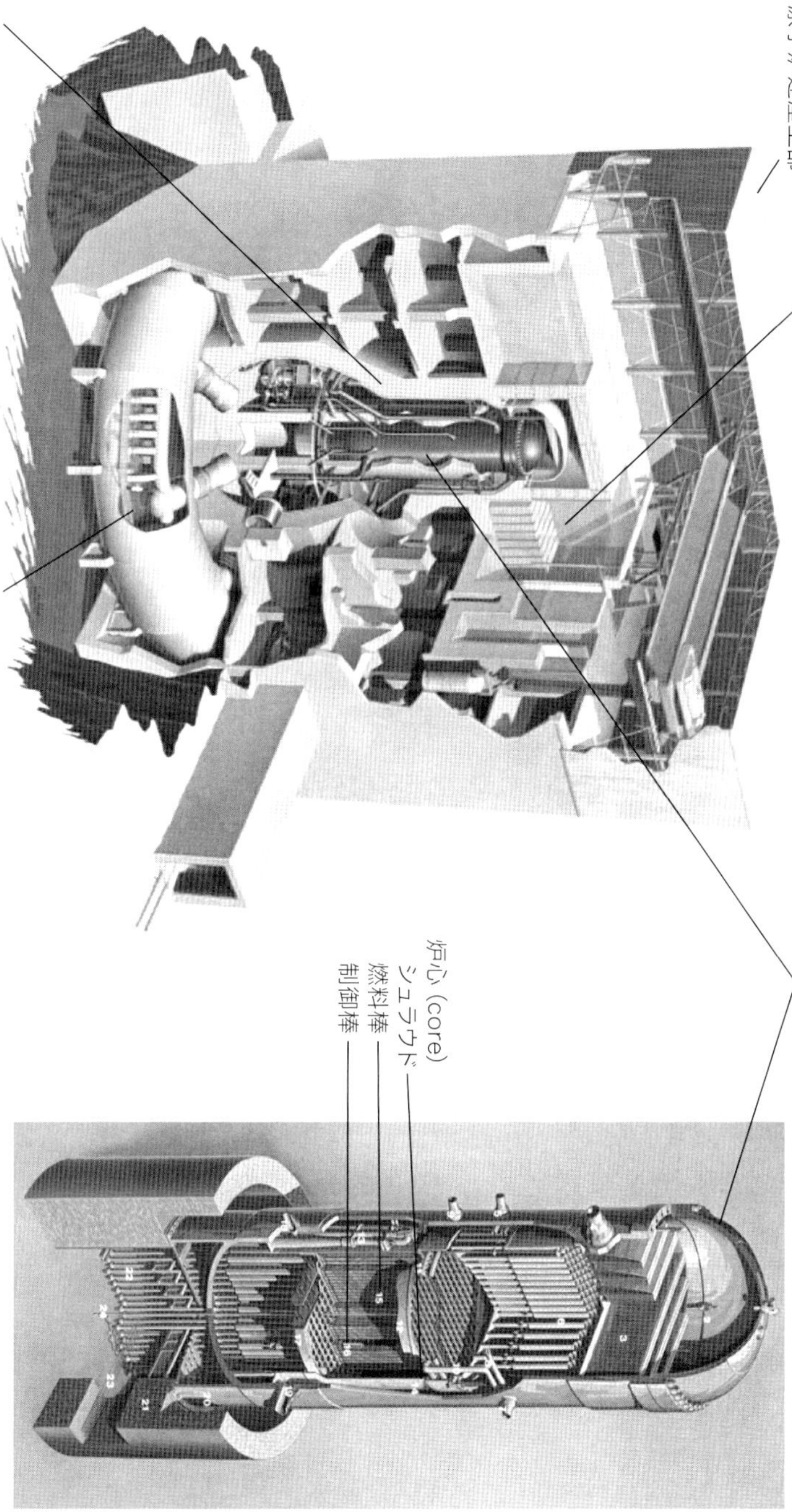

(Boiling Water Reactor Systems, Reactor Concept Manual, USNRC Technical Training Center より改変)

当時、東京電力と経済産業省原子力安全・保安院は「事故の原因はすべて津波によるもの[3]」として想定外の事態であることを強調していた。確かに、「全交流電源喪失の原因は津波によるもの」であろうが、「事故の原因はすべて津波によるもの」ではない。地震の揺れによって冷却水配管の破損が生じない強度であったならば、交流電源供給が維持できていれば、外部交流電源が早期に供給できていたら、非常用ディーゼル発電機を高所に設置していたら、炉心溶融が回避できた可能性がある。事故当初、「想定外」を強調した機関の知性と良心を問いたい。

３月11日19時03分、内閣総理大臣は原子力災害対策特別措置法（以下、原災法）に基づき原子力緊急事態を宣言した。

枝野幸男官房長官は会見で「対象区域住民、現時点では避難の必要はない」と述べる。だが、20時50分に福島県が福島第一原発から半径2キロ圏内の住民１８６４人への避難を呼びかけた。これに追従するように21時23分には内閣総理大臣より、大熊・双葉・富岡・浪江各町長を通じて福島第一原発から半径３キロ圏内の住民約１万３千人の避難、３～10キロ圏内の住民には屋内退避が指示された。「避難指示は防災無線および近隣住民から直接口頭で伝えられ、理由は説明されなかった」、「避難指示を伝えに来た人間は白い防護服に身を包みマスクを着けていた」、「着の身着のままで避難した」などの話を避難者から聞いた。この避難の最中に、実は１号機の炉心が「冷やせない」状況だったことがのちに公表される。

11日19時30分、防衛大臣は自衛隊に対して、史上初の原子力災害派遣命令を発令し、陸上自衛隊中央特殊武器防護隊４００名他が支援を開始した[4]。一方、当院の記録によると、すでにこの日、経済産業省から福島医大附属病院に対して被ばく・汚染傷病者が出た際の受け入れの要請が行われている。我々臨床の現場には伝達されていなかった。

福島第一原発の不気味な動向についての情報はごく一部の関係者に断片的に伝えられたのみで、現場には情報が共有されないまま、震災初日の夜は更けていった。すべてが混乱の中にあったのだろう。

3月11日23時00分、1号機タービン建屋内で空間放射線量率の上昇が判明した[2]。

翌12日午前3時00分頃の記者会見で枝野官房長官が、「1号機格納容器の圧力を下げるため大気中への蒸気放出（ベント）が必要であるとの報告を東京電力から受けた」と発表する。

12日早朝には菅直人首相がヘリで原発を訪れ視察を行った。その背景には、「原発で電源が失われた際の対応などに関して、事故当日から東京電力への不信感が政府側にあったため」と枝野氏はのちに証言している。ベントは3月12日の9時15分頃から段階的に行われ、14時30分には格納容器内の圧力低下を確認している。

その間も説明なき避難指示は拡大する。

3月12日5時44分、避難指示が福島第一原発から半径10キロ圏内（約4万8000人が避難対象）に拡大された。この避難指示は原子炉格納容器内の圧力が上昇している恐れがあるためだったと、のちに公表されている。さらに、福島第二原発から半径3キロ圏内にも避難指示が、3〜10キロ圏内に屋内退避指示が出された。後日、避難者に確認したところでは、このときも住民に避難の理由は示されず、防災無線および近所の伝達により「避難しなさい」という一方的な指示だけが行われたという。

3月12日6時頃までには1号機の全核燃料が炉心溶融（コアメルト）し、6時50分頃には核燃料が原子炉圧力容器底部に落下（メルトダウン）したと東京電力では推察している[5]。震災が発生してから16時間後のこととなる。

「なぜ避難区域が拡大していくのか？　どこまで拡大していくのか？」

疑問に思いつつも、この時点での原発の危機的状況を知らない当時の福島医大附属病院内では、原発周辺の避難指示拡大は、他の多くの災害事象の一つであり、この時点では原子力災害は漠然とした不安の種の一つでしかなかったのだ。

〈東日本大震災で自動停止した大熊町の東京電力福島第一原発1号機の周辺で、ウラン燃料が分裂してできる放射性物質のセシウムとヨウ素が検出され、経済産業省原子力安全・保安院幹部は12日午後、燃料の一部が溶ける「炉心溶融」が起きたとの見方を明らかにした。日本原発で炉心溶融は初。〉（『福島民友新聞』2011年3月13日朝刊）

そして、3月12日15時36分、最初の水素爆発が1号機建屋で発生する。

〈経済産業省の原子力安全・保安院は12日、東日本大震災で被害を受けた東京電力福島第一原子力発電所1号機（福島県大熊町）で、午後3時30分ごろに大きな爆発音を伴う爆発が起きたことを明らかにした。その直前には、原子炉内の燃料の溶融が進んでいる可能性が高いと発表しており、原子炉の状態と爆発との関係を含め、東電などが原因を調査中だ。〉（『朝日新聞』2011年3月13日朝刊）

この爆発によって1号機建屋の上部が崩壊した。崩壊した壁は厚さ約1メートルの鉄筋コンクリート製だったことから、爆発のすさまじさが想像できる。酸素濃度が5％以上、水素濃度が4％以上含まれる気体に点火すると、水素と酸素が反応して水素爆発を起こす可能性が高まるという。1号機のこの爆発は、燃料棒の被覆材主成分であるジルコニウムと水が反応して発生した水素が、高温高圧の圧力容器、格納容器の隙間から建屋上部に貯留し、何らかの原因でそこに引火したために起きた水素爆発と考えられている[2]。

原発に関わってきた多くの専門家は水素爆発の白煙を見て驚愕《きょうがく》したという。これまで原発事故といえば電気系統の故障や水漏れ、小さな出火騒ぎしか起こらなかったからだ。彼らにとっても「爆発」というのはまさに前代未聞の事故だったのであろうか。

3月12日17時30分、1号機敷地内での空間放射線量率は毎時1・015ミリシーベルト（mSv/h）を計測した。

3月12日18時25分、1号機の水素爆発を受け、住民の避難指示が原発から半径20キロ圏内まで拡大された。この避難指示は1号機以外の複数原子炉において同時に災害が発生するリスクに備えて行われたとのちに報じられたが、このときも説明なく避難指示が行われた。政府は爆発をなかなか認めず、枝野官房長官は会見で「爆発的事象」という曖昧《あいまい》な言い方を続けていた。しかし、さすがにこの頃には、避難住民はもちろん、福島医大附属病院職員ならびに国民が福島第一原発で重大な災害が発生していることを確信していたと思う。

3月12日19時04分、原発内ではついに冷却のために使用できる淡水がなくなりつつあった。発電所長は新たに外部から投入された電源車・消防車を用いて、1号機炉心への海水注水を指示した。

先の見えない原子力災害対応

情報が少ない中で、避難指示だけが徐々に拡大する状況に病院職員は大きな不安を感じていた。「原発でいったい何が起きているんだ？」「私たちは逃げなくてもいいの？」「どこまで避難指示拡大が続くのか？」職員から口々に問いかけられたが、答える術がなかった。当時の我々には情報もなかったが、情報・状況を判断する知識も持ち合わせてはいなかった。次々と発生する問題を解決するために淡々と業務をこなすしかなかった。

少なすぎる公開情報とは裏腹に、「災害対策本部では原発の話ばかりしている」と未確認情報が寄せられ始めた。未曾有の地震・津波に加え、さらに未知の原子力災害にも対峙しなければならないのか？　歴史は我々にどこまで負荷をかけるのか？　先の見えない災害対応の行方を思い、誰もが暗澹《あんたん》たる気分に陥っていた。そして心身ともに疲れていた。

だが、我々のそんな思いとは裏腹に、事態は深刻化の一途をたどる。

日本における緊急被ばく医療は、１９９９年に発生した東海村ＪＣＯ臨界事故を契機に、原子力安全委員会・被ばく医療分科会が２００１年にまとめた「緊急被ばく医療のあり方について」という報告書に基づいて２００４年からその体制整備が進められてきた比較的新しい医療システムである。その枠組みは、①初期診療や救急診療を行う「初期被ばく医療機関」、②専門的な診療を行う「２次被ばく医療機関」、③高度専門的な診療を行う「３次被ばく医療機関」から構成されている（**図２**）。「被ばく」とは放射性物質から出た放射線を体に浴びることであり、「汚染」は体表面や衣服などに放射性物質が付着する、あるいは放射性物質を体内に取り込むことを指す。原子力安全委員会は、被ばく・汚染傷病者に対して特殊な体制の医療を要すると考えていたことになる。

福島県の原発周辺には震災前に６か所の初期被ばく医療機関（汚染の有無にかかわらず原発内にて発生した傷病者の初期診療や救急診療を実践する医療機関）が指定されていた。だが本震災後は４病院が避難指示区域ないしは緊急時避難準備区域に指定されて避難や医療縮小を余儀なくされ、被ばく医療はおろか通常の医療機能すら維持できなくなった。残る２つの初期被ばく医療機関も同様に様々な状況で医療者の確保が難しく、実質上汚染を伴う傷病者の受け入れが困難となった。

福島医大附属病院は２次被ばく医療機関に指定されていた。しかし、当時の我々は原子力災害医療体制準備の認識に欠けていたし、複合災害医療対応に追われ、被ばく医療に意識を向ける余裕もなかった。多くの職員は、被ばく・汚染傷病者が福島医大附属病院に実際に運ばれるとは思ってもいなかったであろう。

３次被ばく医療としては、日本の東ブロックは放射線医学総合研究所（以下、放医研）、西ブロックは広島大学がその役割を担う。中でも放医研は全国緊急被ばく医療機関の中核として、各地の被ばく医療機関に支援や専門的助言を行うことになっていた。

図 2　原子力緊急事態対応体制と緊急被ばく医療体制

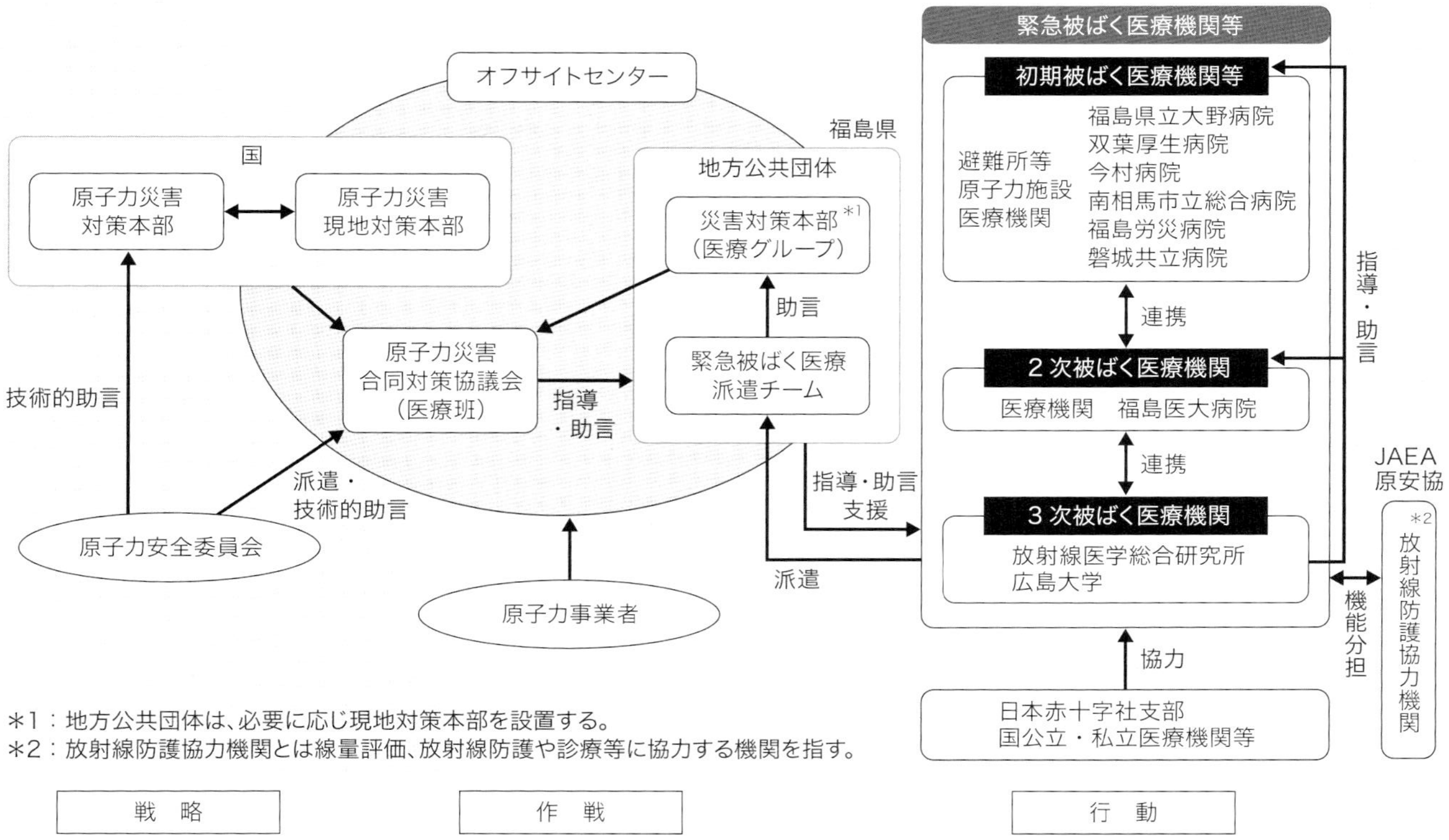

＊1：地方公共団体は、必要に応じ現地対策本部を設置する。
＊2：放射線防護協力機関とは線量評価、放射線防護や診療等に協力する機関を指す。

（環境防災 N ネットホームページ 2012 年 7 月より改変）

しかし現実には、想定していたネットワークは機能しなかった。

現在、原発を抱える13道県が1～3次緊急被ばく医療機関を合計74か所指定している。そのうち約4割は原発の20キロ圏内に位置している。つまり、現行の緊急被ばく医療体制では、再び今回と同様の災害が起これば病院機能が麻痺し、求められる役割を果たせなくなるという矛盾を実際には抱えていることになる。

〈東京電力福島第一原子力発電所の爆発の影響で、福島県では13日までに住民22人の被ばくが確認された。県は県内で１９０人が被ばくした可能性があるとしている。このため、県は被災者の被ばく状況を調べるスクリーニングを県内５３３の全避難所の避難者約12万人のうち希望者全員に実施すると決めた。

一方、国の指示を受けて避難を始めた福島第一・第二原発周辺の対象住民10万人超のうち、朝日新聞の調べで午後4時現在、県内12市町村に約１万９０００人が避難していることがわかった。〉（『朝日新聞』２０１１年３月14日朝刊）

政府からの避難指示を受けて、浜通りにある病院では入院患者の避難移動が始まっていた。後日「避難中に背後で1号機爆発の振動を感じたので慌てて車に飛び込んだ」という体験を友人外科医から聞いた。背筋の凍る思いがしたのを憶えている。

この頃、福島医大附属病院では、避難患者の陸・空からの大規模一時受け入れと域外搬送が、災害対応の一つの大きな業務であった。特に域外搬送では群馬県や新潟県の医療機関に多大なる協力をいただいた。

そんな最中、あれは3月13日未明のことだったと思う。ＥＲ（救命救急診療室）のベッドで仮眠を取っていた私に一本の電話がかかってきた。先方は落ち着いた声の女性で、初めて聞く団体名を名乗った。

「救急外来の責任者の方ですか？」

「はあ」

「原発内で大量に患者が発生した場合、そちらに自衛隊を送り、除染させますので、患者の対応をよろしくお願いします！」

文字通り、寝耳に水だった。原発内はそれほどまでに危機的状況なのか？　自衛隊⁉　同時多発傷病者⁉　医療対応能力は現状で精いっぱい、新たな事象出現に現在の布陣で臨むのはとても自信がないというようなことを答えたように記憶している。

「と言いますと？」

「現在の当院被ばく医療施設は箱もので、我々には被ばく医療の実践経験はありません」

「と言いますと？」

相手はたたみかけてくる。

「私の一存では返答できません。そのような重要な事項は病院の上層部を通していただけるとありがたいです。ちなみにどちらの方ですか？」

私がそう問うと「中央の者ですが……」との曖昧《あいまい》な返答とともに、私では埒《らち》が明かないと感じたのか電話は唐突に切られた。だが、すでに決定事項なのだと言わんばかりの有無を言わさぬ雰囲気は私に大きな衝撃を与え、原発事故が重大な局面を迎えつつあることを想像させる電話の内容にこころから恐ろしさを感じた。

あれはいったい誰だったのだろう？　今もわからずじまいである。もしかしたら、混乱の中で「中央」が唯一現場に伝えてくれた正確な情報だったのかもしれない。しかし、それはあまりにも突然で一方的な通達であった。

こうして3月13日の朝をＥＲのベッドで迎えた。

原発を巡る状況に好転の兆しはまったく見えなかった。この頃には福島第一原発から約5キロ南西に位置していた原子力災害現場指揮所のオフサイトセンター（福島県原子力災害対策センター：原子力災害における現場緊急事態応急対策拠点施設）も電力供給が断たれ、現場指揮のための通信すらままならぬ状況となっていた。

3月13日、福島医大附属病院では早朝から職員対象の全体ミーティングが行われた。ここでは、病院として災害特別体制を取ることが確認された。具体的には1週間は新規入院を延期して災害による重症傷病者病床を確保する、退院可能患者は退院を考慮する、一般外来診療制限を行う、などが討議され、通常診療から災害診療に体制が切り替わった。災害現場の現実である。さらに、今後の原発事故関連傷病者に対する対応協力が各科に要請された。また是非はともかく、汚染拡大防止の観点から原発より20キロ圏内住民へは病院入口でのスクリーニング（体表面汚染検査等から追加処置の要否を判断すること）が徹底された。13日の早朝から、福島医大附属病院では来院患者・家族へのスクリーニングを開始した。病院玄関に測定エリアを確保し、放射線科医、放射線技師、看護師が対応にあたった。また、院内に残り診療を行う40歳以下の職員や妊婦のために、安定ヨウ素剤を１０００錠確保し、今後、病院が避難区域に指定された場合に配布する準備が進められた。

放射線科医や放射線技師を除く多くの医療者にとって放射線量計測は不慣れで未知の世界だった。当時は計測値の意味もスクリーニング基準値の意味するところすら十分理解できていなかった。当初、福島県および原子力災害対策本部ではＧＭサーベイメーターの値が1万３０００ｃｐｍ（カウント・パー・ミニッツ＝1分間に検出した放射線の数）以上の計測値を全身除染（脱衣、シャワーなど）が必要な放射性物質汚染の基準値としていた。しかし、水不足と外気温低下から、院内では3月13日から、福島県は３月15日から、原子力安全委員会も３月19日には全身除染が必要な汚染の基準を10万ｃｐｍと改めた。

スクリーニング基準値の変更については様々な考え方があるが、震災当時は3月も半ばとはいえ雪がちらつくほどの寒さの上に、断水により、除染用の水の確保すらままならない状況だった。原子力災害急性期の緊急事態においては現実的なやむを得ない措置であったと考えている。ただし震災前から放射線に詳しかった方々はこれまでの常識が数日で変化していく様に頭を抱えていた。

2　2011年3月14日～

初めて体験した現実の被ばく医療

3月14日11時01分、福島第一原発で2度目の水素爆発が起こる。今度は3号機が激しく爆発し、原子炉建屋ならびに廃棄物処理建屋が大きく破損した。そして、キノコ雲のような噴煙が立ち上った。

〈東電福島第一原発3号機の爆発は、テレビの中継映像によると、建物の上部から炎が出て、次の瞬間、灰色の噴煙が数百メートル立ち上った。噴き飛ばされた大きな固まりが、いくつも落下しているのが見えた。NHKのヘリ映像によると、原子炉建屋の骨組みが見えている〉（『朝日新聞』２０１１年３月14日11時30分インターネット速報記事）

〈十四日午前十一時一分ごろ、大熊町の東京電力福島第一原子力発電所3号機が水素爆発した。東電によると、自衛隊員を含む十一人が負傷した。原子炉圧力容器や原子炉格納容器は健全だという。経済産業省原子力安全・保安院は、同原発から半径二十キロ以内の住民約六百五十人に屋内退避を要請した。東電は同日、同原発2号機が一時「空だき」になったことを明らかにした。冷却用海水注入のポンプの燃料が切れ、原子炉水位が大幅に低下したためとしている。同原発は十二日に1号機でも水素爆発が起き、原子炉建屋上部が吹き飛んだ。〉（『福島民報』２０１１年３月15日朝刊）

「これはただ事ではない」

3号機の水素爆発という現実を突きつけられ、私たちの故郷・福島がとんでもない事態に直面していることを悟らざるを得なかった。

3月14日の段階で福島原発事故は、その重大性が国際原子力・放射能事象評価尺度（ＩＮＥＳ）で１～７のうちレベル４とされ、レベル５に格上げになる可能性も示唆されていた。国内最悪の原発事故であるのはもちろん最終的にはＩＮＥＳ最悪のレベル７とされたこの事象は、スリーマイル島原発事故を凌駕《りょうが》し、チェルノブイリ事故に並ぶ史上２番目に大きな規模の原発事故であった。放射性物質拡散の危険を重視し、米軍は東日本大震災の被災者支援活動・トモダチ作戦を一時停止。米艦船はいったん退避した。前述のごとく福島県のスクリーニングレベルは10万ｃｐｍに引き上げられた。

今でこそ、このように情報の質を吟味する余裕がある。しかし、震災当時はテレビで報道される映像と専門家と称される方々の発言が我々の情報のすべてであった。それも業務の合間にちらりと耳にするのが精いっぱいで、情報を吟味する余裕はない、それが災害現場の現実であった。

その頃、福島医大附属病院でも事態は急展開していた。３号機建屋爆発現場で被ばくまたは汚染した可能性のある傷病者が発生し、当院に搬送されることになったのだ。

当院では、１９９９年の東海村ＪＣＯ臨界事故を受けて、２００１年に院内の一角に「除染棟」と呼ばれる被ばく医療施設が建設された。２００２年には院内緊急被ばく医療活動対応マニュアルが作成された。だが、反省すべきことに多くの病院職員は、原子力災害に疎く、「除染棟」に立ち入った経験はなく、緊急被ばく医療の実経験をもつスタッフもおらず、ましてや被ばく・汚染傷病者が実際に当院に搬送され、治療を行うなどとは思ってもいなかった。

しかし、現実には事故が発生し、3月14日３号機の水素爆発では東京電力社員４人、協力会社社員３人、自衛隊４人が負傷した。重症の自衛隊員１人は脊髄損傷の疑いがあるため、当院に搬送されると上司から通達された。そこで、我々救急科と放射線科が、急きょ、チームを結成し対応にあたることとなった。救急科の上司や同僚はそれぞれ県庁災害対策本部、ＤＭＡＴ総括で直接診療に携わることができない。原発からの傷病者対応は必然的に当時ER担当だった私の業務となった。

病院として初の被ばく・汚染傷病者受け入れであり、誰にも被ばく医療の実践経験のないことは不安材料であった。しかし、すでに多くの想定外事象を経験していたために感覚が麻痺していたこと、精神的・肉体的に限界であったため感受性が低下していたことなどから不安や恐怖を感じる余裕はすでになく、事態に淡々と対応していったと記憶している。急きょ、救命処置具をERから運び入れ、技術系の院外支援者とともにビニールの袋やシートを用いて機材や床を養生し、汚染管理エリアを設け、緊急被ばく医療講習会の資料をめくりながら防護服を装着し、当院被ばく医療施設内で初めて傷病者診療が行われた。ERと同様の手順で外傷診療を行い、並行して汚染検査、脱衣・更衣、拭き取りなどの汚染拡大防止を図り、最終的に傷病者は当院に入院した。このときのチームが、現在の放射線災害医療センター（旧福島医大附属病院緊急被ばく医療班）の原型となった。

深夜になって官房長官の会見が行われた。

〈枝野幸男官房長官は十四日夜の記者会見で、福島第一原発の事故に関し、「炉心溶融を起こしている可能性は高いとの状況は（1～3号機）三つとも一緒だ」と述べた。ただ、同原発周辺の放射線量に関しては「しっかりモニタリングを続けており、人体に影響を及ぼす可能性はない」として、現状では危険なレベルには達していないとの認識を示した〉（『福島民報』２０１１年3月15日朝刊）

そして、運命の3月15日を迎える。この日は我々福島医大附属病院職員にとって生涯忘れられない日となった。

■福島医大附属病院が迎えた運命の3月15日

長い一日は午前3時の電話から始まった。

「東京電力が原発爆発事故の負傷者をもう3人送りたいと言っている。今日は朝から自衛隊ヘリで多数の避難患者受け入れが予定されていて、人手が足りない。悪いけど今から出てきて原発からの傷病者の対応をしてくれない？」

当時は2日間勤務し、3日目に半日休むシフトを自然発生的に組んでいた。肌を刺す張りつめた冷気の中、一時帰宅から病院へ戻ったのを憶えている。

15日の午前中には、原発内で負傷した3名が、養生された双葉消防の救急車で被ばく医療棟に搬送された。救急車内の消防職員と目が合った。疲労の極地にあったのだろう、虚ろで悲しそうな瞳が今も忘れられない。なぜか後ろめたさを感じた。一方で、我々は防護服を装着し、放射線技師とペアになり傷病者に対応した。午前中いっぱいかけて3名の傷病者対応を行った。放射性物質による汚染は軽度であり、3名ともウエットティッシュでのふき取りによる乾式除染・創部洗浄・創縫合などの処置で診察を終了した。疲れていた。

15日の朝6時頃に確認されたという2号機爆発音、4号機火災発生情報は診療を終えたあとにテレビで知った。

〈東日本大震災で被害を受けた東京電力福島第一原発（福島県大熊町、双葉町）は15日、依然として制御が困難な危機的状況が続いている。停止して安定していたはずの4号機で爆発事故が起き、原子炉建屋に穴があいた。放射線量が高く構内で復旧作業できない状態が続いている。2号機も燃料棒が露出し、爆発が起きて圧力制御室が破損した。高濃度の放射性物質が外部に漏れ、菅直人首相は半径20キロから30キロの住民に屋内退避を指示した。〉（『朝日新聞』２０１１年3月16日朝刊）

福島第一 制御困難

2号機 圧力抑制室損傷か　4号機 核燃料漏出の危機

放射能、健康被害レベル 炉の近く

東日本大震災で被害を受けた東京電力福島第一原発（福島県大熊町、双葉町）は15日、依然として制御が困難な危機的状況が続いている。停止して安定していたはずの4号機で爆発事故が起き、原子炉建屋に穴があいた。放射線量が高く構内で復旧作業できない状態が続いている。2号機も燃料棒が露出し、爆発が起きて圧力抑制室が破損した。高濃度の放射性物質が外部に漏れ、菅直人首相は半径20㌔から30㌔の住民に屋内退避を指示した。

20～30㌔、屋内退避

経済産業省原子力安全・保安院によると、2号機付近では15日午前6時10分ごろに爆発音がした。格納容器の下部にある圧力抑制室（サプレッションプール）の気圧が通常の3気圧から大気圧とほぼ同じ1気圧まで急低下。穴が開いて外気と通じるようになった可能性が高いという。圧力抑制室内にある、放射性物質が高い濃度で含まれる水や蒸気が外気に漏れ出した可能性がある。

また、午前6時14分ごろ、4号機付近で爆発音が聞こえた。東電の作業員が確認すると、4号機の北西側の壁面に8㍍四方の穴が2カ所開いていた。原子炉建屋5階にあるプールで保管中だった使用済み核燃料の状態を確認できないという。午前9時38分ごろ、原子炉建屋4階北西部付近で出火を確認した。

爆発で使用済み核燃料が損傷したり、プールの水から外に露出したりしていれば、放射性物質が外部に漏れ出したり、爆発事故につながる水素ガスが発生したりするおそれがある。

だが、4号機付近では毎時100㍉シーベルトの放射線量が観測されており、緊急時の作業員でも1時間しかその場にいられない値にあたるため、近づいて確認することができないという。

使用済み核燃料は熱を持っており、通常はプールに水を循環させて冷やしている。だが、定期検査で停止中だった4、5号機は1～3号機同様、地震で外部からの送電、非常用発電機が両方止まって電源を失い、十分に熱を冷やせない可能性がある。

福島第一原発1～4号機では爆発が起きたり、格納容器の損傷を防ぐために予防的に蒸気を外部へ放出したりしており、放射性物質が外部に放出されている。

15日午前には原子炉のごく近くでは最大で1時間あたり400㍉シーベルトという高い放射線量が観測された。その場に長くいれば健康被害レベルだ。

2号機の西南西にある原発正門付近のモニタリングポストでは、15日午前9時時点で毎時1万1930㍃シーベルトの放射線を観測。ただ、午後3時時点では649㍃シーベルトに下がった。

また、同原発1～3号機では、海水を注入して原子炉内を冷やす作業が続いている。水位のデータを見ると核燃料が冷却水から露出した可能性があるが、圧力などは安定しており、格納容器が損傷しているおそれは低いとみている。

東電は、注水作業に直接関わらない作業員や社員を、原発の外に退避させることを明らかにした。第一原発全体で50人の作業員が残るという。

15日早朝には、政府と東電が一体で危機対応にあたる「福島原子力発電所事故対策統合本部」（本部長＝菅直人首相）を東京・内幸町の東電本店に設置。海江田万里経済産業相と清水正孝東電社長を副本部長とし、海江田氏をほぼ常駐させる。

事故処理を支援するため、在日米軍は15日、首都圏のポンプ車を現地に派遣した。日本政府からの要請で注水や消火活動に当たる。

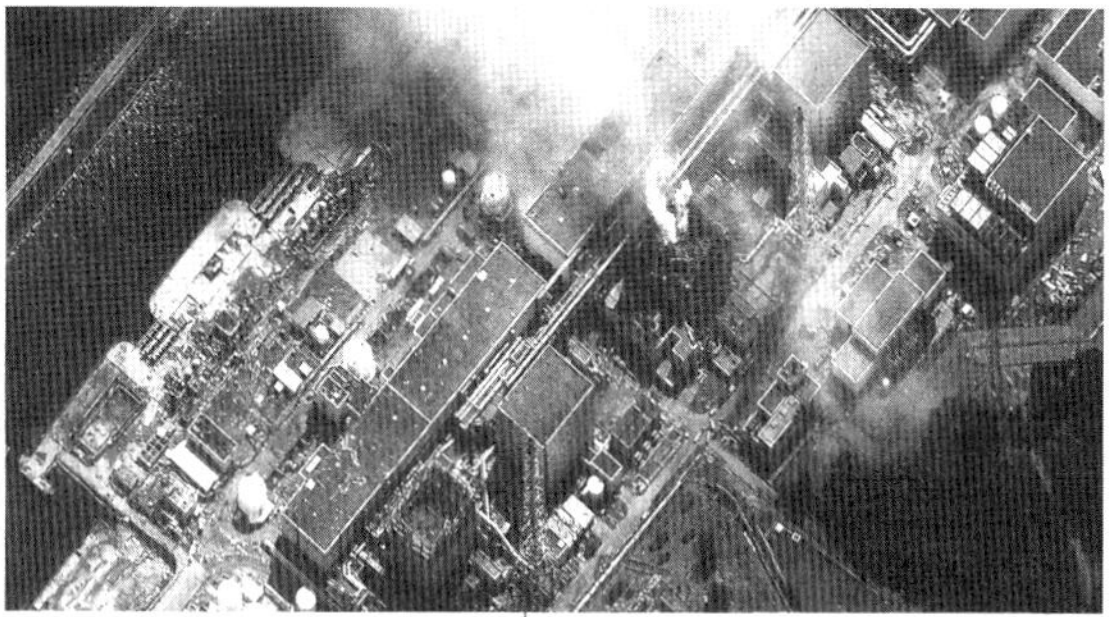

水素爆発を起こし、白煙状の湯気を噴き上げる東京電力・福島第一原子力発電所3号機（中央）。爆発から3分後の14日午前11時4分に撮影された。建物の骨組みがむき出しになっている。左隣が2号機、右隣が4号機。左端の1号機も屋根が吹き飛んだ様子が確認できる＝米デジタルグローブ提供

3号機爆発後 衛星写真公開

【ワシントン＝勝田敏彦】人工衛星による高解像度写真の提供を行っている米民間企業デジタルグローブが14日、東京電力の福島第一原子力発電所を同日撮影した写真を公表した。同原発3号機で水素爆発が起きたあと、建物の骨組みがむき出しになって白煙状の湯気が噴き上がっている様子がとらえられている。

50～60㌢のものまで判別できる同社の衛星が撮影したもので、写真左下から順に1号機、2号機、3号機の建物が写っている。12日に水素爆発を起こした1号機の建物の骨組みも見える。

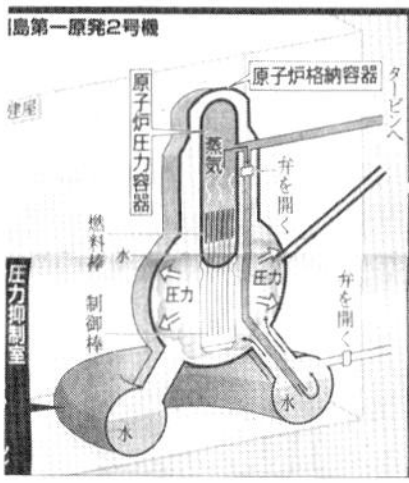

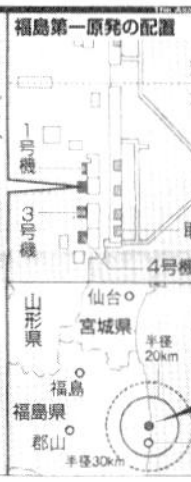

（「朝日新聞」2011年3月16日朝刊）
（写真提供：DigitalGlobe／ゲッティ・イメージズ）

3月15日6時頃、2号機圧力抑制室付近で大きな衝撃音があり、隣接する廃棄物処理建屋屋根の破損が確認された。同室の圧力が低下したが、敷地周辺での放射線量は急上昇した。

同じ頃、4号機でも大きな衝撃音が発生し原子炉建屋の屋根が損傷した。4号機の爆発は、原子炉の状況を知る専門家にとっては不意打ちだった。震災当時の4号機は定期検査中で原子炉は停止され、原子炉内は空で、核燃料は原子炉から取り出されて格納容器外側の使用済燃料プール内で冷却されていたからである（**図1**）。これら4号機使用済燃料プール内の核燃料は、1～3号機使用済燃料プール内のものと比較して、新しい燃料が多く、崩壊熱も高い[2)]。仮に4号機使用済燃料プール内の冷却水が蒸発して燃料がむき出しになったところに爆発等の事象が生じれば、原子炉圧力容器や格納容器などを遮るものがまったくない4号機からは大規模な放射性物質の環境への拡散があり得ると危惧された。

15日、国土交通省は福島第一原発から半径30キロ圏内の上空飛行を禁止した[6)]。原子力災害のために、航空法に基づき新たに飛行禁止区域が指定されたことも日本史上初の出来事である。

この日、原発から大気中への放射性物質放出量が急激に増加した。これらは北風によって関東地方にも拡散した。季節や風向き、天候によっては首都圏全域に放射性物質が拡散沈着してもおかしくない状況であった。

〈東日本大震災に伴う東京電力の福島第1原発事故を受けて、関東各地で15日、通常より高い放射線量が観測された。北風が強かった午前中は、原発の南側にある栃木や茨城、埼玉、千葉、東京、神奈川の各都県で場所によっては通常の１００倍や10倍という高い数値を記録。新潟県魚沼市では通常の約10倍に上昇した。各地の高い数値は、放射性物質が風に乗って拡散した結果とみられる。〉（『福島民友新聞』２０１１年3月16日朝刊）

15日はまた、オフサイトセンターが大熊町から福島市内にある福島県庁本館5階へ移転した。もともと福島県のオフサイトセンターは災害時の機能面・安全面に問題を抱えていた。福島第一原発から約5キロの距離に位置しながら、高性能エアフィルターがなく、万が一の場合に備えた被ばく線量の低減措置も講じられていないと、2009年の総務省監査で改善を求められていたが、改善されていなかった[7]。震災後、オフサイトセンター周辺は停電と断水に陥った。12日の時点で通信インフラは衛星電話2回線のみとなり、インターネット・携帯電話・FAX・固定電話は不通となった。オフサイトセンター職員は過酷な条件の中で避難者のスクリーニング、自衛隊員の健康管理、原発内傷病者の搬送先選定など

放射能漏れ 関東に拡散

北風で通常の100倍も

文科省が監視強化

東日本大震災に伴う東京電力の福島第1原発事故を受けて、関東各地で15日、通常より高い放射線量が観測された。

北風が強かった午前中は、原発の南側にある栃木や茨城、埼玉、千葉、東京、神奈川の各都県で場所によっては、通常の100倍や10倍という高い数値を記録。新潟県魚沼市では通常の約10倍に上昇した。

各地で観測された最大放射能

［14日午後5時〜15日午前9時］※ミリはマイクロの1000倍

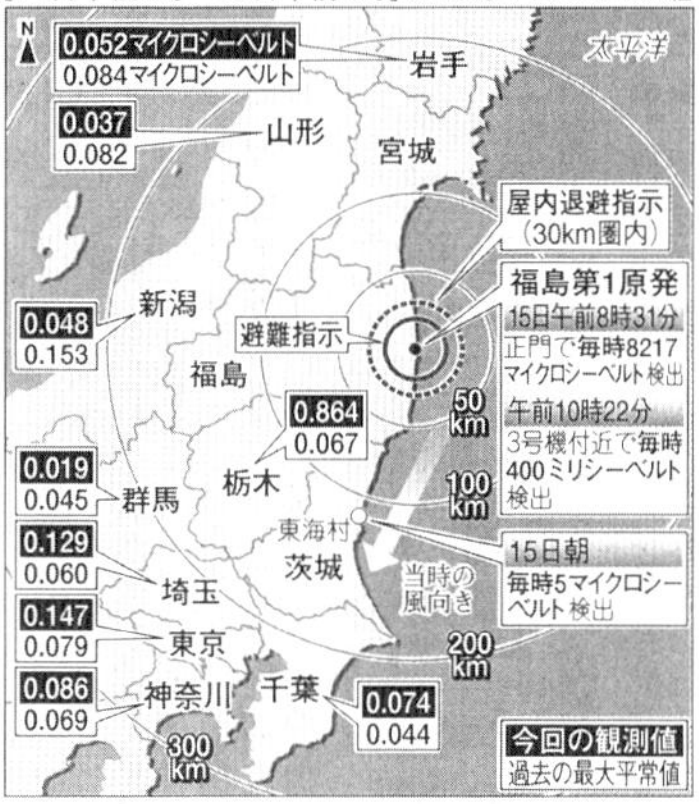

各地の高い数値は、放射性物質が風に乗って拡散した結果とみられる。いずれも人の健康に影響する水準ではないが、都道府県に観測を委託している文部科学省は15日、監視強化のため観測回数をできるだけ増やすよう要請。測定結果をまとめ、1日2回公表することを決めた。

原発事故で放射性物質が放出されると「放射性雲」が発生。風に乗って流れる雲が上空を通過する際に、放射線量が上昇するとされる。

福島第1原発では、原子炉格納容器の圧力を下げるため放射性物質を含む蒸気を放出。

3号機付近では15日午前、毎時400ミリシーベルト（1ミリシーベルトは千マイクロシーベルト）の放射線量を検出。14日に最高値だった3130マイクロシーベルト（約3ミリシーベルト）に比べると桁違いに高い数値が観測された。

文科省が15日公表した14日午後5時〜15日午前9時の測定結果によると、福島に隣接する栃木では、最大で毎時0・864マイクロシーベルトを観測した。過去の平常値は最大でも0・067マイクロシーベルトで、12倍を超える数値となった。

東京では0・147マイクロシーベルトを記録。大気中からは原発で生まれる放射性物質であるヨウ素、セシウムを検出した。このほか、埼玉は0・129マイクロシーベルト、神奈川は0・086マイクロシーベルト、千葉も0・074マイクロシーベルトと、通常の1・2〜2倍程度だった。

一方、郡山市では15日午前は0・05〜0・06マイクロシーベルトで推移していたが、風向きが東風に変化すると数値が急上昇。午後2時には8・26マイクロシーベルトに跳ね上がった。

茨城県東海村にある東京大の研究施設の敷地内と、日本原子力研究開発機構の敷地内では15日朝、通常の約100倍の毎時約5マイクロシーベルトを観測。東大では午前7時46分から約20分間、毎時約5マイクロシーベルトが続いた後、毎時約3マイクロシーベルトより低い値で推移した。両機関は通報の基準を超えたとして国に通報した。

東大の上坂充教授は「午前1時ごろから数値が上がり始めた。放射性物質が風に乗ってきていると思うが、人体には影響がないレベルだ」と話している。

（「福島民友新聞」2011年3月16日朝刊）

の業務を続けた。しかし、3号機爆発後は環境の空間放射線量が上昇し、15日午前中についに撤退することになった。10キロ圏内の住民避難指示が出てから3日目のことである。

フランス当局は、国際原子力・放射能事象評価尺度（ＩＮＥＳ）で「福島事故はレベル６」と大事故であることを言及した。東京証券取引所では株価が暴落。原発事故の深刻化で日本経済の先行きを不安視したパニック売りで１０１５円安となった。

「原子炉格納容器はもはや密閉された状態にない」

「福島第一原発、制御困難、原発損傷の連鎖」

悲観的なヘッドラインが新聞各紙の一面を踊り、日本全体があたかも終末期であるかのような様相を呈していった。一方、医療現場の我々は、幸か不幸かこのような報道を目にする余裕もなかった。

患者搬送予定の自衛隊機が飛行自粛、ドクターヘリ退避、ＤＭＡＴの撤収といった措置がなされた。より上層からの指示等それぞれの事情があったのも現実であろう。その一方で、福島においてはガソリンがなく救急車での患者搬送ができない、自家用車で通勤できない、水道が出ないなどの被災地の現実に直面していた。「支援が必要なのはこれからなのに……」、我々は社会から孤立しつつあるのを感じた。

被ばく医療に関しても今後のことを考えると気が遠くなった。教科書片手に４名の被ばく傷病者対応を行ったが、これからも原発の中で傷病者発生が続くのだろうか、不慣れな被ばく医療はいつまで続くのだろう……。

10人のＲＥＭＡＴ：Radiation Emergency Medical Assistance Team（長崎・広島大学合同緊急被ばく医療支援チーム）が福島医大附属病院に突然やってきたのは、その日の午後だった。主に海外での原子力災害支援を目的として２０１０年に放医研内に設置されたＲＥＭＡＴは、この福島第一原発事故が国内外を通して初の実践派遣であった。[8]

情けない話だが、心身共に疲労の極みにあった私は、「これで被ばく医療から解放される、普通の救急医に戻れる」と安堵した。この時点ではまだ、「被ばく医療は外部の専門チームが対応してくれるもの」と考えており、原子力災害を「我々自身が積極的主体的に関与すべき問題」と認識できていなかったことになる。

ＤＭＡＴが撤収して閑散とした病院2階カンファランスルームの一角で、緑のウェアに身を固めたＲＥＭＡＴのメンバーと対面した。そこで彼らから初めて、原発事故の現状、重大事故発生の可能性など、原発で何が起きているのか論理的に説明を受けた。事態の深刻さに震撼《しんかん》した。

彼らは最悪の想定に基づいて話を進めた。定期点検中で原子炉内に核燃料の存在しない4号機で使用済燃料プールの温度上昇が続いていることを聞いた。1～3号炉のいずれかで制御不能の核分裂連鎖反応（臨界）が起きている可能性、4号炉の使用済燃料プールでも燃料棒の核分裂反応が起きている可能性とともに「原発事故の実態がわからない状況なので、最悪のケースでは早ければ今夜にでも原子炉の大損壊事故発生も否定できない」という予測が語られた。仮にそれが現実のものとなれば、原発付近の原発作業員、自衛隊員、消防・警察職員に重症被ばく汚染傷病者が同時に多数発生する恐れがある。

となれば傷病者はＣＨ-47自衛隊大型ヘリで当院に搬送される。自衛隊が当院に駐屯して除染支援を行う。高線量被ばくした生存者に対しては、体育館で点滴程度の治療しかできないかもしれない。死亡者も複数発生し得るであろう。当院自身が避難区域に入る可能性も否定できなかった。それは病院の「閉鎖」「隔離」「孤立」を意味する。戦場のような想定に、我々医療者ですら根拠もなく死を意識し、動揺した。家族の顔が頭に浮かんだ。

福島医大附属病院周辺の動きは、にわかに慌ただしくなる。被ばく医療棟前では自衛隊員がテントを設営していた。自衛隊の特殊部隊が体育館脇に駐留し、除染に備えていた。日本原子力研究開発機構（ＪＡＥＡ）の灰色の制服を着た同職員が大型バス周辺で作業していた。13日未明に受けた謎の電話で語られた内容が目の前で現実になっている（**図3**）。

言葉を失った。病院職員といえども人間である。戸惑っていた。このままここで医療を続けることができるのだろうか？　ＲＥＭＡＴの指導を受け、被ばく汚染傷病者の受け入れ準備を整える合間を縫って、我々救命センターのコアスタッフは今後の自分たちの身の振り方について話し合った。原発の現状を聞き、ある者は涙を流し、ある者は天井を見上げた。この状況に背を向けて医療を中断したら、今後人間として生きていたとしても医師としては廃人同様になってしまう。そんなことを思い語った。一方で、現状では少なくとも院内の患者、我々職員そしてその家族に原発事故に伴う被ばくで確定的な生命の危機が迫っているわけではないことも確認した。結局、今後この病院に残って医療を続けるかどうかは、各人の判断に委ねることとした。

　その頃、市中でもパニックが起きつつあった。原発から半径20～30キロ圏内の8市町村14万人の住民に屋内退避が指示された。避難指示と合わせると福島県民21～22万人が放射性物質に対する防護措置行動を指示されたことになる。福島県の多くの町や村から人が消えた。幹線道路は福島から避難する車列で大渋滞を起こしていた。福島県への物流は途絶え、食糧も燃料も届かなくなった。誰もが正確な情報を求めていた。原発事故に対

図３　福島医大被ばく医療棟の外観と院外除染施設

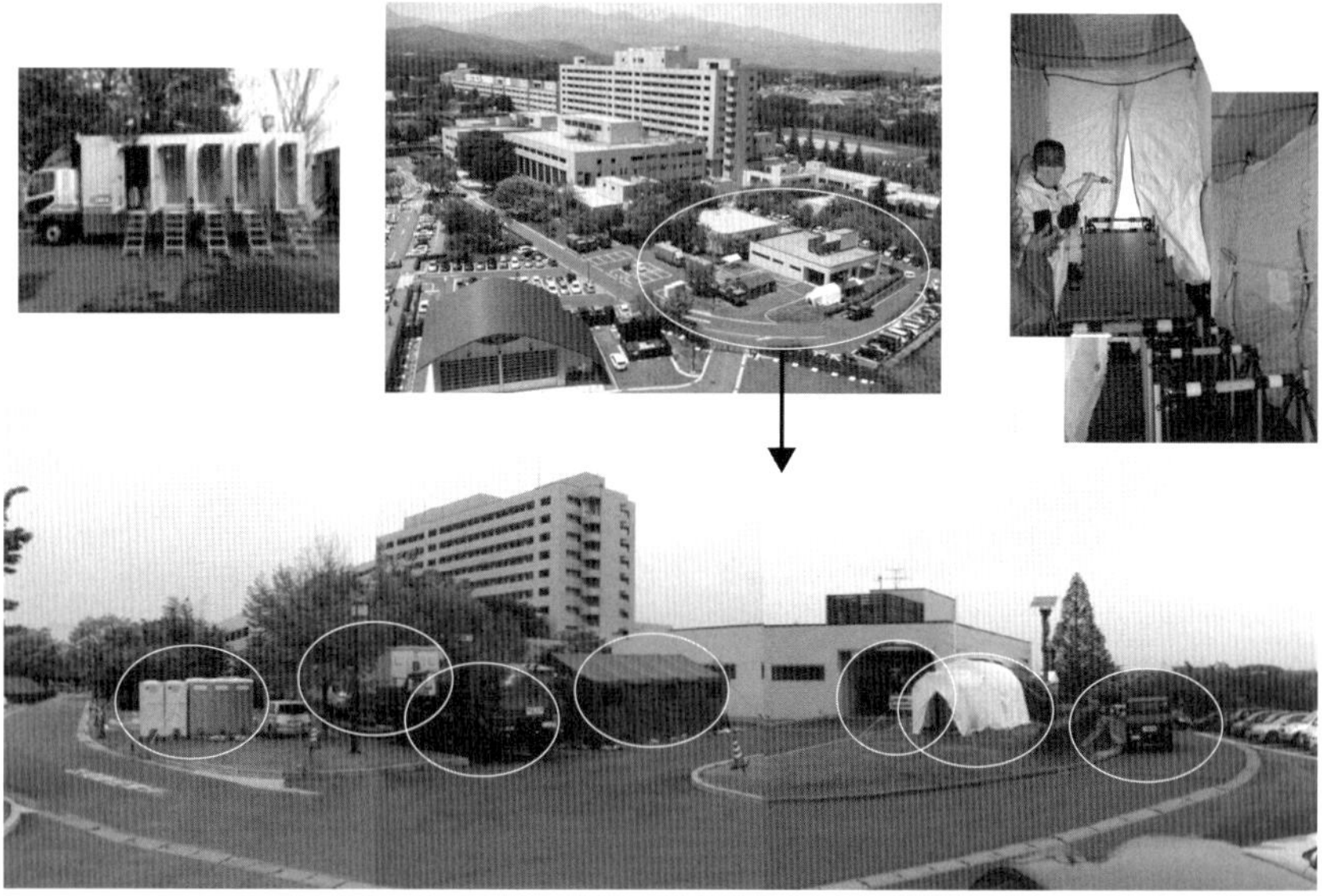

する政府や東京電力の説明不足は人々の疑心暗鬼を招き、インターネットやチェーンメールなどで多くのデマ情報が流れた。のちに〝情報災害〟と評されるように、様々な憶測が飛び交かった。「我々は見捨てられたのか」と考える住民も少なくなかったであろう。

原発内では作業員の中に作業中の被ばく線量が100ミリシーベルトを超える人が出現し始めた。これを受け、国は緊急作業従事者の作業期間中被ばく線量限度を100ミリシーベルトから250ミリシーベルトに引き上げた[9]。

15日夜の福島医大被ばく医療班内も、未だ気持ちの整理のつかないままであった。「今日は、いったん自宅へ戻ろう。もし、朝までに原発が大破壊したら、そのときにはすぐに集合しよう」と申し合わせた。心も体も疲労の極地に達していた。

「もしかして明日、目が覚めたとき、今、目にしているこの世界のすべてが放射性物質で汚染されているかもしれない」「いったい何がどのように変わるのだろう」、帰り際暗闇の中で思った。このとき、のちの福島の運命に大きく影響を与える放射性物質を含んだ雨が降っていたはずだ。だが、まったく記憶にない。

〈県が県内七方部で行っている放射能の常時測定調査（十五日午後九時現在）で、福島市で午後七時、通常の約四百七十八倍に当たる一時間当たり二三・八八マイクロシーベルトが検出された。県は福島第一原発の水素爆発など一連の事故、トラブルの影響とみている。――〉（『福島民報』2011年3月16日朝刊）

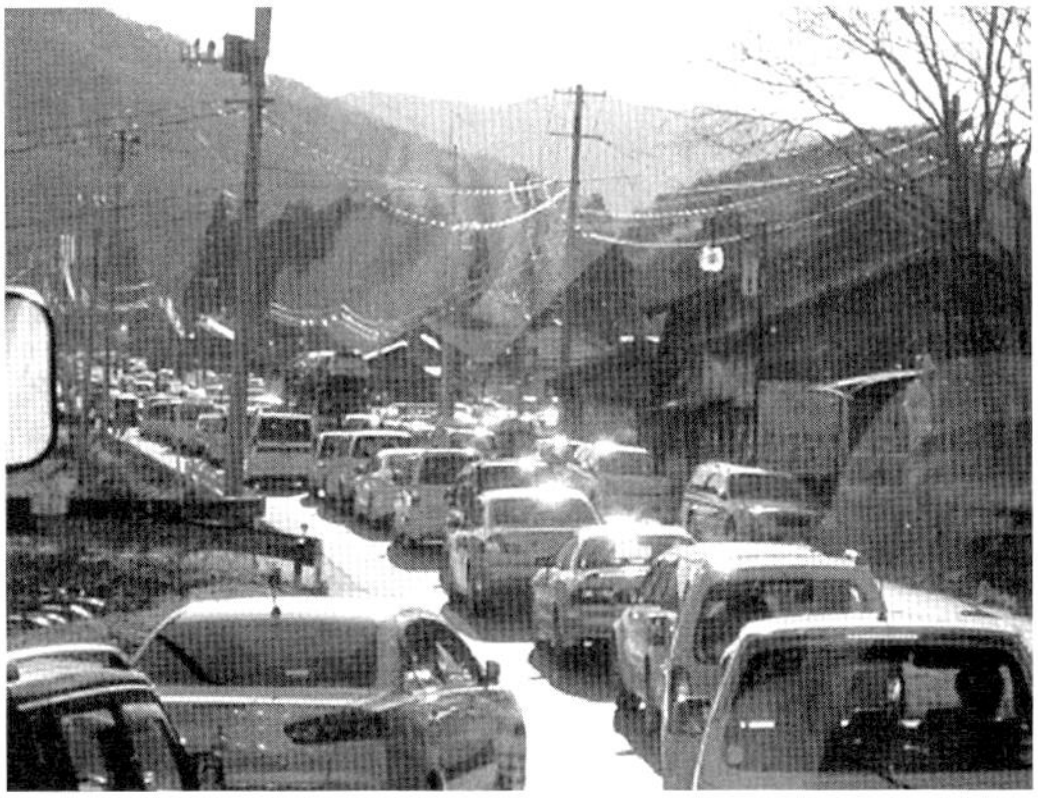

道路は避難する車で渋滞した

放射能

福島、通常の478倍

県「健康に影響はない」

各地で観測された最大放射能

[14日午後5時～15日午前9時]　※ミリはマイクロの1000倍

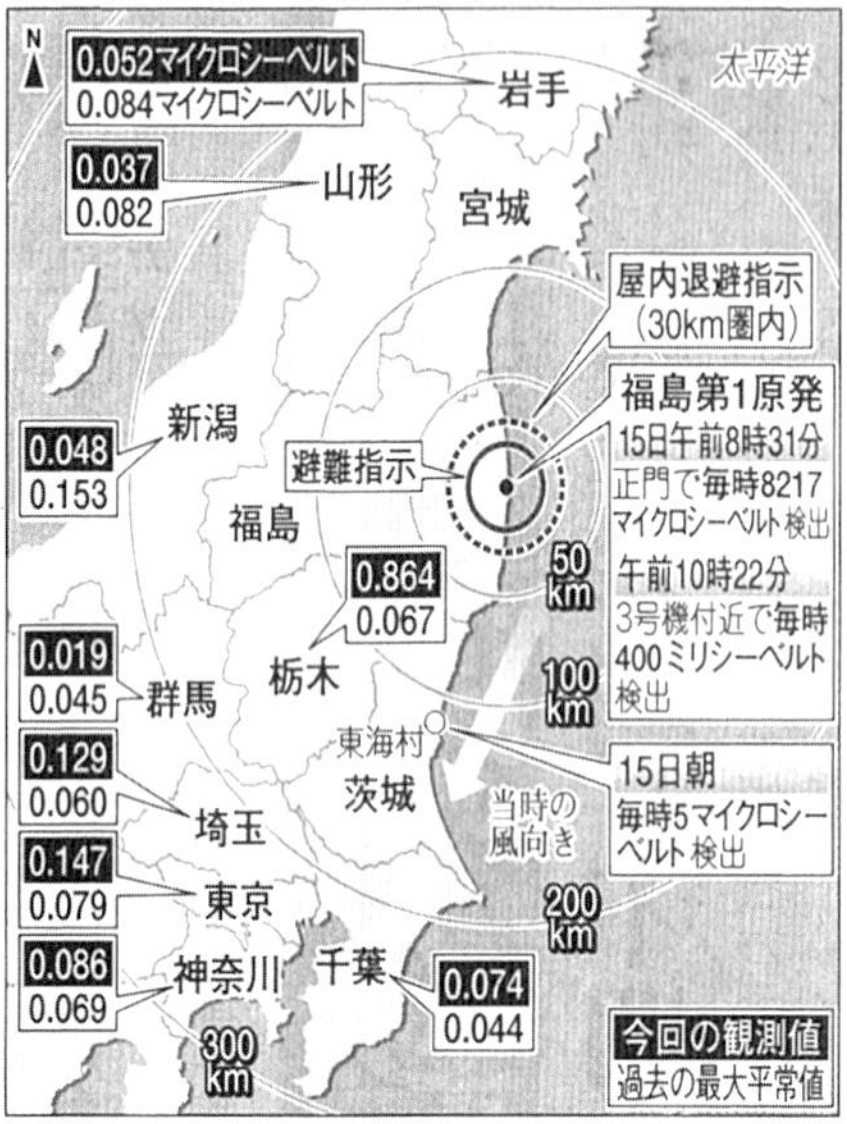

県が県内七方部で行っている放射能の常時測定調査（十五日午後九時現在）で、福島市で午後七時、通常の約四百七十八倍に当たる一時間当たり二三・八マイクロシーベルトが検出された。県は福島第一原発の水素爆発など一連の事故、トラブルの影響とみている。

福島市の調査結果は同日午後三時の測定まで正常値の〇・〇五～〇・〇九マイクロシーベルトの範囲を推移していた。その後、徐々に上昇を始め午後五時には二〇・二六マイクロシーベルト、午後六時には二三・一八マイクロシーベルトに達した。

一方、いわき市で同日午前四時、二三・七二マイクロシーベルトが検出されたが、午後には一マイクロシーベルト台に低下した。

郡山市で午後二時五分に八・二六マイクロシーベルト、白河市で午後九時に七・五六マイクロシーベルトをそれぞれ検出。南相馬市は終日、二マイクロシーベルト台が続き、午後八時の四・六二マイクロシーベルトが最高だった。南会津町は午後五時二十分の一・〇八マイクロシーベルト、会津若松市は午後八時と午後九時の一・一八マイクロシーベルトが最も高かった。

ただ、県は「いずれの市町の測定結果も健康に影響を与える範囲ではない」としている。

測定場所は次の通り。

▽福島＝県北保健福祉事務所▽郡山＝麓山公園▽白河＝県南合同庁舎▽会津若松＝会津合同庁舎▽南会津＝南会津合同庁舎▽相双＝南相馬合同庁舎▽いわき＝いわき合同庁舎

◇　◇

県は十五日、福島第一原発から二十二～四十キロの六地点の放射能の測定調査（十五日午後八時現在）も発表した。飯舘村は午後四時から二〇マイクロシーベルト台を超え、午後六時二十分には四四・七マイクロシーベルトを記録した。健康に影響を与える範囲ではない。

測定場所は次の通り。

▽南相馬＝南相馬合庁▽飯舘＝飯舘村役場▽葛尾＝葛尾村役場▽川内村＝川内村役場▽いわき＝中央台北小▽田村＝船引田村総合体育館

（「福島民報」2011年3月16日朝刊）

３　２０１１年３月16日～

絶望から苦悩、そして再生へ

翌朝――。世界は、変わっていなかった。

睡眠導入薬を飲んで熟睡した３月16日の朝、少なくとも見かけ上は昨日と変わらぬ世界がそこにあった。携帯電話に呼び出しの受信履歴は残されていなかった。原子炉は爆発しなかったのだろうか。７時には職場へ向かった。すでに辺りは明るかったのを憶えている。

16日８時30分すぎ、福島県庁に移動したオフサイトセンターから当院災害対策本部に、原発内で発生した傷病者の受け入れ要請が入った。傷病者は外傷により胸痛・腹痛を訴え、緊急処置を要する可能性が高いという。長崎大学、広島大学、放医研のＲＥＭＡＴメンバーが当院被ばく医療棟に集まった。広島大学教授の谷川攻一先生と長崎大学の吉田浩二看護師が自衛隊ヘリコプターで原発に赴き、当院まで患者搬送を行った。当院出発時には現場の放射線環境情報がなく、ヘリコプターと傷病者との接触地点が高濃度放射性ヨウ素に曝露されている危険性も否定できなかった。２人は搭乗前に安定ヨウ素剤を２錠ずつ服用した。接触地点は原発から南に11キロの地点の大熊グラウンドだった。同地点の放射線空間線量率は３マイクロシーベルト（０・００３ミリシーベルト）／時であり、結果的に原発から30キロ以遠の地域と大差ない値だった。

自衛隊ヘリで輸送された傷病者は当院被ばく医療棟で診療した。ＲＥＭＡＴ指導の下、放射線管理要員からの情報収集、体表面汚染検査、自衛隊による全身のシャワー除染、防護服を装着しての外傷初期診療、局所汚染部分の洗浄除染、ホールボディカウンターによる内部被ばく検査などが流れるように進行した。傷病者は胸・腹部の挫傷と診断されたが手術等は不要だった。それまで被ばく医療は特殊な医療だと考えていたが、実はそうではなく、通常の救急診療に、放射線防護、汚染拡大防止、被ばく影響評価などを加味した複合医療であると強く感じた。このときの経験が、のちの院内緊急被ばく医療マニュアル作成に発展した。

この日の診療後、広島大学の谷川先生と話をする機会があった。今後この地に暮らす場合の拡散した放射性物質の影響を長期に考えていく必要性について初めてディスカッションした。福島県民が今後抱えるであろう低線量慢性被ばくの問題について、私が初めて認識した瞬間だった。

感情失禁を経験したのもこの頃である。当時の被ばく医療班では、夜になると1日1人ずつさめざめと泣き崩れては心の内を語り、皆がその声に耳を傾けた。感情を吐露したあとは、諦めとともに不思議な力が沸き上がった。実に不思議な体験だった。

本震災のように、想定外の危機的状況に直面した場合の人間の現実認識の過程は、がん告知後の精神状態に酷似していたように思う。

まず、第1相（＝初期反応期）では告知内容を一時的に否認したい感情に襲われる（我々は告知当日に通過）。

次に、第2相（＝苦悩・不安期）として苦悩、不安、抑うつ、不眠、食欲低下、集中力の低下などの症状が交互に何度も心身を襲う。不安が強く集中力が低下しているために、同じことを繰り返し尋ねる時期でもある（告知から約3日目で通過）。

第3相（＝適応期）に至ると現実の問題に直面し、新しい事態に順応するようになる。また、そう努める。[10]（告知から4日目以降芽生えた感覚）。

福島医大被ばく医療班もまさにこうしたプロセスを、通常をはるかに上回るスピードでたどったのかもしれない。おそらく被災した他の多くの施設・現場で同様な出来事が起きていたのではと推察する。

このような再生過程の中で、我々はさまざまな議論を重ねた。「今回の原子力災害に対して医療者の成し得ることは何か」「原発作業員や危機介入者への医療はもちろんだが、拡散する放射性ヨウ素から乳幼児の安全を守り、住民に安心を与える方策を検討する必要があるのではないか」など根本的重要課題を認識していったように思う。原子力災害のための緊急被ばく医療、危機介入者（消防・警察・自衛隊）のための放射線影響評価、住民のためのリスク・コミュニケーションといった放射線災害医療センター業務の３本柱は、この頃から共通認識された。多施設、各部署の医療者が被ばく医療棟に集まり、福島医大緊急被ばく医療班を形成していった。原子力災害は我々自身が直面した現象であり、我々自身が主体的に解決すべき問題であると徐々に気づきつつあった。

神　裕先生（日本原燃株式会社げんねん診療所所長）との出会いは印象的であった。原発内発生傷病者搬送のための自衛隊ヘリ同乗医師が一時的に不在となる事態が生じた。代理として急きょ福島医大附属病院に来院し、有事に向けて院内待機されたのが神先生であった。神先生が当院に滞在中、院内で自衛隊らとの合同被ばく傷病者対応手順確認シミュレーションを行ったときの記憶は未だ鮮明である。神先生はシミュレーションの想定付与者役で、私が受け入れ医師役であった。神先生が傷病者の体表面に放射性物質汚染があるとの想定を述べられたとき、私は「そのような傷病者を院内に入れることはできない！」と食ってかかったのを憶えている。今から考えると恥ずかしい限りであるが、当時は国家がすべての被ばく汚染傷病者対応を福島医大附属病院に押しつけようとしているのではないかとの不信感を強く持っていた。自分自身の中で、緊急被ばく医療に関わる必要性と覚悟があるのかどうかを自問自答していた時期でもあった。神先生は「わかりました。先生が受け入れ可能と判断した患者さんだけを受け入れてください」と言われた。そうしたやり取りの中で、「自分なら現状における放射線リスクをどう考え、どのように行動するのか」、私に問いかけられたのかもしれない。

神先生は原子力災害発生後、初めて原発内に入った医師の一人であり、以後、ときとして現場の状況を鑑みることなく対応しようとする我々に、現場の実情を伝え、軌道修正をしてくださった。現在も我々の最も信頼する良き相談相手であり、良き指導者である。

北西に帯状に延びた放射性物質汚染地帯

震災直後から数日間に原発とその周辺で起きたことを整理する。第一原発1～3号機では津波等によって全電源が喪失したために原子炉の冷却機能が失われた。結果的には炉心溶融（コアメルト）し、圧力容器の底が抜けた（メルトスルー）と考えられる。1・3・4号機では原子炉建屋内で水素爆発が発生した。2号機では圧力抑制室から爆発音が確認され、その後、格納容器内の圧が下がった。明らかな損傷部位は確認できていないが、格納容器の一部である圧力抑制室の損傷が疑われる。4号機は原子炉内から全核燃料を使用済燃料プールに取り出した状態であったために、原子炉内には核燃料は装填されていなかった。しかし、他の原子炉使用済燃料プールより比較的崩壊熱の高い核燃料がプール内に存在した。4号機建屋水素爆発の原因は、3号機で発生した水素が排気管を伝い4号機建屋に流れ込んだ可能性が示唆されている[2),3)]。

「原子炉爆発の連鎖」という最悪の事態は、ぎりぎりで回避された。だが、きわめて深刻な問題が残された。相次ぐ爆発やベントなどにより、大量の放射性物質が大気中に放出され、広範囲に拡散し始めたのだ。

3月12日に1号機が水素爆発した際は、浜通りでは海（太平洋）に向かって西風が吹いていたので、放射性物質は海側に流れていた。だが、夕方頃から風は北へ方向を変え、内陸へも拡散した。

3月15日に大量の放射性物質が放出されたのは、2号機の爆発事故前後、午前7～11時と午後1～3時の2回だった。特に、午後の2回目の放出では放射性プルーム（微細な放射性物質を多く含む放射性の雲）が原発から西向きに、のちに北西方向に流れた。プルームが通過している間はその地点の空間放射線量が上昇する。そのため15日午後には原発から北西方向を中心に県内各地で放射線量が上昇した。

3月15日の午後には、不運にも福島県の広い範囲で雨や雪が降り始めた。そのため、大量の放射性物質が地表に落ちて土壌に沈着した。この雨や雪がのちの福島の運命に大きな影響を与えたとも言える。降雨降雪がなければ、土壌汚染は現在よりも大幅に低かっただろう。だが現実には気象条件に強く影響を受けて、福島第一原発から北西に帯状に延びた放射能汚染地帯が形成された。北西の帯は原発から約40キロに及び、浪江町、飯舘村周辺を覆った。

降雨降雪による空間放射線量率への影響は、3月11日以降の福島県各地の計測値継時変化を見ても明らかだ（図4）。たとえば、南相馬市やいわき市では一時的に高い値が測定されても、すぐに比較的低い値に戻っている。ところが、原発から北西の方角に位置する福島市や飯舘村では、上昇した値はきわめて緩やかにしか低下していない。

〈東京電力福島第一原子力発電所の事故の影響で、周辺の自治体では大気中の放射線量が通常レベルを超えるケースが相次いでいる。福島市内では16日午前8時現在、通常レベルの500倍に相当する1時間あたり20マイクロシーベルトを観測。各地の数値は風向きなどの影響で変化しているが、茨城県や東京都などでも通常より高いレベルが続いている。――（中略）――。また、文部科学省は16日、毎時195〜330マイクロシーベルトの放射線量が15日夜、福島第一原発から北西に約20キロ離れた福島県浪江町の3カ所で測定されたと発表した。16日朝の福島市内の値

図４　福島県各地の空間線量率推移

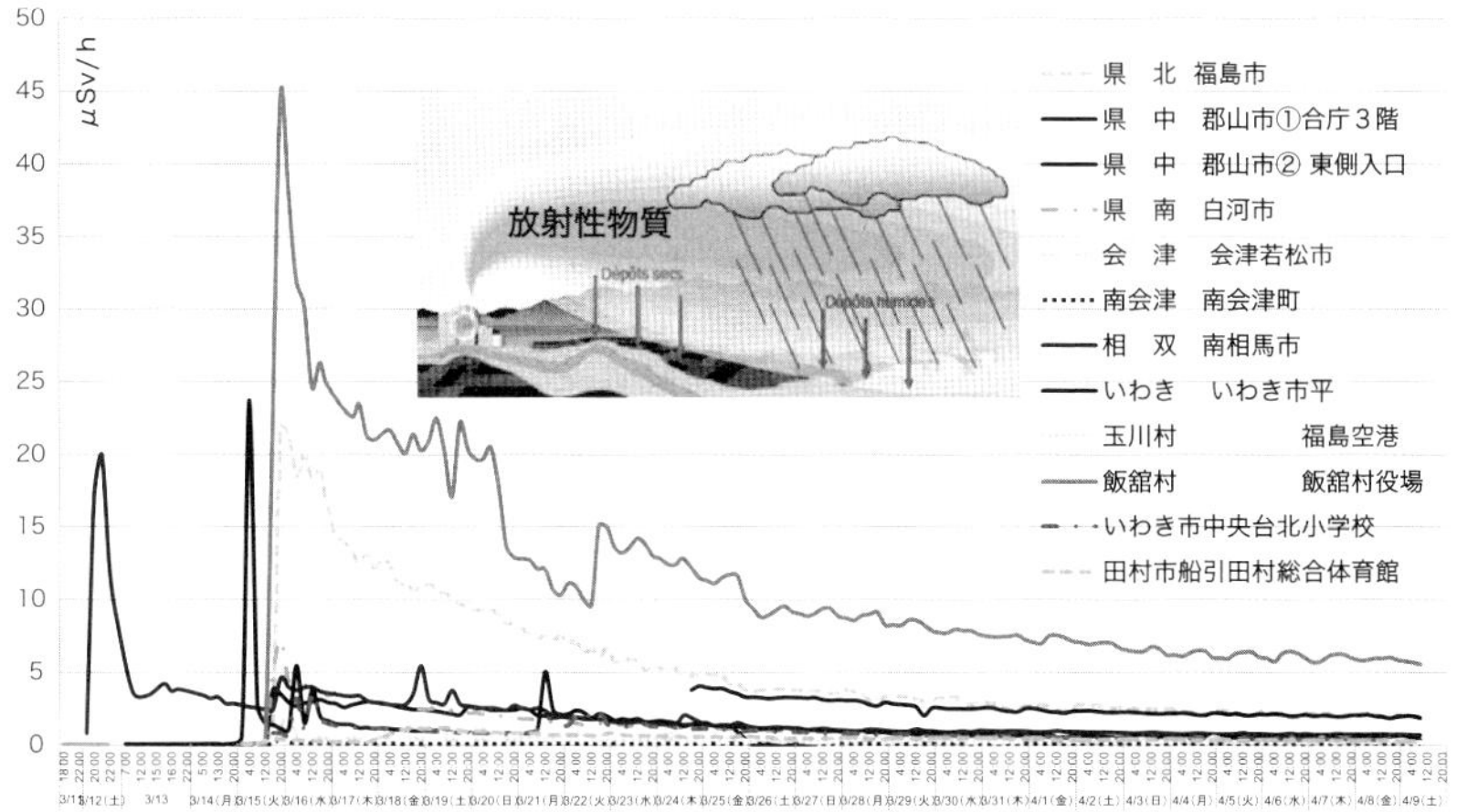

※巻末にカラー版提示

に比べて1桁高い数値が出ている。――〉(『朝日新聞』2011年3月17日朝刊)

〈経済産業省原子力安全・保安院は十九日、福島市で記者会見し、同市の放射能測定値が県内の他地域に比べ高い数値で推移していることについて、十五日に起きた福島第一原発4号機の爆発が要因とする見解を公表した。保安院によると、福島市では十五日午後五時、一時間前と比較して約十二倍の二〇・二六マイクロシーベルトが測定された。同日午前に4号機の爆発で飛散した放射性物質が福島市上空に達し、降雨により地上に落下したため数値が急上昇した。――〉(『福島民報』2011年3月20日朝刊)

こうした状況に対して、当時の政府と東京電力は「直ちに人体に影響を与える数値ではない」というお決まりのコメントを繰

福島原発周辺は高数値

いずれも1㍉シーベルト以下

東京電力福島第一原子力発電所の事故の影響で、周辺の自治体では大気中の放射線量が通常レベルを超えるケースが相次いでいる。福島市内では16日午前8時現在、通常レベルの500倍に相当する1時間あたり20㍃シーベルトを観測。各地の数値は風向きなどの影響で変化しているが、茨城県や東京都などでも通常より高いレベルが続いている。ただ、各観測点のデータはいずれも1㍉シーベルト(1㍉シーベルトは1千㍃シーベルト)以下で、専門家はすぐ健康に影響が出るレベルではない、と指摘している。

各地の16日朝の観測値は、さいたま市で0・21㍃シーベルト、茨城県北茨城市が0・892㍃シーベルト、宇都宮市で0・337㍃シーベルトなど。東京都内では16日朝、0・089㍃シーベルトを観測したが、通常時の平均値(0・035㍃シーベルト前後)より高いレベルという。

また文部科学省は16日、毎時195〜330㍃シーベルトの放射線量が15日夜、福島第一原発から北西に約20㌔離れた福島県浪江町の3カ所で測定されたと発表した。16日朝の福島市内の値に比べて1桁高い数値が出ている。

一方、東北電力によると、女川原子力発電所(宮城県石巻市、女川町)のモニタリングポストで採集されたサンプルから、核分裂生成物である放射性のヨウ素とセシウムが検出された。福島第一原発事故の影響とみられる。

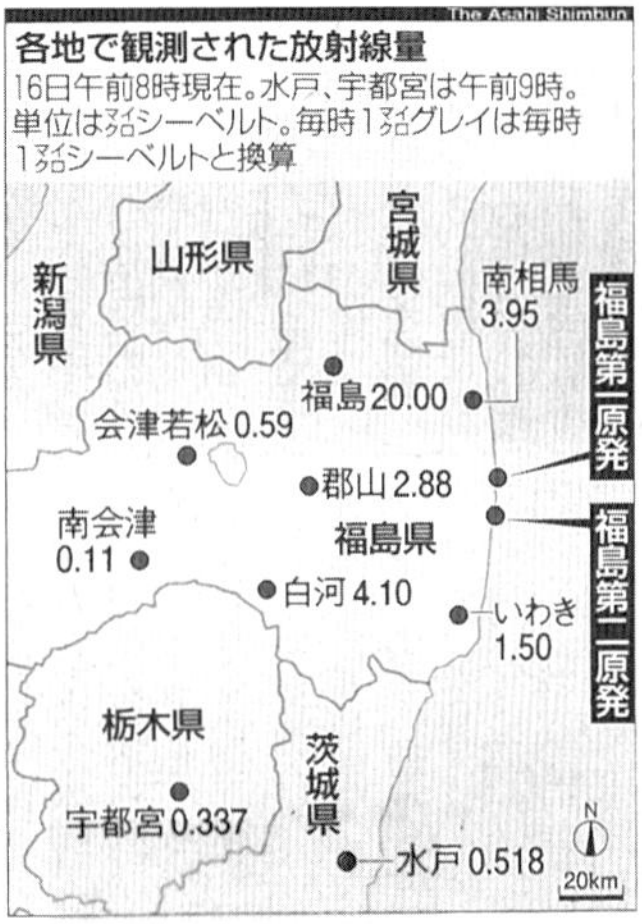

(「朝日新聞」2011年3月17日朝刊)

り返した。

3月23日に行われた原子力安全委員会の会見において、放射性物質の拡散を予測する緊急時迅速放射能影響予測ネットワークシステム（ＳＰＥＥＤＩ）による試算結果が初めて公表された。そこからは原発から北西と南の方向に放射性物質が飛散した事実が読み取れる。現実的にはあり得ない想定であるが、3月12～24日まで12日間、24時間常に屋外に滞在したと仮定すると、計算上は30キロ圏外の一部地域でも、放射性ヨウ素1歳児換算で１００ミリシーベルトを上回る甲状腺内部被ばくを起こし得る規模の飛散であった[11),12)]。

ＳＰＥＥＤＩは文部科学省所管の財団法人原子力安全技術センターが委託運用しており、その専用端末は原子力安全・保安院、原子力安全委員会、文部科学省、経済産業省、および各原発立地自治体に置かれ、専用の通信回線で結ばれている。しかし、当時原子力災害対策本部が置かれた首相官邸内には専用端末がない。それだけが理由ではないにしろ、住民の避難誘導および安定ヨウ素剤服用の判断にこのシステムを生かせなかったのは本震災の反省すべき事実の一つであろう。

福島医大被ばく医療班の立ち上げとその責務

3月16日になっても原子力災害は収束の兆しが見えなかった。天皇陛下が国民に向けて異例のビデオメッセージを寄せた。原子力安全・保安院は日本原子力研究開発機構に対し、原子力事故の専門家の派遣を要請した。同日早朝5時45分、第一原発4号機原子炉建屋から炎の上がるのが確認される。8時37分には同3号機付近から白煙が噴出した。東京電力や原子力安全・保安院は使用済核燃料プールからの水蒸発量が増えて白煙が出たと分析した。第一原発正門付近では10ミリシーベルト／時という高い放射線量率が計測された。内閣府内の緊急災害対策本部は3号機のきわめて深刻な状況を報告し、自衛隊の大型ヘリによる放水が決定した。原発の20～30キ口圏内で暮らす屋内退避住民のうち、福島県外への避難希望者が3万人を超えた。

翌3月17日、冷却機能が停止した3号機使用済燃料プールに、自衛隊大型ヘリ2機が1回当たり７５００リットルの水を計4回投下した。また、自衛隊や警視庁が、19日には東京消防庁ハイパーレスキュー隊による高圧放水車や消防車を用いた放水も行われた。

3月18日、福島市の水道水から1キロ当たり１７０ベクレルの放射性ヨウ素が検出される（国の飲料水摂取制限基準値３００ベクレル／1キログラムは下回っていた）。専門家は新聞紙上で、放射性物質が断続的に放出され、風や雨の影響で濃度が変動している可能性があると分析した。原子力安全・保安院が会見し、福島第一原発の事故について、国際原子力・放射能事象評価尺度（ＩＮＥＳ）で、スリーマイル島原発事故と並ぶ「レベル5」と暫定評価する。一方で、朗報もあった。第二原発の事態が改善し、冷却系が復旧した。

世間同様、多くの福島医大附属病院職員も原子力災害の成り行きに不安を感じ、放射線による健康影響におびえていた。そんな中、3月18日に、長崎大学教授の山下俊一先生を始めとする第2陣の支援チームが長崎から福島入りした。同日夕刻には学内講義室において「今回の震災における子どもと母親の安心・安全のために」と題された講演が行われた。山下先生と院内職員２５０人が、今、実際に直面している危機に対して共に考える時間を持ったことは画期的であり、まさにクライシス・コミュニケーション（現在進行している危機に対する双方向性の意見交換）に他ならなかった。

白状すると、その内容についてはあまり記憶にない。だが、「災害との出会いは必然であり、避けることはできない。ならば胆《きも》を据えてこの事態に対応するしかない」ということを自分の中で確認することができた。これまで中途半端にしか関わってこなかった被ばく医療に、今こそ本腰を入れる必要があると自覚した瞬間だった。原子力災害と被ばく医療の問題は、「誰か外部の専門家が対応してくれる他人事」から「ここで暮らす自分自身が学び行うべき事」となった。

講義室へ向かう途中、眼に飛び込んできた安達太良山《あだたらやま》と吾妻連峰の美しい稜線は忘れることができない。こんな事態にあっても、福島の山々は美しかった。

3月19日、福島県災害対策本部は、放射線影響の世界的権威である山下先生と高村昇先生（長崎大学教授）を県の放射線健康リスク管理アドバイザーに委嘱した。

当時の私の驚きは「この状況で福島に来る人がいたのか！」ということだったが、山下先生はその後、福島に住み着くことになる。我々にとっては、まさにそれがクライシス・コミュニケーションだった。山下先生は、「福島に暮らすことのリスク」に対する一つの考え方を身をもって示されたのであろう。

原子力災害の実態が徐々に判明するにつれ、被ばく傷病者発生リスクの長期化がおおいに予想された。早急に被ばく医療体制を構築する必要性を痛感したのであった。だが、それが容易ではないことも感じていた。

今回、福島で発生した災害のキーワードは「複合災害」、すなわち地震、津波、原子力発電所事故、そして情報氾濫と、異なる対応を要する災害が併存する事態が発生した。避難指示地域からの入院患者受け入れと域外搬送手配に、多くの医療スタッフを要した。地震や津波による低体温、嚥下《えんげ》性肺炎、多発外傷などの患者対応を限られた医療資源で行ってる時点で病院機能はすでに低下していた。一方、原発事故において公開される情報は非常に断片的専門的であり、その解釈も専門家により異なっていた。そのため、人員不足、情報不足、多忙のきわめて混乱した状況で緊急被ばく医療班を立ち上げなければならなかった。

当時の福島医大緊急被ばく医療班は、班長に放射線科学講座教授の宍戸先生、副班長に救急医療学講座教授の田勢先生を擁し、実務レベルでは多職種多部署の人員から構成された。震災当初は学外支援スタッフのほうが多かった（図5）。

震災前の被ばく傷病者診療マニュアルは、比較的軽症で放射性物質汚染も局所に限定された、少人数傷病者発生状況を想定して作成されていた。しかし本震災の現実は、原発内で発生するあらゆる外傷・疾病に、あらゆる程度の被ばく・汚染が伴った同時多数傷病者を想定する必要があった。しかも、対応する医療者は総じて被ばく医療に不慣れである。そこで、日常の救急診療手順を極力踏襲しつつ、そこに被ばく医療特有の「放射線防護策（放射線被ばくや放射性物質の汚染から傷病者や医療者を保護し、放射線による生体影響発生を予防・低減すること）」、「汚染拡大防止策（医療者や施設への放射性物質付着拡散を防ぐこと）」、「被ばく線量・汚染核種（核種＝放射性物質の種類）の推定と除染」、「作業環境の放射線情報収集」などを盛り込んだ「被ばく・汚染傷病者患者診療手順」を即席で作成した（図６）。

当時の我々には放射線影響と被ばく医療に関する知識が絶対的に不足していた。原発という敵が何たるかを知らなければ戦うことはできない。眠る時間を惜しんで勉強した。敵の本体を知り、弱点を見出して何とか戦ってやるという前向きな気持ちが現れつつあったのは確かであるが、勉強していないと恐ろしくて夜も寝つけなかったというのも正直なところであった。多くの参考書を紐解いたが、中でも原子力安全研究協会の『緊急被ばく医療ポケットブック』は実地で最も役に立った書物の一つだった[13]。１冊しかない書籍を皆でコピーして、夜間に診察室のベッドの上で読みながら眠りについた日々を思い出す。

そして3月24日、何度目かの被ばく傷病者が原発から福島医大附属病院に搬送されてくる。

図５　ある晴れた日の被ばく医療班

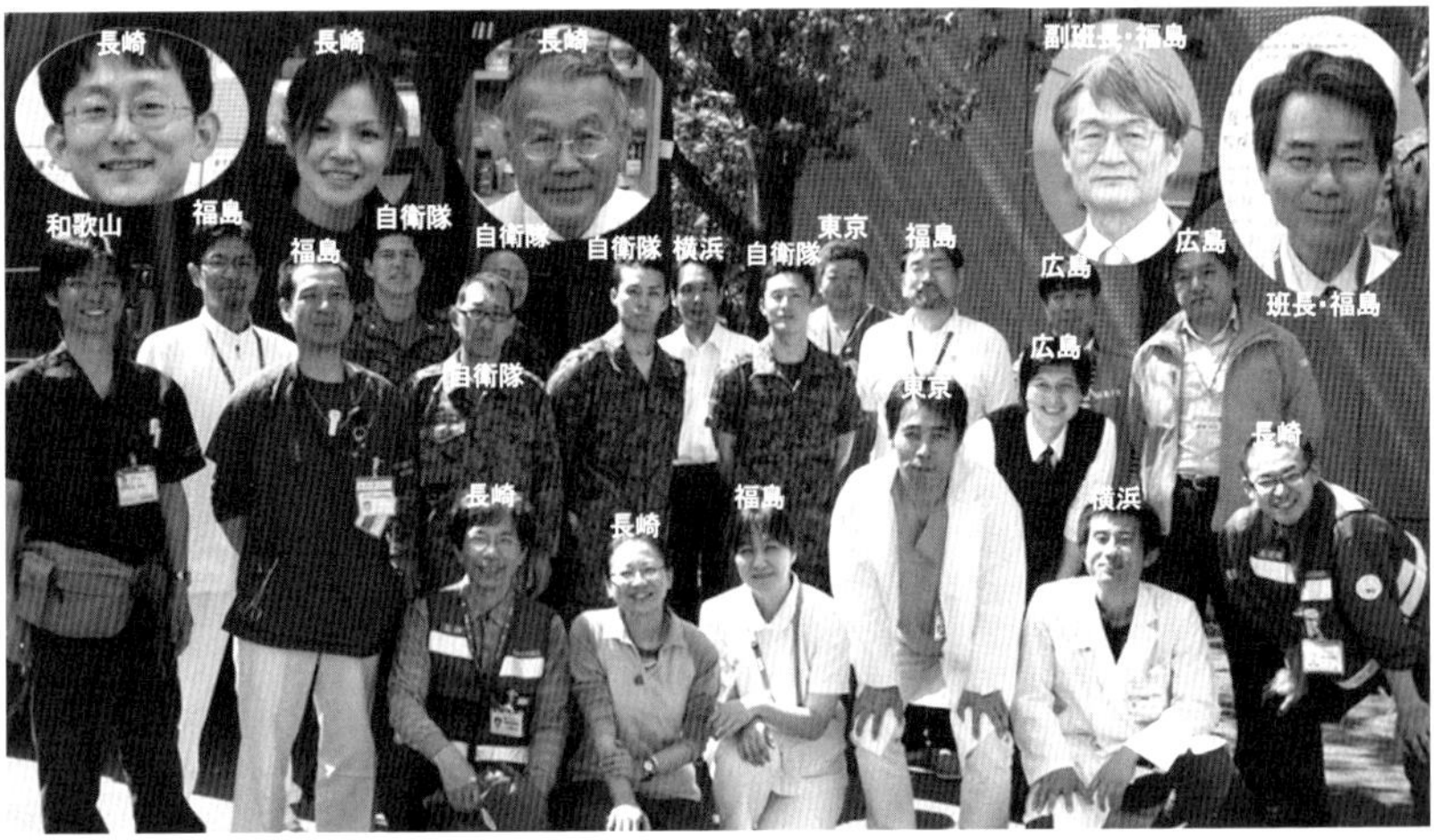

〈東日本大震災による福島第一原発の事故で、東京電力は二十四日、復旧作業を再開したが、3号機のタービン建屋地下でケーブル敷設作業をしていた男性作業員三人が被ばくした。うち二人の両足の皮膚に放射性物質が付着し、皮膚への障害が大きいベータ線熱傷の疑いと診断された。三人の被ばく線量は緊急時の上限を上回る百七十三〜百八十ミリシーベルト。現場で高い放射線量が計測され東電の安全管理でのずさんさが浮き彫りになった。――（中略）――被ばくした作業員のうち二人は福島市の福島医大付属病院に運ばれた。大学によると二人は午後七時前に救急車で搬送され、除染が行われた。千葉市の放射線医学総合研究所に転院予定。――〉（『福島民報』2011年3月25日朝刊）

この2人の原発作業員の診療も福島医大

図6　被ばく・汚染傷病者診療手順

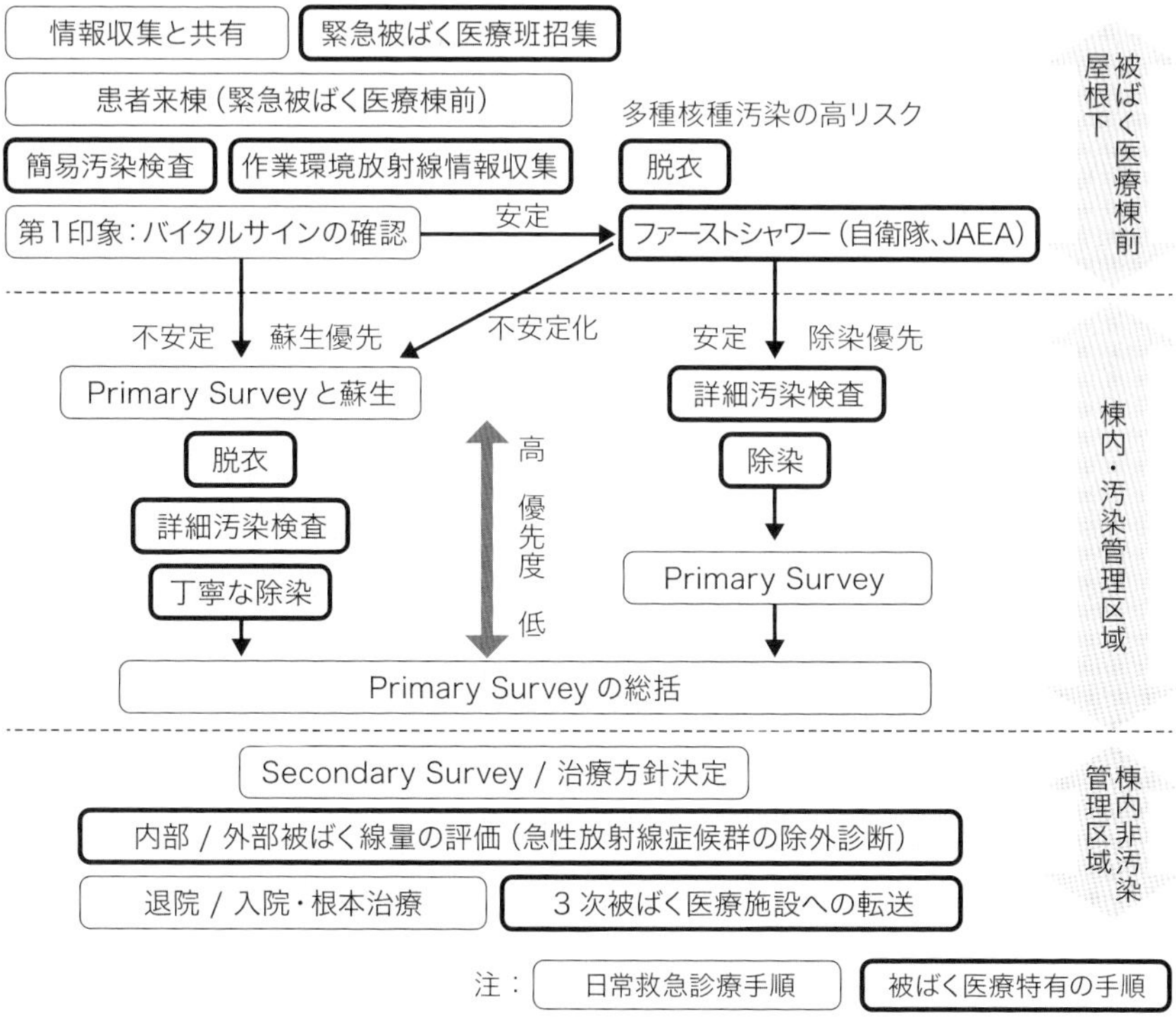

附属病院の被ばく医療棟で行った。「傷病者情報」、「作業現場の放射線環境」の2点において、当時原発内に入っていた神医師から事前に情報提供があったので、病院としての受け入れは比較的スムーズに運んだ。一方、当時は未だ原子炉の冷却すら不安定な上に、現場作業環境は劣悪で、譬《たと》えるなら現場は核戦争後の戦場を思わせるものだったという。したがって、来院する傷病者に対しては多種多様の放射性物質汚染を想定する必要があった。

そこでは、被ばく医療の専門家との協力・協調が不可欠であった。放医研医師・技師より診療・線量評価の両面からアドバイスをいただいた。自衛隊、ＪＡＥＡ（日本原子力研究開発機構）とも協調して最大限の院外除染を行い、院内外の汚染拡大防止対策を図った。

このとき、どこからともなく現われた報道関係者が被ばく医療棟入口に集結し、スポットライトで診療スペースを照らし出した。急きょ、自衛隊員がブルーシートを広げて壁を作り、傷病者の姿をテレビカメラから保護してくれた。当時、当院被ばく医療施設ではプライバシー保護対策が不十分だったことを認めざるを得ない。その反省を生かし、現在は被ばく医療棟周辺にプライバシー保護用のカーテンが設置されている。

翌25日朝にも2人の傷病者が原発から救急車両で搬送され、被ばく医療棟で診療を行った。加熱する報道カメラをかいくぐり、3人の方を正確な線量評価のため放医研に無事転送できたのもその日であった。

被ばく医療班の立ち上げに際して痛感したのは、多職種コミュニケーションの重要性だった。所属や専門分野の異なる者たちが、原子力災害対応チームとして目的意識を共有して円滑に業務を進めるために、毎朝10時から多職種ミーティングを行った。「緊急被ばく医療はあらゆる医療行為と同様に一定のリスクを伴う危機介入行為であること」、「被災者としての感情は一時封印し、作業員の健康を支えることで原子力災害復旧に寄与すること」をまずは全スタッフと共有する必要があった。そこでは、現状の未解決事項を明確化して作業時間の無駄を省くとともに、達成業務を共有しスタッフの虚無感を排除した。

当時被ばく医療に関わったスタッフのストレスは相当のものであっただろう。多職種ミーティングの目的の一つは、これらコアメンバーのストレスに対するコミュニケーションを通じたメンタルヘルスケアの要素もあった。ミーティング参加者から挙がった多くの疑問・不安を皆で共有・解決した。情報災害と評された今回の大震災において、放射線リスク認識が院内で比較的共有できた理由の一つは、この多職種ミーティングにあったかもしれない。

福島の原子力災害現場では２０１３年3月現在も、原発内を始め十数か所の医療拠点を結んだウェブ会議が毎日定時に行われている。ここでは多施設同時通話システムを用いてパソコンモニター上で互いの顔や現場を確認しながら、日々の原発最新情報と問題点が共有・討論される。いったん傷病者が発生すれば臨時に会議が開催され、医療対応連絡調整等にも利用される。ウェブ会議システムは今や、現場の最新情報収集、医療体制全体の中での役割確認のみならず、傷病者発生時の情報伝達共通ツールとして現場に欠かせないものとなっている。さらに、震災初期の孤立した状況で我々自身がこの会議システムを通じた指導や応援に救われた経験から、孤立しがちな原子力災害現場を全国から常に見守る役割も果たすのではないかと考えている。ウェブ会議システムは、原子力災害に限らず今後の災害医療においてもおおいに活用できる有用なコミュニケーションツールだろう。

一方、原発作業員のための「緊急被ばく医療」以外にも、我々は多くの対応すべき課題を抱えていることを痛感している。

原発作業員以外に、消防・警察・自衛隊・行政職員も、場合によっては高線量放射線・高濃度放射性物質と背中合わせの作業を、今後余儀なくされるであろう。彼らにも徹底したケアが必要である。中でも地元消防職員は、いったん災害が起きれば避難することなく救援救助に向かう危機介入者である。しかし、同時に彼らは自身や家族、家屋や故郷が傷んだ被災者でもある。彼らの所属母体は被災した地方自治体に他ならない。大きな心身ダメージを受けている場合もある。

こうした状況に対する行政対応として、２０１１年7月に「福島原発事故において活動した消防職員の長期的な健康管理審査連絡会」が発足した[14]。しかし、経済的支援などは棚上げ状態だ。福島医大附属病院では放射線健康相談外来を設置し、危機介入者に対しても心身両面から長期的に支援する体制を構築している。

さらには、今もなお多くの住民が放射線の健康影響に強い不安を感じている。住民の受ける精神的ストレスは計り知れない。その一つが内部被ばくに関するものであろう。

4　２０１１年３月20日～

■未だそこにある危機？　―内部被ばくへの「不安」

２０１１年３月20日以降、原発付近で採取した海水から高濃度の放射性物質が検出された。各地で放射線量の高い場所がいくつも指摘されてホットスポットと呼ばれるなど、住民の不安はなおも続いた。一方で、原発の冷却システムの復旧、汚染水浄化システムの導入などにより、原発事故そのものは同年４月半ばにようやく収束の方向へと向かった。それでも「原発内ではまだ何かが起きているのでは？」という住民の漠たる不安は未だ拭いきれてはいなかった。

〈文部科学省は20日、大気中から雨やちりなどとともに落ちた降下物に含まれる放射線量を都道府県ごとに発表した。検出された放射性セシウムの値は、３年前の線量の１０００～２０００倍にあたる値だった。専門家は「直ちに健康に影響は出ないが、注意が必要」としている。群馬県と栃木県では18日から19日にかけて、セシウム１３７がそれぞれ１日１平方メートルあたり84ベクレル、62ベクレル検出された。この値は、３年前、各県で１カ月間に検出された１日あたりの線量の約１０００～２０００倍にあたる。――〉（『朝日新聞』２０１１年３月21日朝刊）

この頃には、放射性物質は福島のみならず宮城、岩手、山形、茨城、栃木、東京、神奈川、埼玉、静岡、長野など東日本全体に、さらに世界中に希釈されながら拡散していったことが徐々に明らかになった。

報道機関の関心は外部被ばくから、主に食物や水の摂取による内部被ばくに移っていったように思う。放射性物質の食物への付着はすでに原発事故後1週間ぐらいから報告されていた。放出された放射性セシウムや放射性ヨウ素などが、事故直後には雨や上水道などから検出された。続いて、葉物野菜や原乳からも放射性物質が見つかるようになり、政府は出荷制限や摂取制限を繰り返して出した。食物連鎖による汚染の再拡大も懸念された。国民の間では、放射性物質汚染への警戒感が広まっていった。

3月19日、枝野官房長官が会見し、「福島県内の牛乳、茨城県産のホウレンソウから規制値を超える放射性物質が検出された」と述べる。

翌20日、福島県災害対策本部は、県内全域で露地もの野菜、県産牛乳の出荷自粛を要請する。

〈20日、栃木県。県内の露地栽培のホウレンソウなどから、食品衛生法上の暫定規制値を超える放射性ヨウ素とセシウムが検出されたと発表。農業団体に対し、出荷自粛と自主回収を要請。このほかにも、東京都の検査で千葉県産から、群馬県の検査で県産のホウレンソウなどから検出されたとの発表が相次いだ〉（『朝日新聞』２０１１年3月22日朝刊）

〈厚生労働省は二十一日、飯舘村で二十日に検査した水道水から国の摂取基準値（水一キロで三〇〇ベクレル）の三倍を超える一キロ当たり九六五ベクレルの放射性ヨウ素が検出されたと発表した。二十一日に行った二回目の検査では四九二ベクレルに減少した。同省は県を通し、飲用を控えるよう周知することを村に要請した。――〉（『福島民報』２０１１年3月22日朝刊）

〈菅政権は21日、規制値を超える放射性物質が検出された農産物について、福島、茨城、栃木、群馬の4県に対して、県単位で出荷停止を指示した。枝野幸男官房長官が同日夕の記者会見で明らかにした。東京電力福島第一原子力発電所の事故の影響によるものだと認定し、原子力災害対策特別措置法に基づいて行った措置だ。指示対象になる品目は福島、茨城、栃木、群馬の各県産ホウレンソウ、かき菜と、福島県産の牛乳。出荷停止時期は「当分の間」としている。――〉（『朝日新聞』２０１１年3月22日朝刊）

この出荷停止措置の影響で、福島県産の野菜など停止対象外野菜でも返品や売買契約の破棄などが相次ぎ、風評被害の拡大が危惧された。

原発周辺では海からの放射性物質により、県内の漁業関係者に不安が広がった。第一原発から南へ16キロ離れた海水から、安全基準の16・4倍の濃度の放射性物質が検出される。

3月23日、福島県産ホウレンソウ・小松菜から暫定基準値を上回る放射性セシウムが検出された。最高で規制値の１６４倍に上った。

また、第一原発から北西40キロの飯舘村と北西約45キロの川俣町の土壌から高濃度の放射性ヨウ素と放射性セシウムが検出された。雑草から1キロあたり１２４万ベクレルのセシウム１３７を検出した。

福島・茨城・栃木・群馬産ホウレンソウとかき菜／福島産牛乳

政府、出荷停止を指示

菅政権は21日、規制値を超える放射性物質が検出された農産物について、福島、茨城、栃木、群馬の4県に対して、県単位で出荷停止＝🔑＝を指示した。枝野幸男官房長官が同日夕の記者会見で明らかにした。東京電力福島第一原子力発電所の事故の影響によるものだと認定し、原子力災害対策特別措置法に基づいて行った措置だ。

指示対象になる品目は福島、茨城、栃木、群馬の各県産ホウレンソウ、かき菜と、福島県産の牛乳。出荷停止期間は「当分の間」としている。

枝野氏は会見で「人体に影響を及ぼす数値ではないので、過剰な反応のないよう冷静に対応してほしい。出荷停止にしているので、基本的に流通しているものに健康被害を与えるものはない」と強調。今回の措置は、対象県産の農産物への風評被害を防止する狙いだと説明した。対象となる農家には、出荷停止に伴う減収分を東京電力や国が補償する見通しだ。

今後の調査で規制値を安定的に下回っていることが確認されれば、出荷停止を解除する方針。県よりも狭い地域単位で段階的に解除することも検討している。

放射性物質を含む農産品の規制については、福島第一原発の事故を受け、厚生労働省が食品衛生法に基づく暫定的な規制値を急きょ設けた。同省の求めを受けた各県などの20日までの調査で、4県に加えて千葉県産シュンギクを加えた計5県の農産物について規制値を超える放射性ヨウ素やセシウムを検出。菅政権は一定地域の食品の摂取制限や出荷停止が必要かどうか検討していた。

食品衛生法による出荷停止は、規制値を超えた農産物を生産した農家にしか適用できず、効力はほとんど期待できない。そのため、県単位で出荷停止を指示できる原子力災害特措法に基づく措置に踏み切った。

🔑 **農作物の出荷停止**

放射性物質で汚染された農作物について、原子力災害対策特措法に基づき、首相が出荷停止を指示できる。食品衛生法では、自治体が農家に対して出荷・販売を規制できるが、地域を対象にした規制はできない。首相指示にも強制力はないが、国が科学的な根拠をもとに規制することで、他県産の風評被害を防ぐ狙いがある。農家への補償などを含めた対応は、国が引き受けることになる。

（「朝日新聞」2011年3月22日朝刊）

〈菅直人首相は23日、佐藤雄平知事に対し、県産のホウレンソウやコマツナ、キャベツなどの葉物野菜、アブラナ科のブロッコリー、カリフラワーなどを食べないよう全国の消費者らに求める「摂取制限」の発動を指示した。これら野菜に加え、根菜類のカブを対象に「出荷停止」を指示した。カブは摂取制限の対象になっていない。摂取制限は原子力災害対策特別措置法に基づく措置で、発動は初めて。――〉（『福島民友新聞』
２０１１年３月24日朝刊）

友人の酪農家は、この時期すべての牛乳を廃棄せざるを得なかったそうだ。牛乳は川を白く染め、ときには大地から浮き出してきたという。「牛乳も無念だったのかねえ」と私に語った当時の友人の心中察するに余りある。しかし、この時期の出荷自粛や出荷制限が果たした役割は大きい。のちに行われる検診で多くの県民の内部被ばくが、医学的介入を要さないレベルであったのは、他ならぬこの施策によるところが大であったと考えられるからである。内部被ばくに関する考察は第4章を参照いただきたい。

米国エネルギー省は22日、福島第一原発事故で放出された放射性物質の土壌沈着により、放射線量が高い帯状の地域が北西方向に約30キロ広がっているとの観測結果を発表した。

25日、枝野幸男官房長官は福島第一原発から半径20～30キロ圏内で屋内退避する住民の生活維持が物資不足などにより困難だとして、自主避難を促す方針を表明した。自主避難の促進は、事実上の「避難勧告」と受け止められた。

そして4月12日、福島第一原発事故に対して、想定しうる最悪の原発事故との評価が原子力安全・保安院自らによって下された[15]。

〈福島第一原発の事故について、経済産業省原子力安全・保安院と原子力安全委員会は、これまでに放出された放射性物質が大量かつ広範にわたるとして、国際的な事故評価尺度（ＩＮＥＳ）で「深刻な事故」とされるレベル7に引き上げた。原子力史上最悪の1986年の旧ソ連チェルノブイリ原発事故に匹敵する。放射性物質の外部への放出量は1けた小さいという。――〉(『朝日新聞』2011年4月13日朝刊)

4月22日、原発から半径20キロ圏内は立ち入り禁止の「警戒区域」となり、圏外に「計画的避難区域」「緊急時避難準備区域」が設定された。なお、この避難区域は2011年12月に年間被ばく線量によって線引きの見直しが行われ、除染などで生活環境が整えば解除される「避難指示解除準備区域」(年間被ばく線量20ミリシーベルト以下)、一時帰宅はできる「居住制限区域」(年間20ミリシーベルト超50ミリシーベルト以下)、国が不動産の買い上げを

福島事故 最悪のレベル7

チェルノブイリ級に

保安院発表 大量の放射能放出

福島第一原発の事故について、経済産業省原子力安全・保安院と原子力安全委員会は、これまでに放出された放射性物質が大量かつ広範にわたるとして、国際的な事故評価尺度(INES)で「深刻な事故」とされるレベル7に引き上げた。原子力史上最悪の1986年の旧ソ連チェルノブイリ原発事故に匹敵する。放射性物質の外部への放出量は1けた小さいという。12日午前に発表した。

保安院は3月11日の事故直後、暫定評価でレベル4としていた。放射性物質が原子力施設外に放出されるような事故はレベル4になり、それ以上は、外部に放出された放射性物質の量でレベルが決まってくる。18日に79年の米スリーマイル島原発事故に匹敵するレベル5に引き上げた。レベル5は放射性ヨウ素に換算して数百～数千テラベクレル(テラは1兆倍)の放出が基準だ。その後、放出された放射性物質の総量を推定したところ、放射性ヨウ素換算で37万～63万テラベクレルになった。INESの評価のレベル7にあたる数万テラベクレル以上に相当した。東京電力によると、全放射能量の1％程度にあたるという。福島第一では今でも外部への放出は続いている。

チェルノブイリ事故は世界的な汚染につながった。実際の放出量は520万テラベクレルとされている。福島第一原発の事故での放出量はその1割程度だが重大な外部放出と評価した。評価結果は国際原子力機関(IAEA)に報告した。

福島第一原発では、原子炉格納容器の圧力を逃がすため放射性物質を含む水蒸気を大気中に放出。さらに水素によって、1、3号機では原子炉建屋が爆発して壊れた。2号機の圧力抑制室付近でも爆発が起こったほか、4号機の使用済み燃料貯蔵プールでの火災などが原因で放射性物質が大量に放出されたと見られている。

東京電力原子力・立地本部の松本純一本部長代理は会見で「放出は現在も完全に止まっておらず、放出量がチェルノブイリに迫ったり超えたりする懸念もあると考えている」と話した。

(香取啓介、竹石涼子、小堀龍之)

原子力事故の国際評価尺度

		レベル	事故例
事故	7	深刻な事故 数万テラベクレル以上	チェルノブイリ原発事故(旧ソ連、1986年) 520万テラベクレル／福島第一原発事故(2011年) 37万～63万テラベクレル
事故	6	大事故 数千～数万テラベクレル	
事故	5	所外へのリスクを伴う事故 数百～数千テラベクレル	スリーマイル島原発事故(米、79年)
事故	4	所外への大きなリスクを伴わない事故	JCO臨界事故(99年)
異常な事象	3	重大な異常事象	旧動燃東海事業所火災・爆発(97年)
異常な事象	2	異常事象	美浜原発2号機蒸気発生器細管破断(91年)
異常な事象	1	逸脱	高速増殖原型炉もんじゅナトリウム漏れ(95年)
	0	尺度以下	
		評価対象外(安全に関係ない事象)	

□は放射性物質(放射性ヨウ素換算)の外部放出量

■放出はチェルノブイリの1割程度

(単位・テラベクレル)

放射性物質	福島第一(想定)	チェルノブイリ
ヨウ素131	15万	180万
セシウム137(ヨウ素換算値)	48万	340万
計	63万	520万

福島第一は原子力安全委員会発表値。原子力安全・保安院の資料をもとに作製

(「朝日新聞」2011年4月13日朝刊)

検討する「帰還困難区域」「現時点で年間50ミリシーベルト超」の3区域に再編された。[16] ２０１２年現在、避難指示解除準備区域の複数市町村で警戒区域が解除されている。しかし、上下水道、商店や医療など社会インフラの整わない現状での住民帰還は思うように進んではいない。

２０１１年4月後半には、福島県内の各地点の放射線量は減少あるいは横ばいの状態となった（図4）。

２０１１年5月になると、福島第一原発から半径20キロ圏内住民の一時帰宅が始まる。飯舘村の水道水、乳児への飲用制限はすべて解除された。一方で川俣町・飯舘村で計画的避難が始まる。

5月15日、政府と東京電力は、3月12日に1号機で炉心溶融が起こっていたとようやく発表した。5月24日には2、3号機でも炉心溶融を示す解析結果が公表された。国民の受けた感情は複雑であり、その後の深刻な行政不信の一因となった。

6月8日、文部科学省は福島第一原発から62キロ離れた福島市など福島県内11地点の土壌で放射性ストロンチウムが新たに検出されたことを明らかにした。放射性セシウムが検出されたところではストロンチウムも微量に見つかる可能性があり、それが証明された形だ。ただし、福島原発事故のセシウムに対するストロンチウムの検出比は、チェルノブイリ事故における検出比と大きく異なり低い値であることを明記する必要がある。第3章を参照いただきたい。

同年7月19日、政府は福島県へ肉牛の出荷停止を指示した。

同年8月26日、二本松市で収穫された玄米から微量の放射性セシウムが検出されるが、当時の暫定基準値５００ベクレル／キログラムを大幅に下回る22ベクレル／キログラムであった。

〈政府は二十七日、東京電力福島第一原発事故で放射性物質に汚染された地域のうち、年間被ばく線量が二〇〇ミリシーベルトと推定される場所では、線量が下がり、避難している住民が帰宅できるまでに二十年以上かかる可能性があるとの試算結果を、福島市で開かれた「福島復興再生協議会」で示した。〉（『福島民

報』２０１１年８月28日朝刊）

＊

２０１１年12月16日、野田佳彦首相は、福島第一原発事故の収束に向けた工程表ステップ２（冷温停止状態の達成）の終了を確認し、事故収束を宣言した。これに対して、福島県の佐藤雄平知事は「事故は収束していない。多くの県民は不安を感じている」と即座に反論した。実際、持続循環冷却注水は、数本の耐圧ホースによって維持されていた。当時は数本のホースの耐久性に日本の将来が託されていた何とも不安定な状況であり、ステップ２達成とは名ばかりのものであったと思う。

福島第一原発１～４号機の廃炉完了は早くても30～40年後、使用済燃料取り出し完了は早くても10年後、１～３号機原子炉内で炉心溶融した核燃料デブリ（泥状になった核燃料）の取り出しに至っては事故後10年から開始を目標とし、核燃料デブリ取り出しの具体的な方法はこれから開発するというのが、廃炉までのロードマップの実情である[17]。

事故から1年以上経った２０１２年３月27日、東京電力は福島第一原発２号機の格納容器内で毎時約７３０００ミリシーベルトの放射線を観測したと発表した。メルトダウンした１～３号機の格納容器内の放射線量が明らかになったのは初めてのことだ。これだけの放射線を全身に浴びると人は数分間で死に至るため、容易には近づけない。遠隔操作の機器も故障するような強い放射線であり、今後の廃炉作業の難航が予想される。

２０１２年９月22日には、３号機使用済燃料プールに４７０キログラムの鉄骨が落下した。現時点でプール内核燃料の破損は認められていないが、もし破損していれば放射性物質の拡散、現場放射線量の上昇を来しロードマップの大幅な遅れを余儀なくされたであろう重大事象であった。

ひとたび封印を解かれてしまった原発は、今も変わらず不気味な気配を濃厚に漂わせている。

「コミュニケーション」と「エデュケーション」、そして…

あの戦慄の春から2年が過ぎた。

被ばく医療班は２０１２年6月1日付で「放射線災害医療センター」と命名され福島医大附属病院組織図に正式に組み込まれた。一方で、原発内では今でも一定の頻度で重大事故や重症傷病者が発生している。多くの住民が未だ避難を余儀なくされている。原子力災害は、今この瞬間も進行形で続いているのだ。

未曾有の震災と大津波、そしてそれに続く原発事故により、この国が突如として暗転したあの数日間を振り返って、今つくづく思う。原子力災害対応について我々に決定的に欠けていたのは原子力災害や放射線事故対応に必要とされる「コミュニケーション」と「エデュケーション」だったのではないか、と。

まず、コミュニケーションについてである。

原発事故前、原子力事業所と我々医療機関との相互交流はきわめて希薄であった。年に一度の災害訓練でも電力事業所と交流があったのはごく一部の医療者にすぎない。それでも先見の明を持った上司らの中には、「福島第一原発内の電源供給が自社発電による供給ラインしか存在しない点」や「原子力災害発生時の安全管理体制の不備」などについて事業所に問いただしたという。しかし、それらの提言はすべて「安全神話」の名の下に事業所から一蹴されていたと聞く。原子力災害に積極的に関わることを是としない医療機関の中には、そういった何らかの過去の経緯がある。コミュニケーションの欠如は災害対応の大きな痛手となった。災害前に面識のない事業所と医療機関の間に、災害時の相互連絡など期待できるはずもない。事実、震災初期は電力事業所から福島医大附属病院への情報提供は一切なく、情報源は、テレビやラジオなどの報道に頼るしかなかった。

行政と医療機関との交流も十分ではなかった。福島県では災害対策本部会議などに医師が参加できるシステムが存在しなかった。そのため行政への医療者関与が必要と判断した上司が単身県庁へ乗り込んだ。近年、「災害医療アドバイザー」としての医療者の役割が各自治体で認識されるようになり、福島県でもそのシステムが整いつつある。

今回の原発事故は、中央と地方の相互交流の問題点も浮き彫りにした。中央からの情報や指示が地方の現場のしかるべき担当者へ伝わらないという事態が随所で生じた。「安定ヨウ素剤服用に関する考え方の相違」や「ＳＰＥＥＤＩ情報の伝達不全」といった事実は氷山の一角にすぎない。

こうしたコミュニケーションの欠如を解決するには、平時からの人脈作り、コミュニケーションツールの整備、中央指示途絶時に地方リーダーが代行できるなどのシステム構築など、医療者側からも行政側からも相互に積極的にコミュニケーションを取る意識と姿勢が今後は必要だろう。

次に、エデュケーションの欠如についてだ。

まず、医療者の放射線に関する基本的知識が不足していたことを痛感した。恥ずかしい話だが、原発事故前はアルファ（α）線・ベータ（β）線・ガンマ（γ）線・中性子線の違い、ベクレル・シーベルト・グレイの違い、自然界・体内に原発事故前から存在する放射性物質など今では福島の常識となっていることを正確に示すことができなかった。放射線物理学を始めとする原子レベルの生命科学は生体構成成分に関する基本的根源的な事項であり、義務教育の中で学ぶ機会を増やしても良いのではないかと思う。

被ばく医療についても同様だ。年に一度の災害訓練において被ばく医療実習が行われていたが、内容が病院内に周知されていたとは言えない。１９９９年に当院が２次被ばく医療機関に指定され、２００１年には病院敷地内に除染施設が建設された。２００２年には院内緊急被ばく医療活動対応マニュアルが作成されていた。だが、被ばく医療施設の存在やマニュアルについて院内には広く周知されていなかった。病院職員の多くは、実際に被ばく・汚染した傷病者が来院することなどまったく想定していなかった。有事には緊急被ばく医療の専門家が来て代行してくれるであろう、いわば「他人事」だった。しかし、考えてみれば被ばく医療は、外界からの脅威に対応するための日常診療の一分野である。我々は放射能以外にも、化学物質や病原微生物などの外来脅威にいつ直面するとも限らない時代に生きている。被ばく医療には確かに一部特殊な部分があるが、一方で、程度の差こそあれ外来脅威に対する日常医療の一部である誰しもが対応すべき分野であることを認識する必要がある。

とはいえ、当院の現実は、知識・教育の欠如が常識的な放射線のリスク評価を困難にし、ひいては被ばく医療に対する不安感・恐怖感の一因となった[18)]。

予想もしなかった原子力災害に直面した福島医大附属病院の被ばく医療班にできたことといえば、多くの方の力を借りて目の前の問題に正面から対峙することだけであった。

コミュニケーションとエデュケーションに尽力したのが、学内外の多くの看護師、放射線技師、事務職員だった。多くの人々がこの難局を「自分自身の問題」と捉え、何としてでも乗り越えようと必死に努力し、それぞれの持ち場で自分にできることを模索していた。何か漠然とした大きな力、使命感のようなものに突き動かされて現場を動き回っていた。

そこまで考えて、「そうか」と腑に落ちる。今も続く放射能をめぐる混乱の大元にあるのも、我々を含む国民全体の「コミュニケーション」と「エデュケーション」の欠如なのではないだろうか、と――。

２０１１年の年末に都会に里帰りした同僚からこんな話を聞いた。知人の子どもが通う幼稚園の保母さんが福島の実家に里帰りしようとしたところ、園の父兄から署名で里帰りしないよう求められたそうだ。福島の放射性物質を園に持ち込まないことが目的なのだそうだ。あまりの理不尽な現実に言葉を失った。福島の原子力問題はスティグマと呼ばれる社会的差別を生みつつある。その原因も知識・教育の欠落にあることは自明である。今や福島の放射能問題は国民の倫理観や哲学の問題となりつつある。現存被ばくの中で生きる皆さんと原子力災害について一緒に考えるとともに、それを「対岸の火事」「他人事」と感ずる人々に、かつてはそうであった我々から反省を伝えるのも本書の目的の一つである。今度こそ歴史を繰り返さぬために。

多くの国民が電脳空間に流布される情報に踊らされ、拭い切れない不安を抱えて生活している。中には生きる目的まで見失ってしまうほどに不安を感じている。その原因の一つは、私たちの中にあるいわゆる「ゼロリスク幻想」にあるのかもしれない。我々はリスクの中で生きている。あらゆる事象に一定のリスクが存在する。現在、福島居住地域の放射線による発がんリスクは他の生活習慣に由来するものより低い。だが、放射線のリスクはどんなに低くてもゼロにはならない。科学は「リスクが絶対にないとは言えないよ」としか答えてくれない。科学はゼロリスクを証明してはくれないのだ。ゼロリスクという実現不可能なものを求めた先にあるのは、幸福感ではなく、不安感や絶望感でしかない。一方、我々の素晴らしい人生は残念ながら有限である。立ち止まっている間に残された時間はどんどん過ぎていく。

　では、どうすれば良いのか？

　私たちは確かに被ばく・汚染の危険性という未体験の事態を前にして混乱した。パニック寸前であった。あの得体の知れない恐怖感と、我々は見捨てられたのではないかという孤立感はこの先も忘れることはないだろう。

　だが今は、冷静に恐れようと思い定めている。楽観しているわけではない。放射線・放射性物質はたしかに危険で、厳重な視察と注意を行っている。ただ私の場合は、現在の放射線から受ける影響、この地に暮らすメリット、そして自分自身の感情や価値観、それらのバランスの良い「コーディネーション」を冷静に考えた結果、現在のリスクなら共存して幸福な生活を送れるという現実的な判断をしただけの話だ。それは、あの危機的状況を体験し、福島の地に住むことを選択し、そこから幸福と目的を見出した者の一つの態度であり、その姿勢こそが未来への一筋の光明につながると考えるからである。

（本文中の所属・肩書等は当時のまま）

参考資料・引用文献

1　東北地方太平洋沖地震津波合同調査グループ．http://www.coastal.jp/ttjt/index.php?FrontPage

2　原子力災害対策本部．原子力安全に関するＩＡＥＡ閣僚会議に対する日本国政府の報告書―東京電力福島原子力発電所の事故について―．平成23年6月．

3　東京電力．福島第一原子力発電所この一年～安定化への取り組みを中心に～．平成24年3月．

4　防衛省・自衛隊ホームページ．http://www.mod.go.jp/j/approach/defense/saigai/tohokuoki/20110312a.html

5　東京電力．東京電力福島第一原子力発電所一号機の炉心状態について．平成23年5月15日．

6　http://www.mlit.go.jp/common/000138346.pdf

7　総務省行政評価局．原子力の防災業務に関する行政評価・監視結果報告書（第二次）．平成21年2月．http://www.mext.go.jp/b_menu/shingi/chousa/gijyutu/004/014/shiryo/__icsFiles/afieldfile/2011/04/21/1305217_003_1.pdf

8　http://www.nirs.go.jp/information/press/2009/01_19.shtml

9　平成二十三年度東北地方太平洋沖地震に起因して生じた事態に対応するための電離放射線障害防止規則の特例に関する省令（厚生労働省令第23号）

10　Holland JC, Rowland JH. Handbook of Psychooncology. New York：Oxford Univ Press, 1990：273-82.

11　http://www.nsc.go.jp/info/110323_top_siryo.pdf

12　http://www.nsc.go.jp/anzen/shidai/genan2011/genan067/siryo1.pdf

13　http://www.remnet.jp/lecture/b05_01/index.html

14　http://www.fdma.go.jp/neuter/topics/houdou/h24/2407/240710_1houdou/01_houdoushiryou.pdf

15　http://www.atomdb.jnes.go.jp/content/000122548.pdf

16　http://www.meti.go.jp/earthquake/nuclear/pdf/111226_ola.pdf

17　http://www.tepco.co.jp/nu/fukushima-np/roadmap/images/t120730_01-j.pdf

18　国会事故調 報告書．http://naiic.go.jp/report/

第2章

放射性物質を知る

佐藤久志　福島県立医科大学医学部放射線医学講座　助教

日本語の「放射能」という言葉は強いマイナスのイメージを含ませて使用されることが多く、人体に対する悪影響の象徴として使用されることがある。震災直後に発刊されたある著名な雑誌に、タイトルで〝放射能がやってくる〟と、読者の興味を惹きつけるためだろうか科学的な表現とは違った使い方がなされていた。放射線災害と報道を考える上で印象に残っている。福島第一原子力発電所（以下、福島第一原発）から放出された放射性物質による汚染事故を考えるとき、科学的に冷静な判断をする上でどうしても原子の構造から見た基礎知識について少し勉強が必要であることに気づく。目に見えない現象を正確に理解するために必要な基礎知識である。わかりにくいところがあるかもしれないが、目を通していただきたい。すでに知識のある方は、読み飛ばしていただいてもかまわない。

1　放射線の種類と単位について

原子構造とα壊変・β壊変・γ遷移

すべての物質は10^{-10}ミリメートルという非常に小さな粒子である原子から構成されており、原子は＋（プラス）の電荷を持った原子核と－（マイナス）の電荷を持った電子を含んでいる。さらに、原子核は＋の電荷を持つ陽子と、電荷を持たない中性子によって構成されている。Z個の電子を持つ物質の原子核にはZ個の陽子が存在するため、電気的に中性となる。Zは物質名を決定するための原子番号で、53はヨード（ヨウ素）、55はセシウム、92はウラン、94はプルトニウムといったように、物質に固有な値をとる。陽子と中性子の大きさや質量はほぼ同じであり、それぞれの個数を合計した数Aを質量数（A）と呼ぶ。**図1**にセシウム１３７を例に元素記号の表記方法とその関係を示した。

原子番号が増えてくると、陽子数（Z個）と中性子数（N個）の関係は1：1ではなくなり、中性子数が多くなる方向に組み合わせが増えていく。原子番号（物質名）が同じでも質量数の異なる核種同士を同位体と呼ぶが、同位体は含まれる中性子数により十数種類認めるものもある。同位体の中で、長期間安定して存在できる組み合わせを最安定同位体と呼び、核外に放射線を放出することなく存在することができる。これに対し中性子数によっては原子核内のエネルギー状態が不安定な同位体も存在する。不安定な同位体は、その原因をエネルギーとして外部に放出し安定化しようと変化する。これを壊変《かいへん》・遷移《せんい》と言う。この核反応から放出されるエネルギーは私たちの生活の中で観察される化学反応と比較して非常に高く、電離・励起《れいき》作用を持つような電離放射線が放出されるので、放射性同位体（物質）と呼ばれる。この変化は周囲の環境に左右されず一定の確率で生じるため、外部から人為的にコントロールすることができない。福島の原子力災害では、核分裂で生成された放射性同位元素が格納容器外に放出され、風雨により広域土壌汚染が発生した。放射性物質は、一定の確率に従って放射線を放出するため、福島県内を中心に高い空間線量率が検出された。

核分裂生成物であるセシウム137は最安定同位体であるセシウム133と比較して中性子数が4個多いため、自然界では

図1　元素記号の表記方法と陽子・中性子・質量数の関係

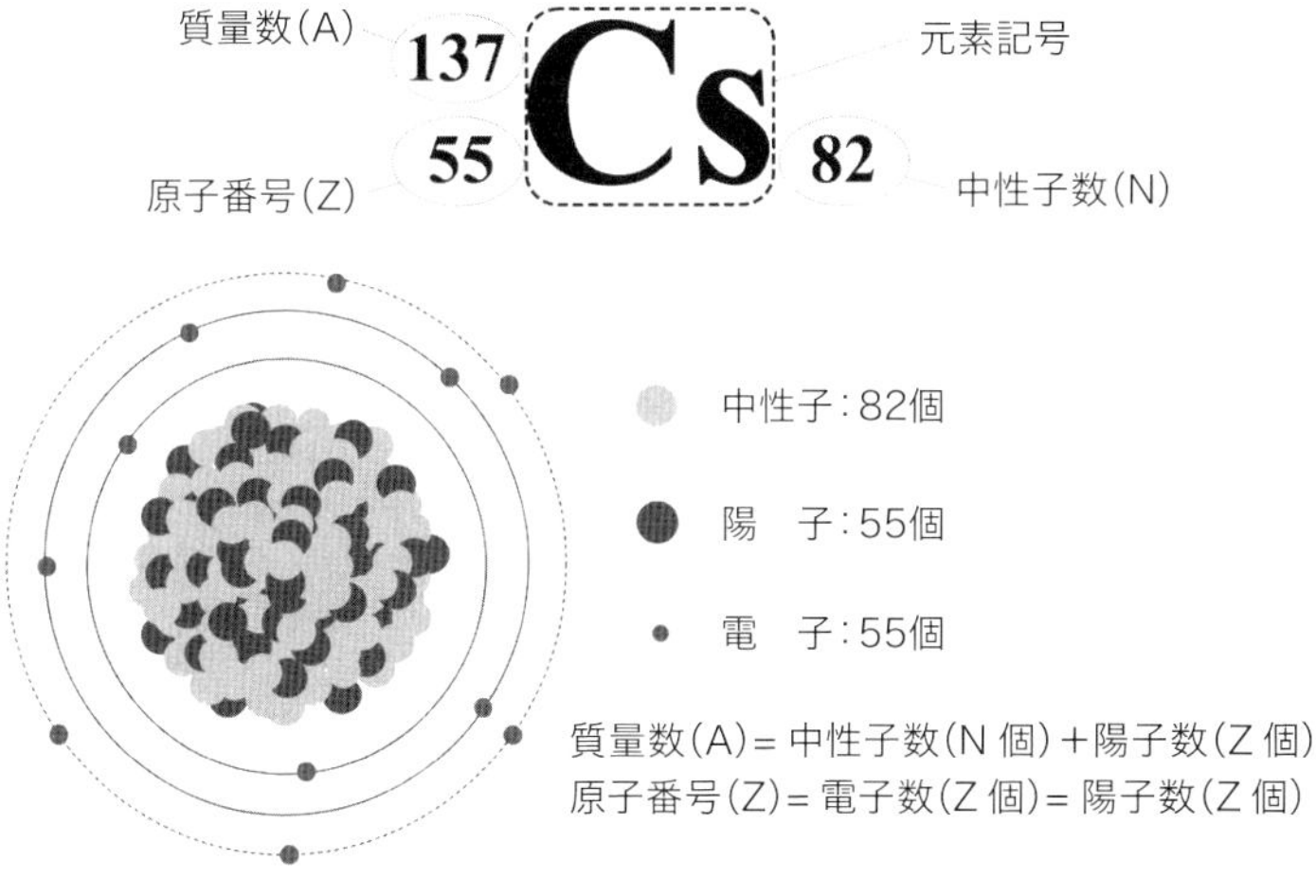

安定して存在できない。このとき余分な中性子が＋の電荷を持つ陽子と、－の電荷を持つ電子に分かれ消失し安定しようとする。中性子が減っても同じ質量の陽子ができるため質量数は１３７と変化しないが、陽子と電子が1つずつ増えるため原子番号が56に変化し、物質名はバリウムとなる。発生した電子はβ（ベータ）線として原子核外に放出されるため、この変化をβ壊変（**図2**）と呼んでいる。核分裂生成物には中性子が多く含まれているために、ほとんどの核種がβ壊変を起こすことになる。一方、不安定な原因をβ壊変のみで放出しきれないときは、核内の余ったエネルギーをγ（ガンマ）線として外部に放出し安定しようとする。この変化はγ遷移（**図3**）と呼ばれ、放出されるγ線は核種に特有なエネルギースペクトルを持つため、スペクトルを測定することによって核種の同定が可能となる。これが、体内に取り込まれた放射性物質による内部被ばくが疑われるときに、体外からホールボディカウンター（測定器）で測定を行うときの原理となる。セシウム１３７のようにβ線とγ線の両方を放出する核種もあるが、それぞれを単独で放出する核種も存在する。

質量数が２００を超える重い元素（ウランやプルトニウム）では、原子核内に陽子・中性子を納めておけない状態となり、陽子2個と中性子2個を合わせて質量数4のヘリウム原子核を核外に放出し安定化しようとする。この過程をα（アルファ）壊変（**図4**）と呼び、放出された粒子の流れがα線となる。

私たちの生活で通常観察される化学反応は、原子間で電子の受け渡しが行われる酸化・還元反応であり、反応に随伴するエネルギーレベルは数ｅＶ（electron volt：電子ボルト）程度である。発火した物質に水をかければ反応が停止するように、外部環境を変化させることにより反応スピードを調節することも可能である。しかし、原子核自体が変化する核反応では、放出されるエネルギーは数百～数千万ｅＶに及ぶため、外部環境で壊変スピードをコントロールすることはできない。よって、半減期に沿って減っていくのを待つしかない。原子力発電所では大きなエネルギー源を作ることができるが、核反応に伴う放射線をコントロールする必要性があり、万一事故が起これば大きなリスクを負うことにもなる。

図２　β壊変の模式図

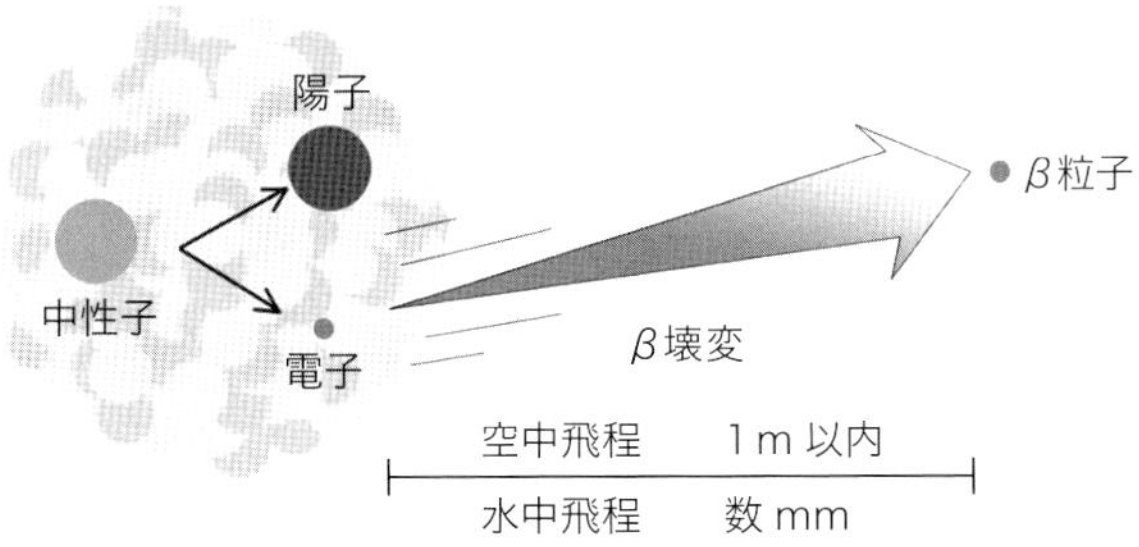

図３　γ遷移の模式図

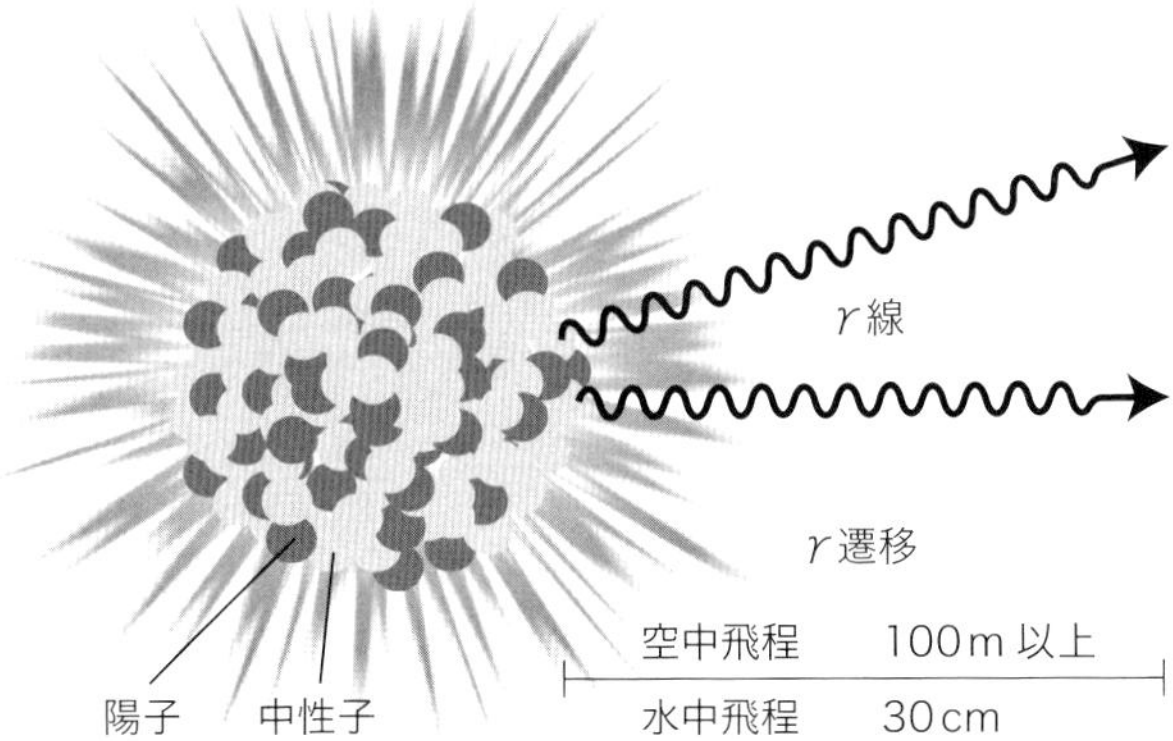

図４　α壊変の模式図

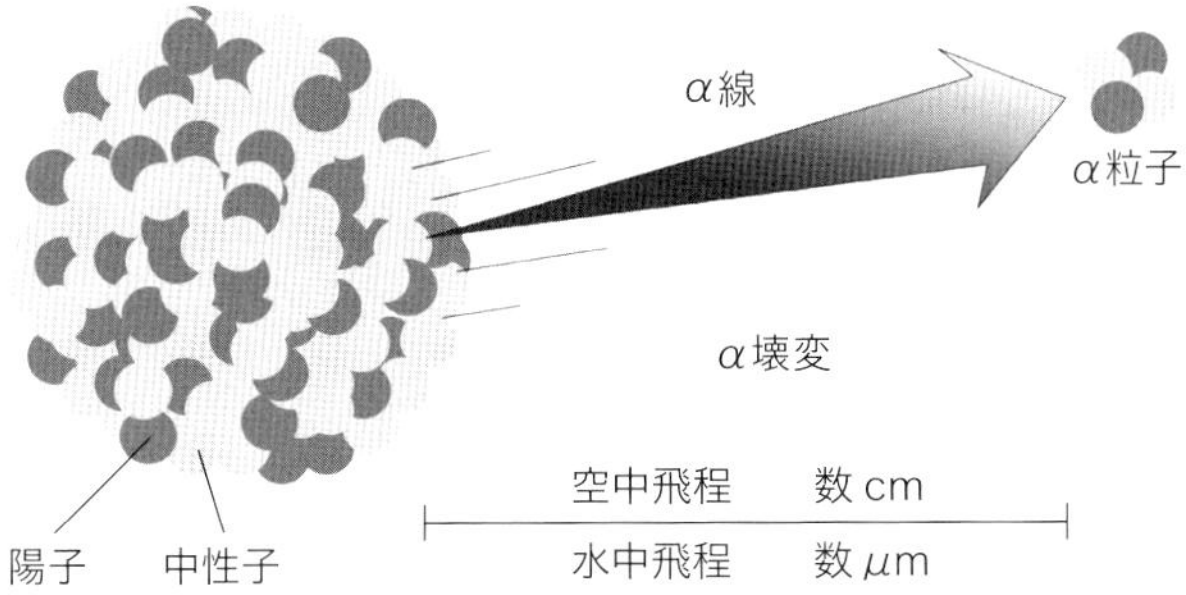

■「放射線」「放射性物質」「放射能」「ベクレル」「シーピーエム」「シーベルト」

福島第一原発の事故をめぐっては、「放射線」「放射能」「放射性物質」といった用語や「ベクレル」「シーピーエム」「シーベルト」という被ばくに関連する単位が頻繁に使用された。発災直後の報道などでは、これらの意味が曖昧《あいまい》に使用され、非常に混乱した情報が伝えられていた。使い方について整理してみたい。

●放射線

放射線には、可視光のような波である「電磁波」と、小さな粒子が光速で移動する「粒子線」の2つの種類がある。電磁波は波としての性質を持っており、テレビやラジオ・携帯電話などで使用される通信電波や、赤外線、可視光線、紫外線などの光も含まれている。その中で、波長が短く高いエネルギーを持ち、原子を電離させたり励起させたりする作用を持つものをX線やγ線と呼んでいる。原子核内のエネルギー準位の遷移（γ遷移）により発生する電磁波をγ線と呼び、軌道電子の遷移により発生するものをX線と呼んでいるが、基本的に短い波長の電磁波であることに変わりはない。

粒子線には、α線、β線、中性子線、陽子線、重粒子線などがあり、β線以外は大きな質量を持つため、比較的強い電離・励起作用を持つ。

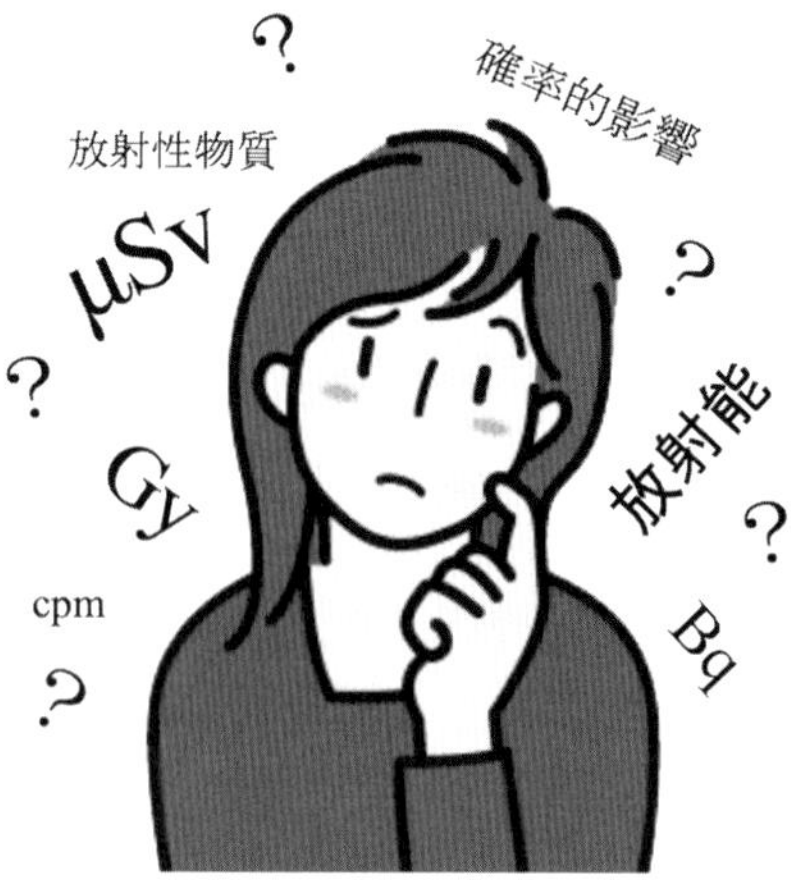

このような、電離・励起作用を持つ電磁波と粒子線を合わせたものが「電離放射線」で、一般的に放射線という名前で呼ばれている。

●放射性物質

放射性物質とは、これらの放射線を自律的にα壊変やβ壊変、γ遷移で放出する物質を指す。原子力災害では、燃料であるウランやプルトニウムからは主にα・γ線が、核分裂により発生した核分裂生成物からは主にβ線・γ線が放出される。チェルノブイリや福島では本来、圧力容器内にとどまっているべきこれらの物質が容器外に漏出し、風によって広域に運ばれ土壌に降灰して広域汚染が発生した。

原子力エネルギーは、ウランに熱中性子が反応して核分裂をひき起こし、核分裂が新たな中性子を発生させることで次の核分裂が発生する。中性子が次の核分裂を誘発し連鎖反応が続くことを臨界状態と言い、大きなエネルギーと大量の中性子が発生する。今回の災害では、地震発生の段階で緊急炉心停止装置が作動し、制御棒の挿入が行われ臨界状態は解除されたため、発電所周囲の中性子検出レベルは、震災前と比較しても変化しなかった。東海村ＪＣＯの臨界事故（１９９９年9月30日発生）では、作業員の目前で臨界が発生し大量の中性子線による外部被ばくを認め、2名の尊い命が失われた。幸いにして、今回の原子力災害では、中性子線による大量被ばくという事態は避けることができた。

●放射能

野菜などの食物に含まれている安定同位元素と放射性同位元素は化学的に分離することはできないため、何グラムの放射性同位元素を含んでいるかを直接測定することはできない。しかし、放射性同位元素から出てくるγ線を検出することは可能なので、野菜から外部に放出される微量な放射線を測定することにより、内部に含まれている放射性物質の量を推定できる。1キログラムの野菜から1秒間に何壊変分の放射線が出てくるか、これを放射能と言い、それを測定することにより、放射性物質がどの程度含まれているかがわかる。また、測定したγ線は放射性物質に特有のエネルギースペクトル（放出ピークの組み合わせ）を持っているので、その組み合わせにより核種が同定できるようになる。

図5にセシウム１３４と１３７から放出されるγ線のエネルギーピークと、それぞれの放出頻度を示した。セシウム１３７では、３本のエネルギーピークが検出されるが、６６２ｋｅＶのピークが80％以上を占めるので、人体をホールボディカウンターで測定した結果（**図6**）を見ると６６２ｋｅＶのピークがセシウム１３７由来であることがわかり、そのカウント数から人体に取り込まれているベクレル（Bq）数が算出できる。セシウム１３４は、６０５ｋｅＶと７９６ｋｅＶの２つのピークが特徴となるので、セシウム１３７と同様に核種の同定とベクレル数の算出が可能となる。ちなみに、**図6**の右端の１４６１ｋｅＶの大きなピークはカリウム40から放出されるγ線だが、人間であれば誰もが体内に持っている放射性物質であるため、正確に測定できる器械であればすべての人から検出される。カリウム40は成人男性で約４０００ベクレルが体内に含まれているので、このピークさえ検出で

図5　崩壊で発生する光子のエネルギーと頻度

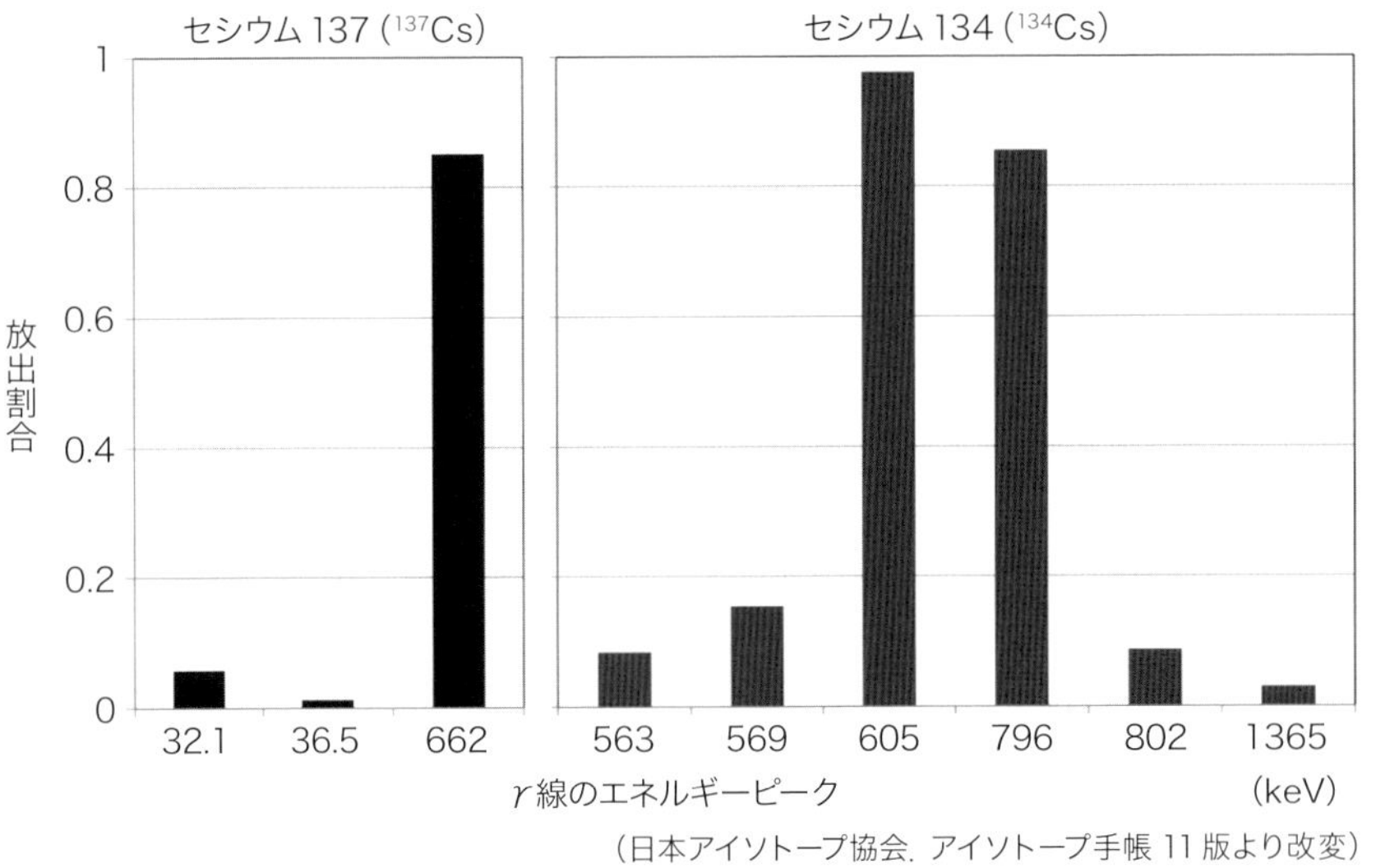

（日本アイソトープ協会. アイソトープ手帳 11 版より改変）

きない測定器では、数百ベクレルの体内放射能を測定することは難しい。福島の一般市民レベルのセシウムによる内部被ばく量は、現在までの測定結果より検出された人でも多くは数百ベクレル以下であることが報告されているので、正確に測定するためには、しっかりとした精度管理がなされている器械で、周囲に汚染がないことが必須条件となる。したがって、低いレベル（数百ベクレル）の正確な内部被ばくの評価は精度管理も含め条件設定を慎重に行うことが重要である。

●ベクレル（放射能の強さを表す単位）

ベクレルとは、今後どのぐらいの放射線を出す能力が残っているのかを示す値である。土壌・食品の汚染レベルや人体に取り込まれた放射性物質量を推定し、それによる内部被ばく量を計算するときに使用される。ベクレルは、核種が何であれ、だいたいの被ばく量を推定できる数字なので非常に便利な単位である。ただしその検出に関しては、放出されるγ線を正確に測定できる器械が必要である。γ線は常に一定ではなく揺らいでいるため、測定する環境が汚染されたりバックグラウンドが高いときなどは測定結果がばらつくことになる。

図６　ホールボディカウンターで人体を測定した結果（NaI・Ge検出器）

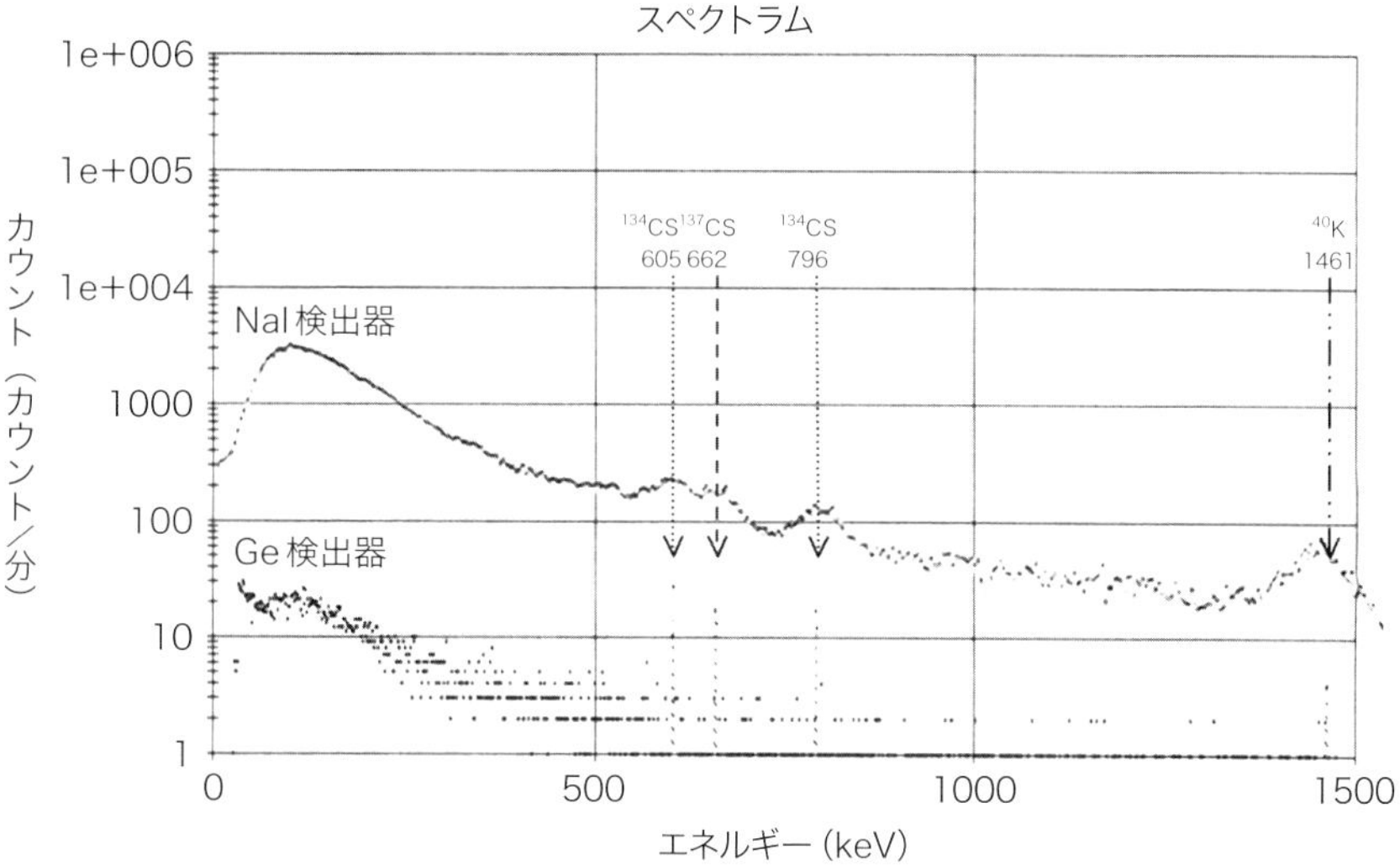

●シーピーエム

放射線が検出器を通過すると電気パルスが発生し、信号として検出することが可能となる。シーピーエム（cpm）はその頻度を示す単位で、Counts Per Minuteの頭文字を取って略した単位である。直訳すると、1分間に何回信号が発生したか、つまり検出器を放射線が何回通過したかを示す数値となる。検出頻度を表す数値なので、検出器の種類や測定対象によって、意味が大きく変化する。α線検出装置、β線検出装置、γ線検出装置、中性子線検出装置等たくさんの検出器があり（図7）、シーピーエムが示す情報は測定した場所で放射線が検出されるのかどうか、つまり放射性物質による汚染の有無を確認するためのものとなる。緊急被ばく医療においてシーピーエムは、GM（ガイガー・ミュラー）検出器で使用されているが、このGM検出器はγ線よりもβ線を中心に検出する測定器で、汚染が予想される部位に近づけて検査を行う。主に放射性物質の汚染スクリーニング時に使用されることが多く、汚染の有無の確認と、ある程度の汚染強度推定が可能となる。空間線量を直接測定しているわけではないが、汚染の原因となっている核種が同定され、その核種特有の係数と検出効率がわかっている場合には、シーピーエムから表面汚染密度（ベクレル／平方センチメートル）に変換し、空間線量を計算することも可能となる。

図7　放射線を見つける道具

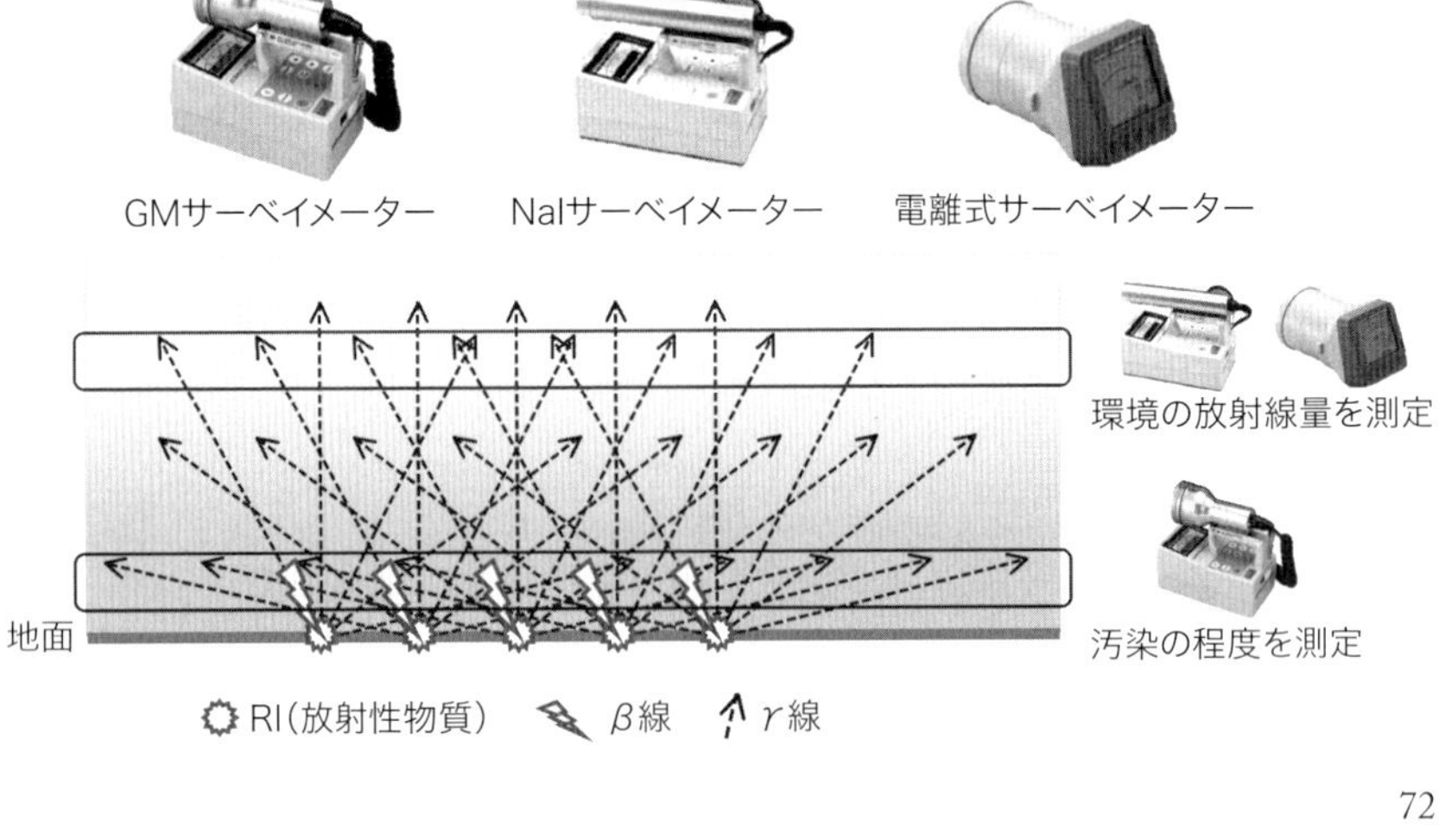

また、汚染傷病者の除染を行うとき、除染前後にGM検出器での測定を行い、除染前後の数値を比較して除染の有効性が判定できる。

●シーベルト

がんなどの放射線治療で使用する放射線量は、主にグレイ（Gy：吸収線量）の単位を使用しているが、被ばく医療では主にシーベルト（Sv：等価線量・実効線量）の単位を使用している。1グレイは物質1キログラムが1ジュール（J）のエネルギーを吸収したことを示すので、その単位はジュール／キログラムとなる。放射線治療では、がんが存在する範囲へ必要な放射線量を処方するため、器械側が出力する線量としてグレイ単位で処方している。

　しかし、原子力災害などでは線種やエネルギーが多様であり、内部被ばくもあること、全身への不均一な被ばくであることなどから、各臓器に対する生体反応への影響の強弱を加味して考えていく必要がある。そのため、吸収線量（グレイ）に生体への影響を加味した定数をかけて、実効線量（シーベルト）を算出し健康影響への指標としている。放射線の種類（α・β・γ線等）による生体影響の差を加味した放射線加重係数（W_R：1～20）や臓器ごとの放射線感受性を加味した組織加重係数（W_T：0・01～0・12）をかけて全身の実効線量を算出する。非常に複雑な計算式となるため、簡易的にはNaI線量計等を使用した1センチメートル線量等量をもって代用している。α線や中性子線の関与が低い福島での被ばく影響を考えるときに、β線・γ線が主体であるため、外部被ばくを評価するときおおむねグレイ＝シーベルトとして換算してもかまわない。

　なお、1マイクロシーベル＝0.001ミリシーベルト＝0.000001シーベルトである。

　重要なのは、外部被ばくと内部被ばくの生体影響を同じ単位で算出し評価する必要性があり、すべての被ばく線量をシーベルトに変換できることである。シーベルトという単位により生体影響のリスクの大小を評価する基礎データとして使用することが可能となる。

■飛程について

放射線は人体（標的物質であるDNA）に到達する前に、空気や人体の主なる構成要素である水を通過してこなければ影響を及ぼすことができない。放射線が物質中を透過する際、単位長さ1マイクロメートル（μm）を進む間に物質に与えるエネルギーを「エネルギー付与率（Linear Energy Transfer：LET）」と呼んでいる。LETの高さと放射線の透過力は正反対の関係にあるため、LETの高い放射線は透過力が弱く、低い放射線は透過力が強くなる。

α線は、大きな質量と電荷を持った粒子であるため、物質中を透過する際に周囲の物質との相互作用が大きくなり、高いLETを持つ。したがって、空中飛程では数センチメートル、水中飛程では数マイクロメートルと非常に短い距離でしか電離を起こせない。α線は人体に対する影響が非常に強く、「ホットパーティクル」と呼ばれ恐れられているが、衣服の表面に付着しても飛程の短さを考えると人体への影響はゼロであり、外部被ばくの原因にはならない。しかし、空気中に浮遊したα核種を呼吸し、気管支内へ付着したときには気管支粘膜への被ばくが生じ、肺がんのリスクとなることが知られている。福島の原子力災害では、半減期の短いプルトニウム238がセシウムの高度汚染地域で有意に検出されているが、過去の大気中核実験で日本中に降下したプルトニウムのベクレル数を超えておらず、震災以前の環境と大きな変化は認められていない。屋内ラドンから検出されるα線のベクレル数のほうが多く観測されており、1時間の呼吸量1立方メートル内に200ベクレル含まれている温泉も国内にはたくさん存在する。ラドンは不活性ガスであるため、血液中に直接取り込まれることはないが、鉱山などでは肺がんのリスクを上昇させることが[1]疫学調査で報告されている。一方で800ベクレル／立方メートル以下では死亡リスクが低下するとも言われている。

β線は、質量が小さく電荷を持つため周囲物質の大きな影響を受け、急激に進行方向を変えられてしまい、空中飛程で約１メートル、水中飛程でも数ミリメートルと短い。土壌表面にセシウム１３７等のβ線源がある場合、そこから発生するβ線は靴底のゴムで吸収され、靴の中までは届かず、大きな外部被ばくの原因にはならない。しかし、ほとんどの核分裂生成物がβ壊変を起こすことを考えると、食物として大量に取り込んだ場合には、周囲数ミリメートルのＤＮＡに影響を及ぼすため、内部被ばくの原因として最も重要となる。

　γ線は、電荷も質量も持たない電磁波であるため周囲の影響を受けにくく、α線やβ線に比較して非常に大きな飛程を持つ。土壌表面がγ核種で汚染された場合、その影響は半径１００メートル以上に及び、外部被ばくの主原因となる。水中飛程も数10センチメートルとなり、皮膚から体内の中心まで影響が及ぶことになる。土壌汚染による外部被ばくの指標として空間線量率が測定されるが、これは主にγ線を測定した値となる。γ線は空中飛程が長いため、航空機による測定も可能であり、震災初期の広域汚染マップの作成に利用された。

　放射線医学の教科書に、「線源からの距離の2乗に反比例して線量の減少を認める」と説明されている。これは、点線源を使用している医療現場での被ばく減少を図るときに有用な原理であるが、土壌汚染のような密度は低いけれども広域汚染（面線源）では、この原理は使用できない。セシウム１３７から放出される６６０ｋｅＶにピークを持った1本のγ線は、空気中では約70メートルの距離でやっと半分の強さになる。このγ線が1つの線源から空間へ球状に２００本放出されているとすると、１／２球面で１００本、１／2^2球面で50本、１／2^3球面で25本と球面の面積に比例して、通過する放射線束は減少していく。点線源からの距離で変化するのは、一本一本のγ線の強度ではなく、その対象物に投影される面積になる。その面積を通過するγ線の本数が距離の2乗に反比例して減少するために、指数関数的に減少することが観測される。逆に、線源に限りなく近づいても２００本以上増えることはないので、無限大に増えることもあり得ない。よって、内部被ばくが外部被ばくと比較して極端に危険だという仮説を距離で説明していることがあるが、間違いである。

　広域汚染モデルとして、平面の上に均等に線源が存在したと仮定すると、測定点に到達するγ線は平面上の多くの場所から一点に集まるため、距離の2乗に反比例して減少することはなく、ほとんど減少を示さない。これ

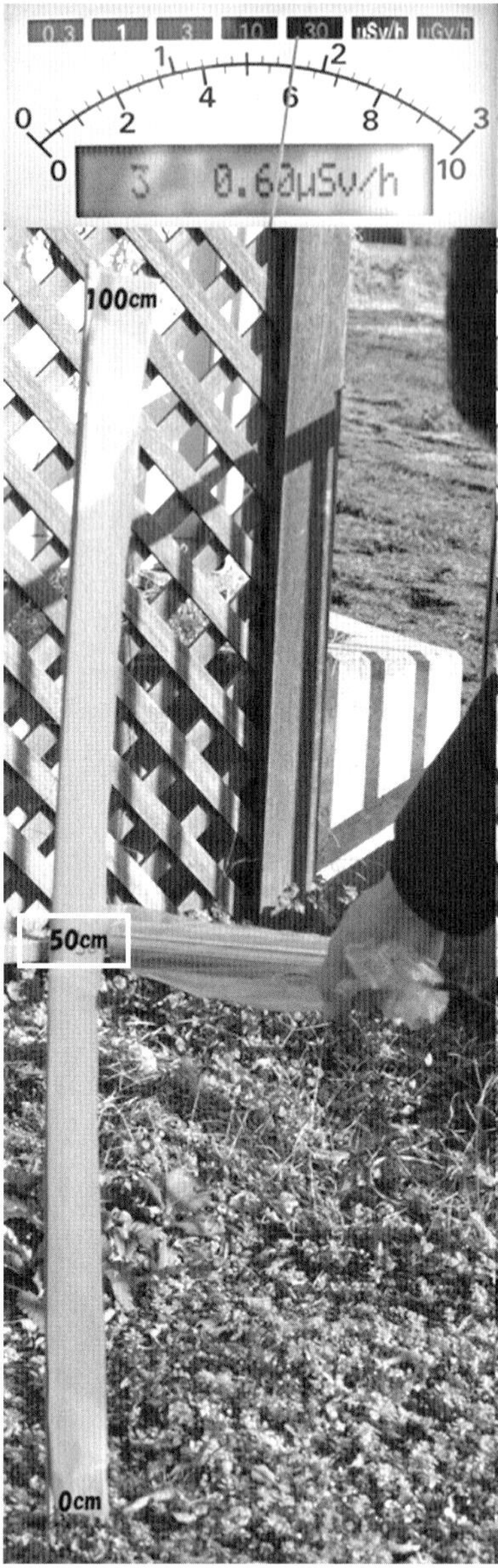

50cmで測定

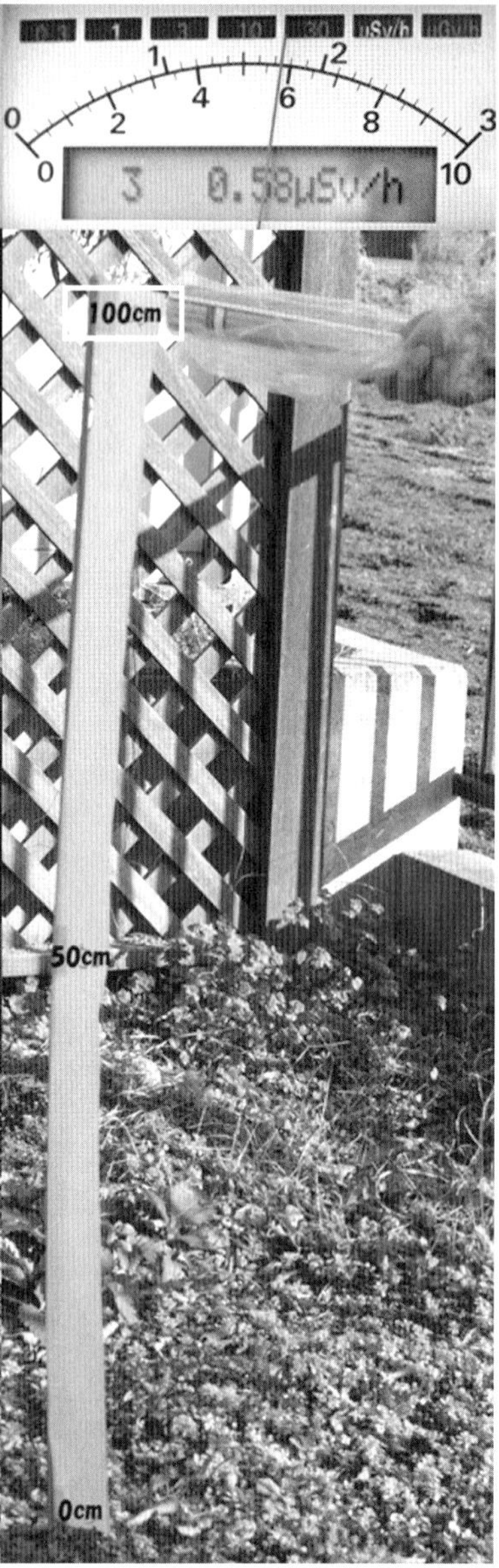

100cmで測定

筆者自宅前の広場（30m×30m）の中央で、ALOKA γSURVEY METER TCS-171を使用し、地表面から50cmと100cmの高さで、3回測定しその平均値を空間線量とした。それぞれの測定結果は、0.60マイクロシーベルト/時と0.58マイクロシーベルト/時であった。

は、地面から50センチメートルと100センチメートルの空間線量を測定したときに1／2^2倍の減少は認めず（写真参照）、ほとんど同じ線量率が検出されていることからもわかる。

防護について

放射線の種類による飛程の違いを知ることにより、遮蔽《しゃへい》などの防護についての方法を理解することができる（図8）。

α線はLETが高く、水中では数マイクロメートルの飛程しかないので紙一枚で防護が可能となる。原子力発電所内の作業者が身につけている白いつなぎ（タイベック®）は紙などでできており、付着した核種から放出されるα線は吸収され人体へは届かない。しかし、特殊な放射線防護機能はないので、β線やγ線などを遮蔽する能力は持っていない。その主目的は放射線核種の付着を脱衣のみで除染できることにあり、汚染による被ばくと汚染拡大を防ぐことにある。

β線は水中飛程が数ミリメートルなので、体の表面に大量に付着しない限り、外部被ばくの原因とはなりにくい。

図8　放射線の種類と遮蔽

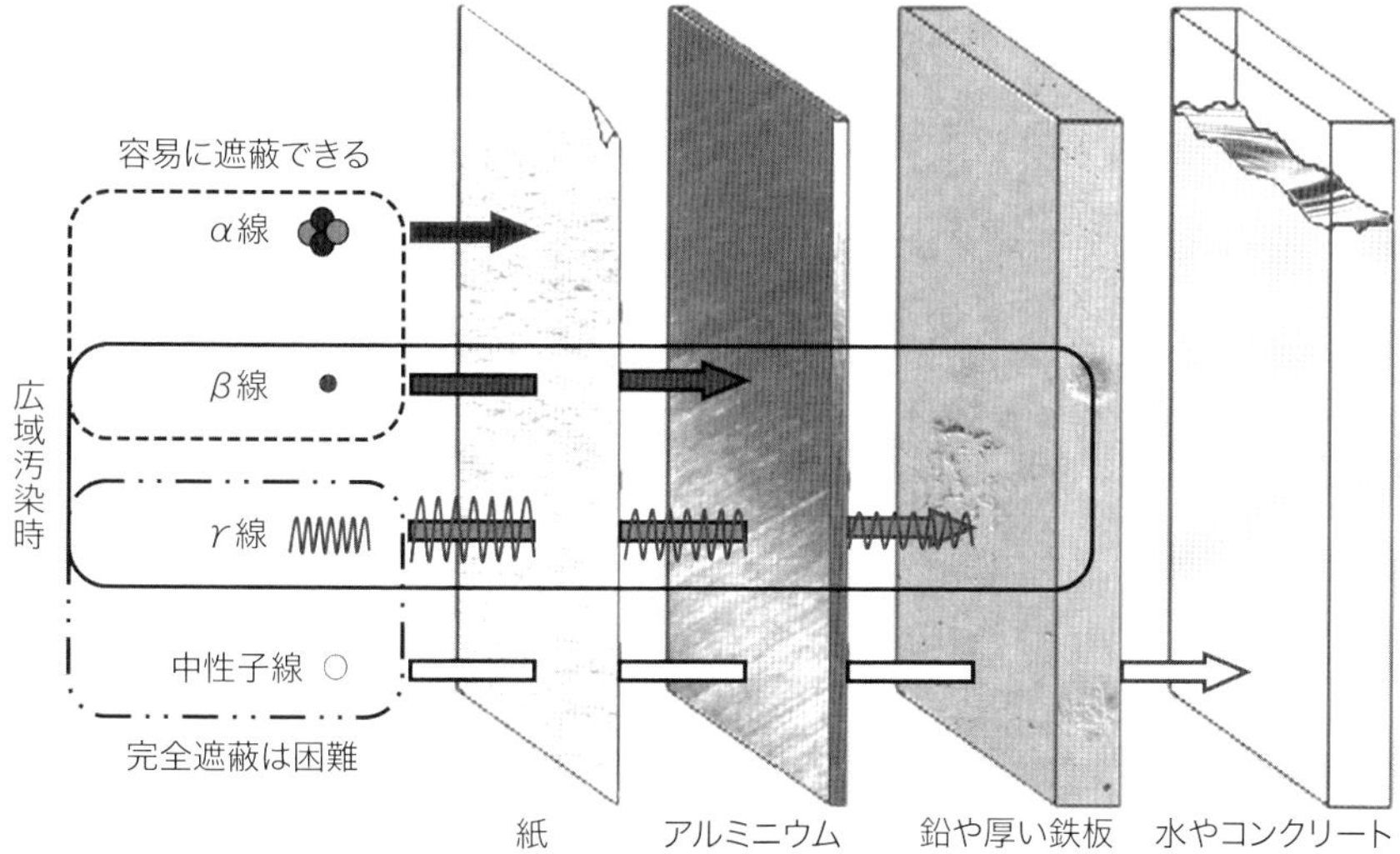

（一般財団法人日本原子力文化振興財団．原子力・エネルギー図画集 2004-2005 より一部改変）

原子番号の高い金属などで遮蔽すると、制動*X*線と呼ばれる低いエネルギーを持った放射線が発生し、かえって深部被ばくを増やしてしまう。原子番号の小さなアクリルなどで遮蔽後、低いエネルギーの制動*X*線を金属で遮蔽する方法が推奨されるが、現実的ではない。土壌表面から発生するβ線は、靴底（数ミリメートル）で十分に遮蔽されるので、外部被ばくの遮蔽対象としてほとんど問題となることはない。

セシウム１３７から放出される６６０ｋｅＶのγ線に対して完全な遮蔽を行うためには、厚さ5センチメートル以上のコンクリートや鉛が必要となり、完全な防護は困難となる。1センチメートルの鉛でも55％の遮蔽にしかならないし、身に着けて移動することは不可能である。また、人間の体厚30センチメートル程度の水は透過するので、人体の中心部まで影響が及ぶ。

病院などで使用している放射線防護用のプロテクターは、０・25ミリメートルの鉛厚相当の遮蔽能力を有している。透視などで使用する１００ｋｅＶの*X*線では、95％を遮蔽する能力を持っている。しかし、セシウム１３７から放出されるような６６０ｋｅＶのγ線では10％程度しか遮蔽できないため、ほとんどのγ線が通過してしまう。よって、γ線の被ばくを減少させるためには遮蔽よりも時間の要素が大切になる。環境の空間線量率×滞在時間＝被ばく線量となるので、高い線量率を示すような環境にいる時間をなるべく短くするか、長時間滞在しなければならない自宅のリビングや寝室などの線量率を少しでも下げることが有効となる（図9、10）。

前にも述べたが、点線源からの距離の2乗に反比例して線量が下がることは、広域汚染では当てはまらないので、ホットスポットは極端に高い場合を除き離れることのみで外部被ばく線量を下げようとすることは、１００メートルの飛程を持つγ線が広域に存在することを考えると、あまり効果があるとは言えない。ホットスポット1カ所を徹底的に除染するよりも、１００×１００メートルの単位の広さで均等に除染を行うほうが、測定を行う地点に及ぶγ線の本数が効率的に減るため、大きく環境線量率を下げることができる。たとえば、数センチメートルの厚さの雪にはγ線を遮蔽する能力は少ししかない。しかし２０１１年の冬に福島で降雪があったあとは、空間線量率が20％以上低下したことが観測されている。これは広範囲の除染に近いことが降雪で起こったも

図9　被ばく減少のための3原則

時 間

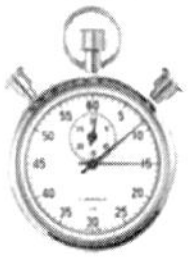

被ばく線量は、曝露時間に比例するので、高線量率を示す場所にいる時間を短くするか、長時間滞在する寝室などの線量率を下げることが重要。

距 離

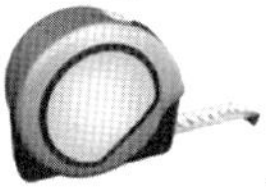

被ばく線量は、点線源からの距離の2乗に反比例するので、一歩でも遠くに離れる。距離を取れる工夫を。

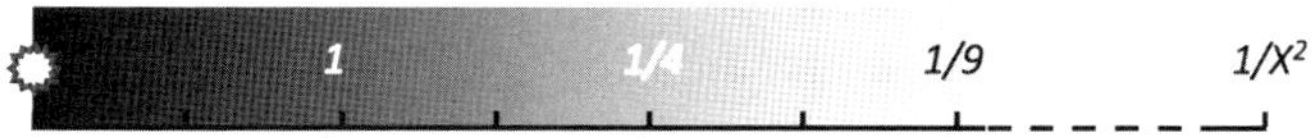

※広域汚染での屋外では、この原理が使用できない。汚染された地面からの距離による変化は、生活域（1～2m）ではほとんど認めないので注意が必要。

遮 蔽

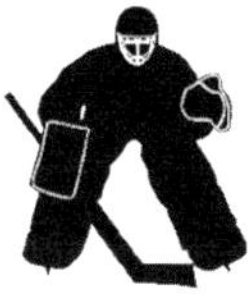

線質に合わせた、遮蔽を効率よく行う。
しかし、γ線の完全な遮蔽は難しい。

図10　1日の外部被ばく線量の例（筆者の自宅周囲）

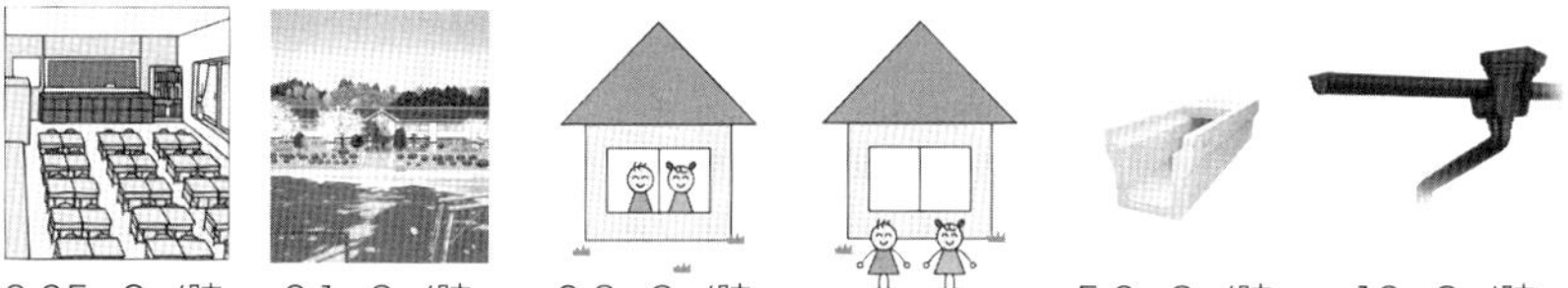

学校内	除染済校庭	木造家屋内	屋外	側溝の上	雨樋《どい》の上
0.05μSv/時	0.1μSv/時	0.3μSv/時	0.5μSv/時	5.0μSv/時	10μSv/時

×
滞在時間

授業6時間	体育2時間	自宅13時間	登下校など3時間	1分	0分

||
線 量

0.3μSv	0.2μSv	3.9μSv	1.5μSv	0.083μSv	0μSv

合 計
5.983μSv/日

のと考えられる。

中性子線は電荷を持たないため、空中や物質中で方向を変えられることがない。よって空中飛程は数キロメートルとなる。１９９９年の東海村での臨界事故のときには現場周囲数キロメートルの住民が被ばくしたと考えられるが、この場合は点線源に近いので距離の２乗に反比例して線量は減衰する。中性子線は中性子と同じ質量を持つ陽子（水素）と直接衝突し、スピードを下げ18回の衝突で熱中性子線となり、ウラン等に吸収されれば連鎖反応を起こすが、燃料がないときには10分程度で消失する。中性子吸収断面積の大きいホウ素等に吸収されると、リチウム７とα粒子に変化し消失する。この反応をがん治療に応用したものが、ホウ素中性子捕捉療法で、脳腫瘍の治療などに使用される。よって、中性子を遮蔽するためには、ホウ素を溶かした水もしくはコンクリートが適している。

2 放射線の人体影響を考える基礎知識

半減期

前述したように、放射性物質は内部エネルギーが不安定なため壊変・遷移を繰り返し、最終的には安定した物質へ変化する。そして、完全に安定した状態に変化すると、放射線を放出しなくなる。放射性物質が壊変を起こし、半分の原子が安定した物質に変わるまでの時間を「物理的半減期」（図11）と呼んでいる。ヨウ素１３１は約８日、セシウム１３７は約30年であることがよく知られているが、放射性物質の種類によって半減期は異なり、数秒のものから１００億年を超えるものまで物質により様々な値となる。半減期が数秒の放射性物質は生成から汚染の原因となるまでに安定し放射線を放出しなくなるので、人体への被ばく原因の主たるものとなることはない。また半減期が１００億年の放射性物質は、絶対量が多くなければ、単位時間当たりの放射線放出が非常に少ないため、線量率に対する影響が低く人体への被ばく原因としては問題とならない。半減期が数日から数年を示す放射性物質が、被ばくと大きな関係を持つことになる。

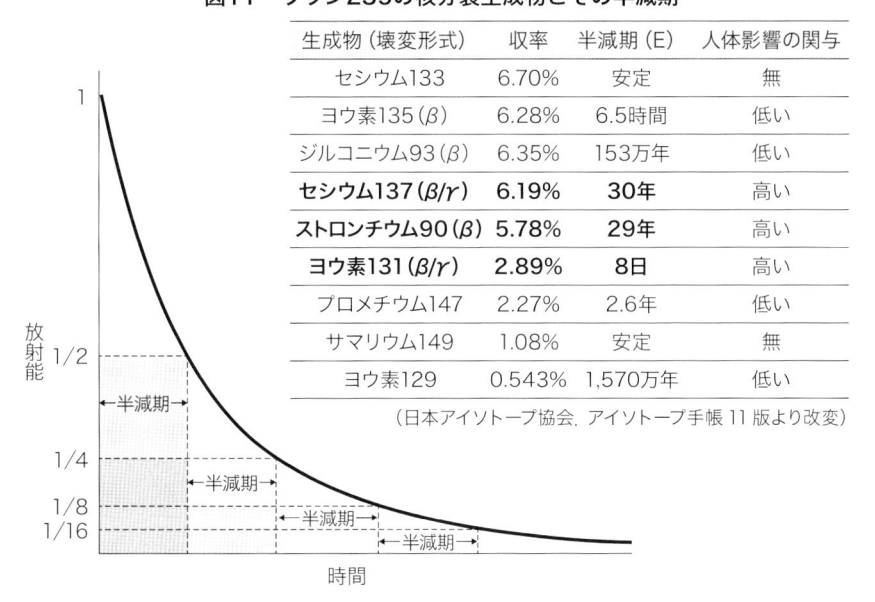

体内に取り込まれた放射性物質の量が、体外に排泄され、半分になるまでの時間を「生物学的半減期」と呼び、物理学的・生物学的半減期の両方を考慮したものを「実効半減期（有効半減期）」と呼んでいる。

それらの関係を示すと、

１／実効半減期＝１／物理学的半減期＋１／生物学的半減期

実効半減期は、体内に取り込まれた放射性物質による内部被ばくが実際にはどのくらいの期間続くのかを計算するときに必要な数値で、ベクレルから預託実効線量を算出するベースとなる。

これで計算すると、ヨウ素１３１の実効半減期は約７日、セシウム１３７は約70日である。セシウム１３７の物理学的半減期は30年で長期間放射線を放出し続けるが、体内に取り込まれても1年でほとんどが

図11　ウラン235の核分裂生成物とその半減期

生成物（壊変形式）	収率	半減期（E）	人体影響の関与
セシウム133	6.70%	安定	無
ヨウ素135（β）	6.28%	6.5時間	低い
ジルコニウム93（β）	6.35%	153万年	低い
セシウム137（β/γ）	**6.19%**	**30年**	高い
ストロンチウム90（β）	**5.78%**	**29年**	高い
ヨウ素131（β/γ）	**2.89%**	**8日**	高い
プロメチウム147	2.27%	2.6年	低い
サマリウム149	1.08%	安定	無
ヨウ素129	0.543%	1,570万年	低い

（日本アイソトープ協会．アイソトープ手帳 11 版より改変）

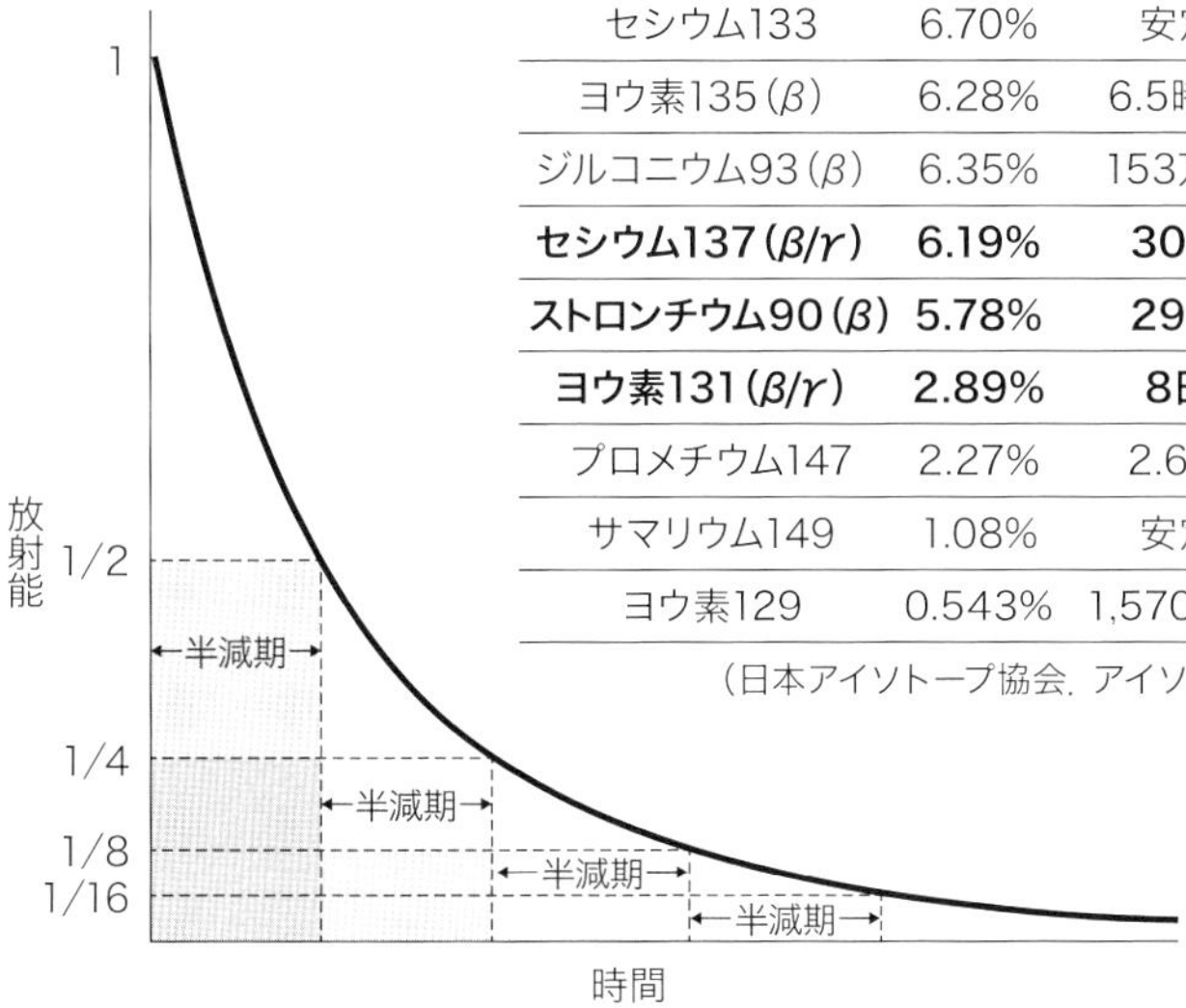

排泄されてしまうため、内部被ばく量が30年で半減するのではなく70日で半減する。また、体内からの排泄能は若年者のほうが高く、小児であれば60日程度で半分になる。（図12）

体内での放射性物質の臓器特異性

元素は、呼吸で吸入されたり食物として摂取されて体内へ吸収されると、血液中に取り込まれ、ホルモンなどの生体物質の原料として各臓器に集積する。セシウムのようにカリウムと同じ体内動態を示し、体内組織に均一に分布するものもあれば、ヨウ素のようにホルモンなど生体に不可欠な化学物質の一部として利用され、ほとんどが特定の臓器に集積するものもある。これを、物質の「臓器親和性」と呼んでいる。臓器特異性の高い放射性物質が内部被ばくの原因となる場合、その臓器のみに大きな線量集中が生じ、全身で見たときの実効線量は高くなくとも、特定の臓器

図12　セシウム137の急性摂取と慢性摂取の体内残量について

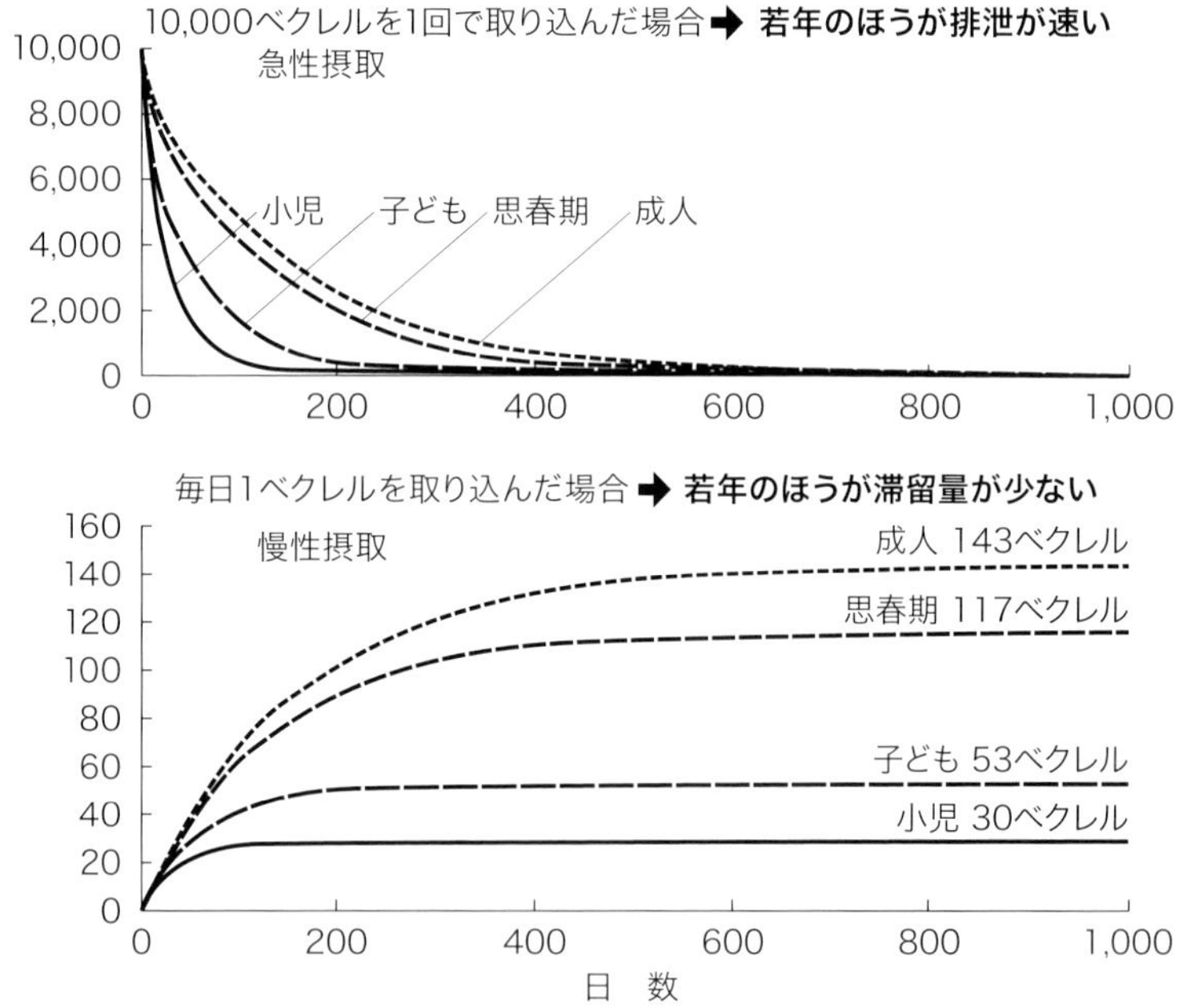

（ICRP, 1990. Age-dependent Doses to Members of the Public from Radionuclides-Part 1. ICRP Publication 56. Ann. ICRP 20（2）より改変）

の等価線量は高くなり、その臓器への内部被ばくの影響が大きくなる。チェルノブイリでは、経口摂取されたヨウ素１３１が、甲状腺ホルモンの原料として甲状腺に集中し、小児の甲状腺乳頭がんのリスクを大きく上昇させたことはよく知られている。一方、セシウム１３７は、体内にほぼ均一に分布するため、各臓器の等価線量の差は少なく、疫学的に差が出るような被ばく影響を生じることはごく特殊なケース＊を除き、考えられない。

＊　１９８７年９月、ブラジルのゴイアニア市において、廃院で放置されていた放射線照射装置からセシウム１３７線源の入った照射体が盗まれ、セシウム１３７により１２９人が外部および内部被ばくし、４人が急性放射線障害で死亡した事件。

今回の原発事故で問題となった安定ヨウ素剤の甲状腺の内部被ばく予防について、簡単にここで触れておく。

甲状腺が取り込めるヨウ素量には上限があるため、ヨウ素１３１が体内に吸収されても甲状腺が安定ヨウ素で満たされていると、甲状腺には取り込まれずに排泄されてしまう。広域汚染が発生し経口摂取が予想される24時間前に安定ヨウ素剤を摂取すると、甲状腺内は安定ヨウ素で飽和するため、その後に摂取されたヨウ素１３１は血液内に取り込まれても、甲状腺に取り込まれず、等価線量の上昇を90％以上抑えることが可能となる。

安定ヨウ素剤の投与対象は、40歳未満の住民が１００ミリシーベルトの甲状腺等価線量を超える場合であるとされているが、安定ヨウ素剤の内服にはきわめてまれであるがショックなどの重大な副作用が起こる可能性もあるため、医療関係者の観察下に服用することが推奨されている。福島第一原発事故後の２０１２年３月16日、原子力災害対策現地本部から、避難区域（20キロ圏内）の避難時における安定ヨウ素剤投与の指示があったが、震災・津波に続く原発事故の混乱や情報手段の壊滅により、自治体が独自に配布したりまったく配布されなかったりと、十分な対応はできていなかった。また、ヨウ素含有サプリメントやうがい薬を服用した人もいたが、それらはヨウ素を化合物として含んでいるため、投与量がしっかりと計算されていればある程度の予防効果があったかもしれない。しかし界面活性剤等の添加物が入っているため、かえって有害となる可能性もあり、緊急時に使うには準備が必要になる。なお高濃度のプルーム（放射能雲）が何度も通過するような状況は避難が優先される。

だが、安定ヨウ素剤を毎日服用すると甲状腺機能への影響が出現する頻度が増加するため、不安に内服することは避けたい。

ストロンチウム、プルトニウム、ラジウムは、主に骨に蓄積すると言われている。ストロンチウムはカルシウムの同族体であり、骨皮質に集積しやすい性質を持っている。ストロンチウムが体内に取り込まれると、骨代謝が亢進している部位に多く集積する。恒久的な結合ではないが、一度結合するとなかなか排泄されない。結合しなかったストロンチウムは血中に移行し、ほとんどが尿として排泄される。主にβ線を出すため、摂取量が増えた場合には骨髄への被ばく原因となる。確定的影響としては骨髄機能抑制が、確率的影響としては白血病のリスク上昇が考えられる。

現在、転移性骨腫瘍による疼痛の緩和を目的に、１億４４００万ベクレルのストロンチウム89（^{89}Sr：半減期60日）を静脈に投与することもあるが、骨髄機能の低下は一過性のことがほとんどであり、骨髄移植が必要なレベルの骨髄障害になることはない。赤色髄で０・０１７マイクロシーベルト／ベクレルの被ばく線量となるので、福島県の土壌中濃度最高値２万２０００ベクレル／平方メートルのストロンチウム89を摂取したとしても、外部被ばく線量を大きく超えることはない。ストロンチウム90（半減期30年）も核分裂生成物として収率が高く問題となるが、ストロンチウム89と同様に福島の事故ではチェルノブイリの汚染事故と比較し、検出されるベクレル数がセシウムとの比率で１００：１以下と非常に低く、大きな土壌汚染の原因にはなっていない。

プルトニウムは自然界には存在しない元素で、ウラン２３５の核爆発で発生し、非常に化学毒性が強い物質と考えられている。プルトニウムはα線を放出し、肺胞に沈着することにより肺がんのリスクが高まると言われているが、原子力爆弾製造のためのマンハッタンプロジェクトにおいて、プルトニウムを比較的多く吸入した作業者での調査では、自然発生の頻度内であったと報告されている[2]。

これらの放射性物質に長期間持続的に被ばくすることが健康影響の原因として大きく注目されているが、前述したように放射性物質には物理学的半減期、生物学的半減期、実効半減期があり、これらを摂取して特定の臓器に蓄積されたとしても、いつまでも体内にとどまっているわけではないことも覚えておきたい。

3 放射線の人体影響のメカニズム

急性障害と晩発性障害

放射線は、どういうメカニズムで人体に悪影響を与えるのだろうか？

放射線の生物影響（健康影響）はＤＮＡの切断から始まる。ＤＮＡは物理的・化学的な原因で傷つけられることがある。喫煙や食習慣、ウイルス、大気汚染などとともに、放射線もその原因の一つである。放射線が体内に達すると、ＤＮＡを直接電離し損傷を起こす直接作用と、ＤＮＡ周囲の水を電離し活性酸素を介して損傷を起こす間接作用があり、８割は間接作用による損傷となっている（**図13**）。

しかし通常は、細胞には傷ついたＤＮＡを修復する能力があり、細胞の中では常にＤＮＡの損傷と修復が繰り返されている。ＤＮＡは2本の鎖状の物質でできている（二重らせん）。損傷を受けたり、切断されるのが片方（単鎖）だけであれば元どおりに完全修復される。だが、二重らせんが切断された場合は、修復されることもあるが、修復不能になり細胞が死に至る（細胞死、アポトー

図13　電離放射線が細胞に及ぼす影響

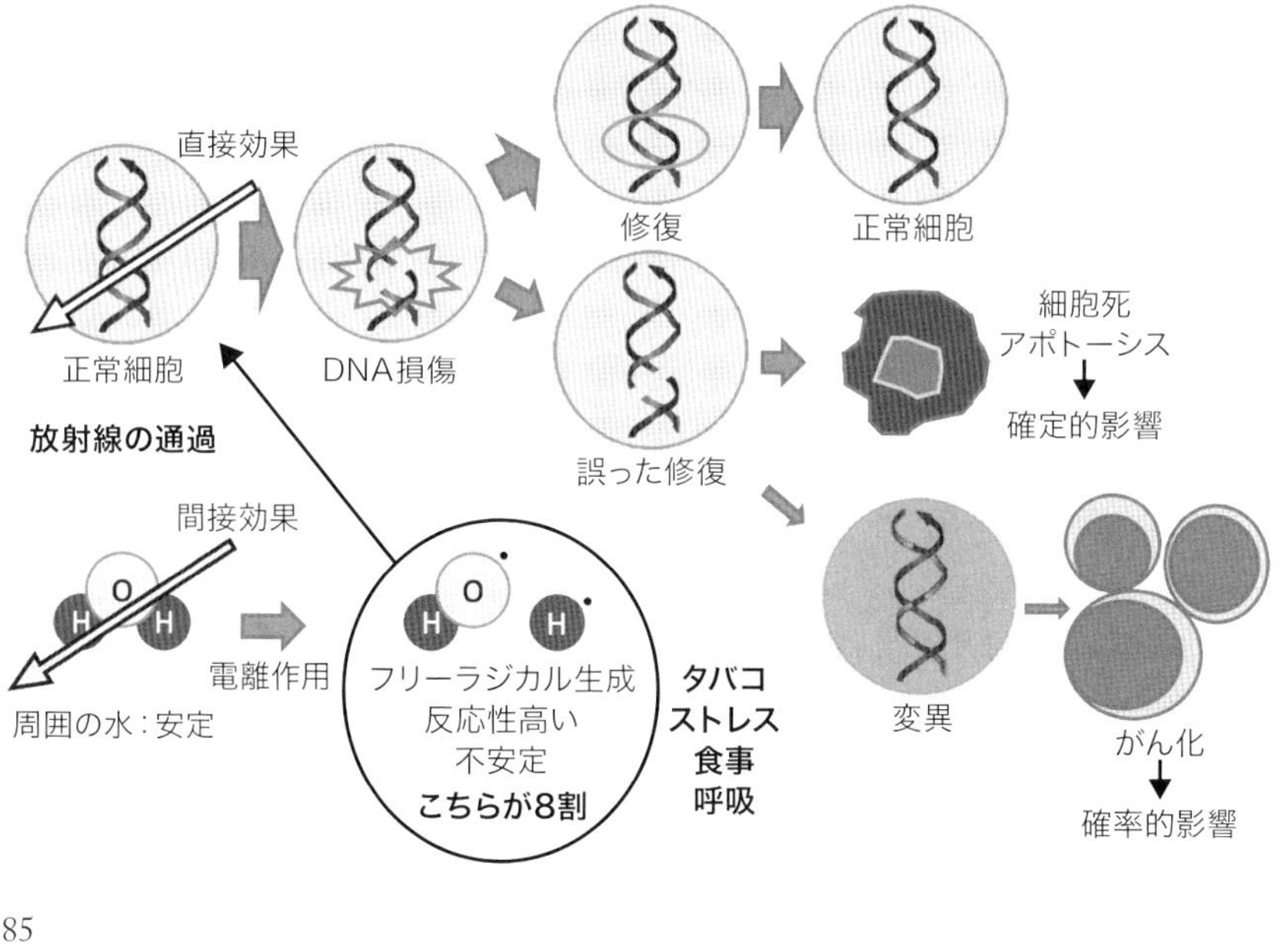

シス）こともある。こうして起こるのがさまざまな放射線障害である[3]。

放射線被ばくによる生体影響は、発症する時期により高線量被ばくを受けた直後から数週間の間に症状が出てくる急性障害と、被ばくして数年経ってから出てくる晩発性障害の2つに分類される[4]。

急性障害は、高い線量で生じる健康障害で、障害を受けた細胞はアポトーシスを起こし、その組織・器官の一時的・恒久的な機能損失を伴う。具体的には、白内障、骨髄機能障害、不妊、皮膚障害などがある。ある線量（しきい値）以上で発症が始まり、ある線量以上では全員に症状を認めるため、確定的影響と呼ばれている。逆に、被ばく線量をしきい値以下にコントロールすることによって、症状の発現を防ぐこともできる。

被ばく直後に嘔吐や意識障害が出ることがあるが、この症状が出現する場合には、数千ミリシーベルト以上の全身被ばくを受けていることが予想される。集中的な治療管理ができる3次被ばく医療機関への報告と移送の検討が必要となる。しかし、被ばく後数週間以内に症状が起こらなければ、大きな被ばくを受けていなかったことがわかる。福島の原子力災害では、炉心近くの作業に参加した一部の作業者のみに発症の可能性があったが、幸いにして、生命に関わるような影響は認められなかったと報告されている。チェルノブイリ事故では、急性障害を起こし、高線量被ばくのために亡くなった人が23名にのぼった（詳細は第3章を参照）。

晩発性障害は、被ばくを受けてから数十年にわたって現われる障害で、急性障害と異なるところは、全員に症状が出るとは限らないことである。疫学的に他の交絡因子を補正した上で「対照群よりも発症が増えるかつ線量依存性が認められる」という形で証明される。そのため、何年後かにある症状が現われても、その原因が放射線にあるのか、その他のリスクによるものなのかを単純に区別することは難しい。

自然放射線

今回の原発事故以前、放射性物質による被ばくは〝ゼロ〟であったのだろうか。実は、放射線は、自然界にある程度存在しており、自然放射線と呼ばれている[5]。

「放射線による被ばく〝ゼロ〟」というのは、地球上で生活する以上、不可能なことである。放射線は宇宙誕生のときから存在し、空中や土壌の物質より放出され、我々は、日常生活の中で普通に放射線の被ばくを受けて暮らしていた。しかし、肌で感じることができないため、ほとんどの人々が認識できない状況にある。誰もが普通に生きているだけで被ばくし、見方を変えれば生物はすべて長い歴史の中で生き残れるように進化してきたとも言える。

たとえば、ラドン温泉という言葉があるように、放射線を長期間放出するラドン、ラジウムは生活の中に存在している。低線量率の放射線は健康に良い（ホルミシス効果）と、遠くの温泉まで通われていた人々もたくさんいる。また、大地の土や岩石などからも放射線は放出されており、その鉱物の組成の偏りで関東地方と比べ関西地方では年間で2〜3割ほど高い空間線量率が測定されている。これは、関西地方には大地に放射性物質を多く含む花崗岩《かこうがん》がたくさん存在しているためである。

太陽は、譬《たと》えれば解放空間にある巨大な原子力発電所なので、地球に向けて大量の放射性物質を常に放出している。これが宇宙線として地球に到達するが、宇宙線の多くは地球の磁場で曲げられ大気により遮蔽されるため、すべてが地上に達するわけではない。上空から降り注ぐため、高度に比例して増加するが、１５００メートル上空で地上の約2倍、富士山の山頂で4倍、飛行機で（高度約1万メートル）10倍にもなる。東京―ニューヨークを飛行機で往復すると（約20時間）、それだけで約０・２ミリシーベルトを被ばくすることになる。

また、人間の体内には生まれたときから放射性物質が存在し、内部被ばくを受けながら生活している。最も多く含まれる核種はカリウム40だが、食物などに含まれているカリウムの０・０１％に必ず含まれる。体内に入ると一部は排泄されるが、細胞内に必要な元素のため一定の量が体内に残る。そのため、人の体の中にはいつもほぼ一定の自然放射性物質がとどまっていることになる。個人差はあるが、体重60キログラムの場合、体内の放射性物質はカリウム40が４０００ベクレル、炭素14が２５００ベクレルと、全体で７０００ベクレル程含まれている(**図14**)。これらの放射性物質は、今回の原発事故以前より食品から体内に取り込まれ、誰もが内部被ばくを受けている。また、空気中に含まれるラドンは呼吸によって肺内に取り込まれるので、肺胞に対して内部被ばくの原因となっている。

　日本人の場合、これらの自然放射線をすべて合わせると1年で平均２・１ミリシーベルトの被ばく線量になる。その内訳は、宇宙から０・３ミリシーベルト、空気中から０・５ミリシーベルト、大地から０・３ミリシーベ

図14　放射性物質の量

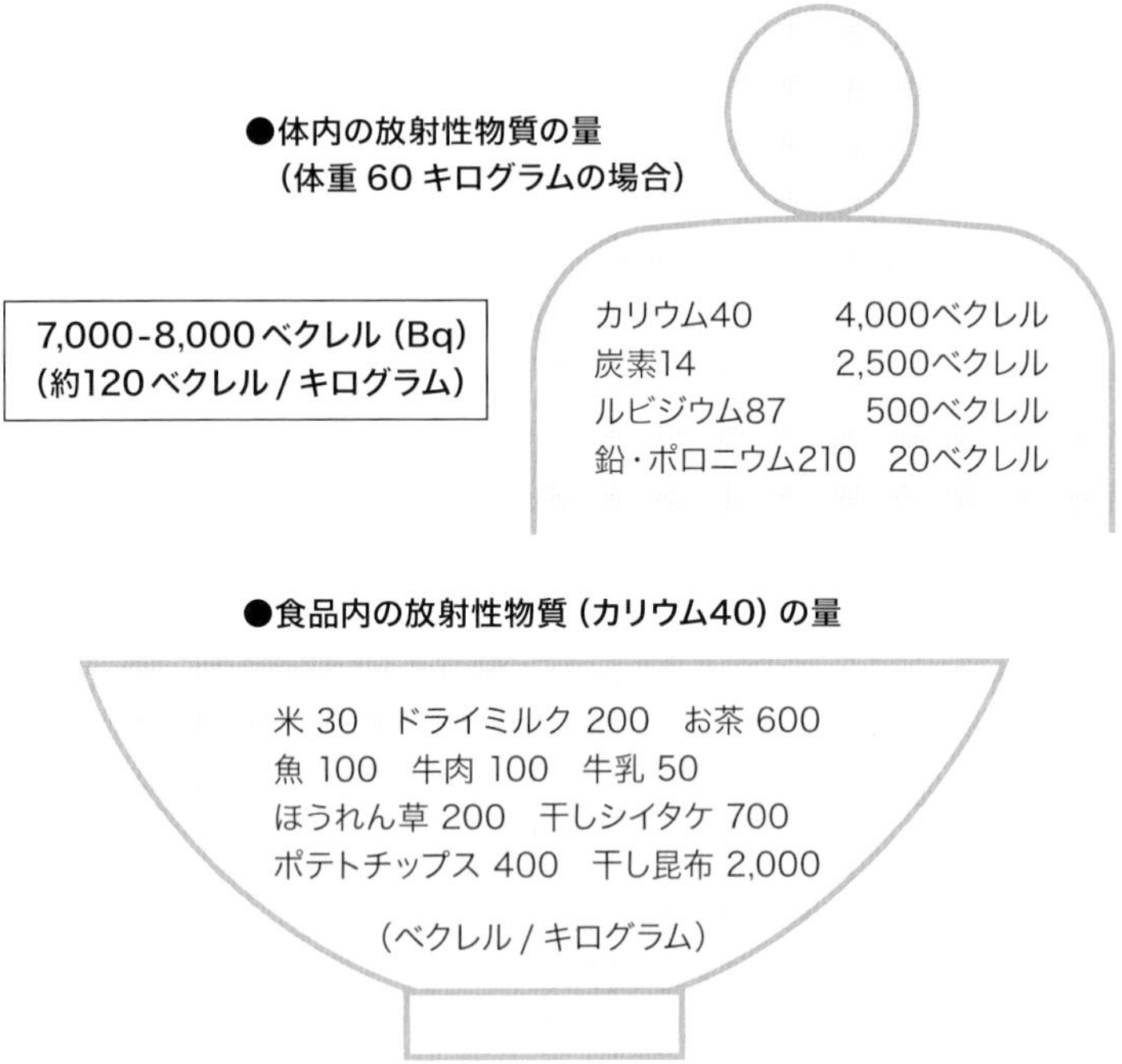

●体内の放射性物質の量
(体重 60 キログラムの場合)
7,000-8,000ベクレル (Bq)
(約120ベクレル / キログラム)
カリウム40　4,000ベクレル
炭素14　2,500ベクレル
ルビジウム87　500ベクレル
鉛・ポロニウム210　20ベクレル
●食品内の放射性物質 (カリウム40) の量
米 30　ドライミルク 200　お茶 600
魚 100　牛肉 100　牛乳 50
ほうれん草 200　干しシイタケ 700
ポテトチップス 400　干し昆布 2,000
(ベクレル / キログラム)

(旧科学技術庁. 生活環境放射線より改変)

ルト、体内放射線（食品から）１・０ミリシーベルトである。

一方、世界平均は年間約２・４ミリシーベルトと少し高めとなる。日本家屋は木造であるため、岩や煉瓦等から放出されるラドンが少ないためと言われている。原子放射線による影響に関する国連科学委員会（ＵＮＳＣＥＡＲ）の報告によると、ラドンによる被ばく線量は、世界平均は年間１・２ミリシーベルトで、変動幅は年間０・２〜10ミリシーベルトと推定されているが、日本の平均は年間０・59ミリシーベルトと低めになっている。

いずれにしても、ここで重要なポイントは、私たちがこの地球上で暮らしている以上、そもそも放射線の被ばくはゼロにはなり得ないということを知っている必要があるということである。

医療被ばくと職業被ばく

私たちの身の周りには自然放射線以外に、人工的に作られる放射線がある。１８９５年にレントゲン博士によって*X*線が発見されて以来、医療や工業、農業の現場などで様々な用途に利用されている。電子を加速し重金属に衝突させて発生する*X*線を使用したレントゲン撮影やＣＴ（コンピュータ断層撮影）、原子炉で生成する放射性物質から発生するβ線・γ線を利用したＲＩがん治療等が医療で使用されている。

人工放射線による被ばくは、自然放射線とは別に考える必要がある。たとえば、*X*線による「医療被ばく」では、被ばく線量は撮影部位や撮影手法などによって異なり、１回当たりの被ばく量は、胸部写真０・04ミリシーベルト、腹部写真１・２ミリシーベルト、消化管透視８・７ミリシーベルト、胸部ＣＴ７・８ミリシーベルト、腹部ＣＴ７・６ミリシーベルト、核医学検査５・０ミリシーベルトと、自然被ばくに比較して高い線量を受けてしまう。医療被ばくに線量制限が設けられていない理由は、画像診断により早期にがんが発見されたり、適切な治療方針が組み立てられたりすることにより、被ばくリスクを超える明確なメリットがあるためである。X線撮影やＣＴによる線量の限度については、医師が治療上の必要性と放射線の被ばく影響を勘案して決めることになっている。

大量の放射線に被ばくすればがんのリスクが増えることは多くの研究で明らかになっているが、複数回のＣＴ検査による放射線の影響（少なくとも50～60ミリシーベルト以上の被ばく）によりがんで死亡する人の割合が若年者の一部の病気で有意に増加していると報告されている研究[6]もある。X線検査やＣＴ検査で受けるような量の放射線が、がんのリスクを増加させるかどうかについては科学的にまだ十分明らかにされていない。若年でＣＴ検査を何回も受ける場合はさまざまな交絡因子が考えられ、今後も詳細な研究が必要と思われる[7]。

日本にはX線を用いた検査機器が多く、国民一人当たりの医療被ばくは年間平均で３・９ミリシーベルトにもなり[5]、日本人の医療被ばく量は世界一だと言われている。また、医療被ばくを受けるのは患者だけではなく、検査を行う側の放射線技師、医師、看護師等、医療従事者も職業的に人工放射線の被ばくを受けている。

因《ちな》みに、がん治療で使用される直線加速器からのX線・電子線エネルギーや線量率は、原発の敷地内の線量率よりもはるかに高いものを利用している。福島第一原発内で最も線量率の高いところは毎時１万ミリシーベルト程度（２０１２年１月26日時点）であるが、直線加速器がオンになっているとき、毎時12万ミリシーベルトと非常に高い線量率を示す。

医療従事者以外にも被ばくを受ける職業があるが、高い線量率で最も長時間被ばくを受けるのは、宇宙飛行士ではないかと考えられる。宇宙ステーションでは、太陽から放出される放射線（陽子線）、太陽系外からもやってくる銀河宇宙線等が直接宇宙ステーションに到達するため、非常に大きな被ばくを受けることとなる。その被ばく量は１日約１ミリシーベルトとも言われ、太陽フレア（爆発現象）時には20ミリシーベルトにも達すると言われている。宇宙飛行士の放射線被ばく量は常にモニター・管理されており、任務終了後には精密な健康診断が行われ、定期的な検診も受けている。一般的に職業として放射線や放射性物質を扱う場合の職業被ばくは、５年間で100ミリシーベルトかつ年間50ミリシーベルトを上限とすることが放射線障害防止法で定められている。

日本国民一人当たりの年間総被ばく線量は、自然放射線、医療被ばく、職業被ばくを合わせると平均[5]5・97ミリシーベルトに上ると考えられている。なお、自然放射線であっても人工放射線であっても、線量が同じであれば人体への影響の度合いは同じである。

内部被ばくと外部被ばく

人体が放射線を受けることを「被ばく」と呼んでいるが、「被ばく」と「汚染」は混同しやすいので説明しておきたい。被ばくは体外からの放射線が人体を通過したり、体内に入った放射性物質から放射線が組織を通過したりする現象である。それに対して、汚染は放射性物質が人体や着衣の表面に付着した状態（表面汚染）、あるいは傷口に放射性物質が入り込んだ状態（創傷汚染）をいう（**図15**）。表面汚染の場合は、衣服の脱衣・洗濯や汚染皮膚の洗浄（シャワーを浴びるなど）により除去することが可能となる。前の項でも述べたように、原発内の作

図15　内部被ばく・外部被ばく・汚染

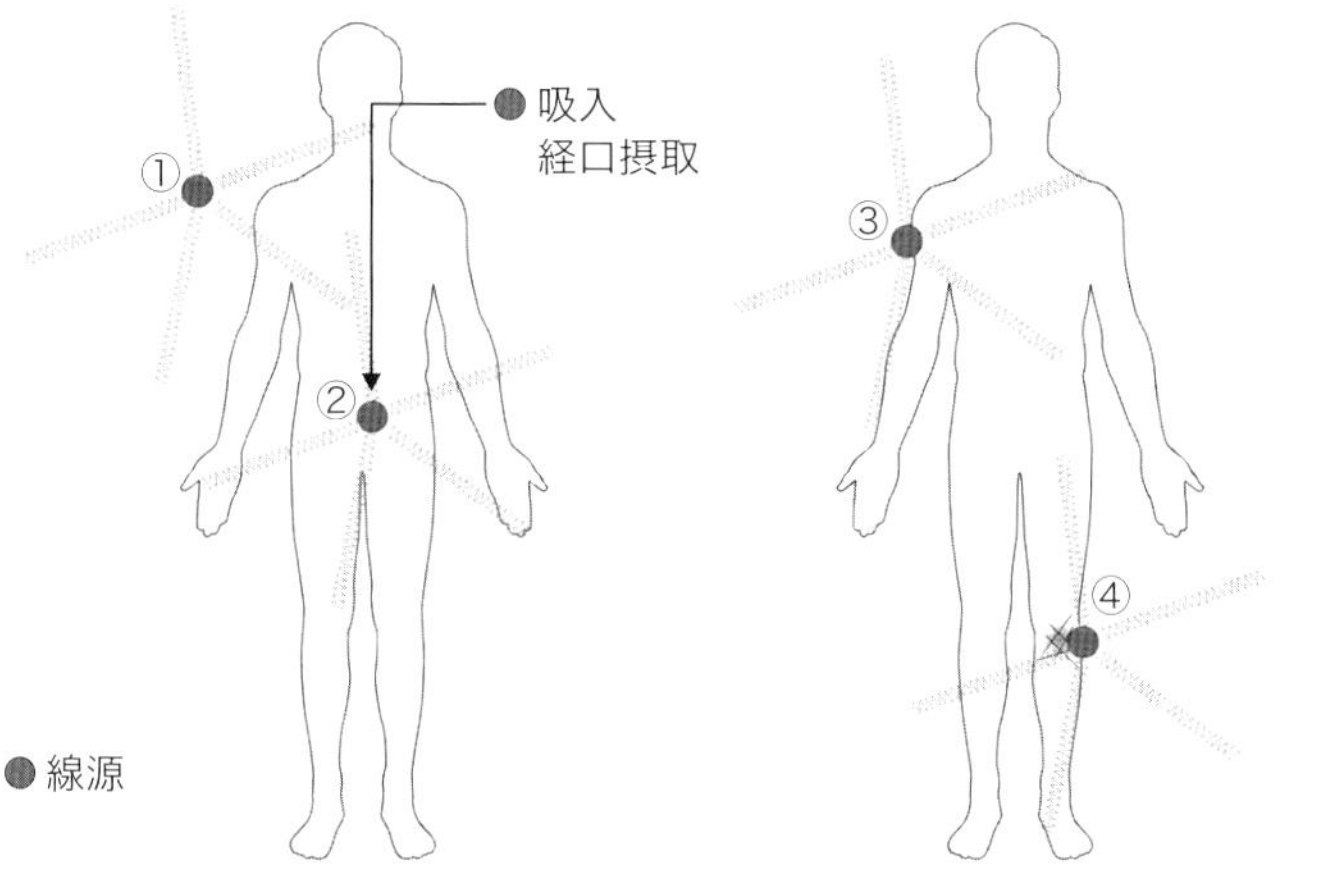

①外部被ばく：放射性物質が体外にあり、体外から被ばくする状態
②内部被ばく：放射性物質が体内に取り込まれ、内部から被ばくする状態
③表面汚染：放射性物質が体表面や衣服に付着し、外部被ばくを受ける状態
④創傷汚染：傷口に表面汚染を生じ、入り込んでしまった状態

業者が身に着けている白いつなぎ（タイベック®）は、汚染が生じたときに脱衣のみで除染を可能にすることが目的となっている。

被ばくの中で体の外部にある放射性物質（線源）やX線発生装置などから放射線を受けるのが「外部からの被ばく」（外部被ばく）である。外部被ばくは、放射線が体内に残留したり、被ばく後に検査をして検出されることはないので、被ばくを受けているときにしか測定ができない。

一方、食物や空気中に含まれる放射性物質を飲食や呼吸によって体の内部に取り込み、体内の放射性物質から被ばくすることを「内部からの被ばく」（内部被ばく）と言い、その物質が壊変または体外へ排泄されることにより減少していく。体内に残留した核種から放出されるγ線は外部からの検出が可能なので、残りの放射線量（放射能）を測定することができる。

外部被ばくは、放射性物質を除染したり、放射線が出ている器械のスイッチを切ることで避けることができるが、内部被ばくは洗い流すことができないため、被ばくを避けることができない。放射線防護を考える場合、この２つを明確に区別して考える必要がある。

しかし、外部被ばくであれ内部被ばくであれ、細胞にしてみれば、両方とも同じ放射線なので線量に対する生体影響は変わらない。どのような被ばくであっても、人体の健康影響を評価できるように、シーベルトとして被ばく線量を評価する。放射線の種類による体内飛程、臓器親和性、放射線加重係数、組織加重係数等を使用し評価を行う。内部被ばくについては、実効半減期を算出し一生の間に被ばくする預託実効線量を考えていく。

福島第一原発事故の影響で内部被ばくの影響が懸念される放射性核種は、事故初期にはヨウ素１３１、現在そしてこれから数十年はセシウム１３４・セシウム１３７、その他は検出量が低く健康リスクに関与はしないと思われるが、モニタリングが必要である放射性物質としてストロンチウム、プルトニウム等が考えられる。

原子力災害による被ばくの特徴

原発事故により施設外に放射性物質が放出された場合、広島・長崎の原爆による放射線被ばくを想起する人も多いと思うが、原爆と原子力災害による被ばくは根本的に性質が違うので、すべてを同じ尺度では判断できない。原爆では、1億分の1秒というきわめて短い時間で空中臨界が生じ、灼熱と高レベルの放射線が瞬時に発生する。爆心地の中心部では、その核反応のときに放出された熱による熱傷と高レベルの放射線を短時間の間に浴びたことにより、その場で命を落としてしまった人が多かったと考えられる。そのとき、頑丈な建物の陰などで灼熱や高線量の被ばくを避けられた市民と、救援や事後処置に市内に入った人々に関しては、爆発後に降ってきた〝死の灰〟と呼ばれる放射性降下物（フォールアウト）、いわゆる黒い雨での慢性の外部被ばくと内部被ばくの影響を受けたと考えられている。

一方、原子力災害時、特に福島第一原発の事故では、地震の直後に原子炉は自動停止し、核分裂反応はストップ、臨界は停止した。よって、中性子の大量外部放出は認めず、爆弾のような灼熱や高いレベルの中性子線の放出も起きなかった。ただし、停電により原子炉内と核燃料貯蔵プールの冷却機能が失われたため、燃料棒の崩壊熱により核燃料が融解し、水蒸気圧上昇から爆発の危険性が高まった。水蒸気爆発を避けるため、「ベント」と呼ばれる減圧作業が行われ、内部の圧力を外部に放出した。ベントやその他の原因で放出された内部からの空気には、核分裂生成物が大量に含まれており、放射性物質が原発から大気中にプルームとして放出され、大気や土壌、海に拡散した。

最初の数回のベント時には、高い濃度の放射性物質を含むプルームが原子力発電所内に存在したため、そこから放出されるβ線やγ線により現場内での高い空間線量が観測された（1000ミリシーベルト／時）。そのプルームは風により拡散していくため、発災時の季節風（北西）に押し流され、そのほとんどは太平洋上に移動し、海へ降灰し希釈されてしまった。しかし、3月15日に発生したベントによる大きな放射性プルームは、南東からの風向変化と地形による不均等な拡散を起こし、浪江・飯舘地区へ流れ込んだ。さらに、降雨や降雪による湿性降灰のため、強い土壌汚染が生じてしまった。

現在、原子炉の冷温停止に伴い放射性物質の大気中への放出はほぼ止まったとされている。また、キセノンなどの希ガス以外の放射性物質は早い時期に地面に降下するため、現在測定できる空間線量率は土壌表面に固着した放射性物質（主にセシウム１３４と１３７）から放出されるγ線によるものとなっている。芝生、雨樋《あまどい》、側溝、汚泥などに放射性物質が多く残っているために、その近くの空間線量は高めに測定され、「ホットスポット」と呼ばれている。

外部被ばくを少なくするためには、生活圏にある空間線量率の高い場所を明らかにして住民で共有し、そこに近づかないことが基本となるが、短い時間（数秒～数分）であれば1日の被ばく線量に大きく影響することはない。ホットスポットを避ける努力よりも、生活の中で長時間（数時間以上）滞在する自宅のリビングや寝室などの空間線量を少しでも下げる努力のほうが、１日の被ばく線量を効率よく低下させることができる。つまり、放射線の原理を理解し時間の要素をしっかりと考えることによって、効率的に外部被ばくをコントロールすることができる（**図10**参照）。

原子力災害による被ばくの最大の特徴は、半減期の長い放射性物質による広域汚染のために、「外部被ばく」も「内部被ばく」も長期間継続することにある。

原発の事故によって放出される主な人工放射性物質には、放射性クリプトン、放射性キセノン、プルトニウム、ヨウ素、セシウム等がある。このうち放射性クリプトンと放射性キセノンは、プルームが通過中に高い空間線量率の原因となるが不活性ガスのため降灰することはなく、プルームの通過後に地面に残ることはない。また、プルトニウムは重金属であるため圧力容器の爆散が起きない限りは、遠方に放出されないと考えられている。

ヨウ素１３１は１８４度で気化するため、原子炉事故によって環境中に放出されやすく、しかも量が多いのが特徴である。天然のヨウ素は安定しているヨウ素１２７で、放射性ヨウ素は自然界には存在しない。チェルノブイリ事故で最も問題になったのは、ヨウ素１３１による土壌汚染が発生し、食物連鎖としてヨウ素を多く含んだ牛乳から体内に摂取され甲状腺へ取り込まれたことである。特に、原発事故の初期には呼吸や食料・飲料水などから気づかないまま内部被ばくするリスクがある。ヨウ素１３１は半減期が8日と短く、半年でほぼ消滅するが、短期間でも被ばく線量が多ければ後年になって甲状腺がんを引き起こす可能性がある。汚染発生後2週間までに体内に取り込まれた放射性ヨウ素量を測定する必要があったが、汚染地域のバックグラウンドが高いことや、地震・津波などの震災も併発していたため、通信や交通手段が限られ、ほとんど測定することはできなかった。放射性ヨウ素の内部被ばくを低減する手段が事故の比較的早期から取られたため限られた報告ではあるが、初期のヨウ素１３１の内部被ばくはチェルノブイリと比較するとかなり低く抑えられているようである。

　原発事故後、長く影響が懸念される放射性物質がセシウム１３７である。セシウム１３７は、６７８度で気化するため、原発事故で放出されやすく、フォールアウトとして飛散した場合、土壌汚染の主原因となる。土壌粒子と化学的に結合し、雨などで流されることなく地表に長期間残留する。そのため寿命の短いヨウ素１３１などが消滅したあとも長期間存在し、移行係数に従って農作物等に取り込まれ、飲食物へ移行するため内部被ばくの原因となる。

　フォールアウト粒子を吸入した場合、セシウムの吸収率は3％程度であるが、飲食物に経根吸収されたセシウムを経口摂取すると99％が急速に吸収される。吸収されると比較的早く全身に分布し、６～10％は２日以内に尿や便から排泄され、さらに90～94％が90～１１０日でゆっくりと体外に排泄される。

　原子力災害で拡散される放射性物質は核分裂生成物が大半を占め、原爆が使用される以前には地球上に存在しなかった。原子力発電所や核関連施設で大きな事故が起きた場合、放射性物質が大気中に放出されるため、被ばくの影響は施設内にとどまらず、施設外の一般住民にも及ぶ。そのため、しっかりとした事故後の対応準備が不可欠であり、十分な対応が行えれば、外部・内部被ばくの低減が可能となり、健康への悪影響を小さくすることができる。そのためには、適切な対応の策定と現実に沿った実地的な訓練が不可欠となる。

福島では、複合災害まで対応した訓練は想定されておらず、混乱した状況での確実な指示・命令体制が崩壊し、パニック状態での災害対応となってしまった。大切なことは、今後、この災害で得られた教訓から最悪の事態を想定し、その想定が実際に起こり得る前提での訓練を地域住民とともに定期的に行わなければならないことである。残念ながら、この原稿を執筆している時点で、次の地震や原子力災害発生時への対応が劇的に改善したという印象はまだあまりない。我々としても新しい原子力防災体制が構築できるように協力していきたいと思っている。

参考資料・引用文献

1 Pavia M, et al. Meta-analysis of redidential exposure to radon gas and lung cancer. Bull World Health Organ. 2003 ; 81（10）: 732–8.
2 Hempelmann LH, Langham WH, Richmond CR, et al. Manhattan Project plutonium workers : a twenty-seven year follow-up study of selected cases. Health Phys. 1973 ; 25 : 461–79.
3 エリックJホール．放射線科医のための放射線生物学．篠原出版，2002．
4 長瀧重信．原子力災害に学ぶ放射線の健康影響とその対策．丸善出版，2012．
5 原子力安全研究協会編．新版生活環境放射線（国民線量の算定）．原子力安全研究協会，2011．
6 Pearce MS, Salotti JA, Little MP, et al. Radiation exposure from CT scans in childhood and subsequent risk of leukaemia and brain tumours : a retrospective cohort study. Lancet. 2012 ; 380 : 499–505.
7 Berrington de González A, Mahesh M, Kim KP, et al. Projected Cancer Risks from Computed Tomographic Scans Performed in the United States in 2007. Arch Intern Med. 2009 ; 169（22）: 2071–7.

第３章

原爆とチェルノブイリ原発事故から わかっていること

熊谷敦史　福島県立医科大学災害医療総合学習センター　講師

放射線の健康リスクが感覚的にわかりにくいのは、確率的な健康影響が出現する場合、通常は数十年も先のことになるからである。数十年以上の長期にわたって放射線の健康影響を見る調査は必ずしも多くない。そのような数少ない過去の教訓の中で重要な、原爆とチェルノブイリ原発事故を紹介したい。

１　広島、長崎の原爆被災でわかっていること

■爆心地からの距離で受けた放射線量が推定できる

１９４５年、人類史上初めて、広島・長崎に原子爆弾が投下され、膨大な数の市民が無残に殺戮《さつりく》された。８月６日午前８時15分、広島市の上空６００メートルで原爆が投下された。続いて８月９日午前11時２分、長崎市の上空５０３メートルで第２の原爆が炸裂した。広島原爆「リトルボーイ」はウラニウム（ウラン）爆弾で、その爆発威力は通常火薬（ＴＮＴ）16キロトン、長崎原爆「ファットマン」はプルトニウム爆弾で爆発威力は21キロトンと言われている。

原爆の特徴は普通の爆弾とは異なり、爆風の他に強烈な熱線と放射線を伴うことである。原爆による熱エネルギーの分布は、爆風50％、熱線35％、放射線15％となっている。15％の放射線のうち３分の１（５％）は原爆の爆発１分以内に放出される初期放射線（主としてガンマ線、中性子線）、３分の２（10％）が残留放射線である。

原爆の場合、広島では上空６００メートルで爆発していることがわかっており、そこから放射状に飛ぶので、爆心地からの距離によって受けた放射線量がどのくらいか推定できる。この点が今回の福島第一原発事故による放射性物質の拡散との大きな違いである。

初期放射線の空気中線量は、爆心地から半径５００メートル離れるごとにほぼ10分の１に減少していく。広島

原爆による被ばく線量は爆心地からの距離1キロの人で約７０００ミリシーベルト、1・5キロで約１０００ミリシーベルト、2キロで約２５０ミリシーベルトと推測される。

爆心地からの距離によって急性期のおおよその人体への影響も明らかになっている。1キロ以内（屋外）にいた人は熱傷を負った者の96・7％、外傷を負った者の96・9％が死亡した。無傷の被ばく者でも94・1％が亡くなっている。熱傷、外傷だけではなく放射線の強い障害が加わったために被ばく後比較的早期に急性放射線症候群で死亡したという状況であった。ただし、地下室やコンクリートの建物内にいた人は被ばくによる死亡を免れたケースもある。

また、４０００ミリシーベルト以上を受けた人の50％、２０００ミリシーベルト以上の5％が30日以内に死亡している。爆心地から1・5キロ（１０００ミリシーベルト以上）で悪心・嘔吐などが現われたが、2キロ以遠（２５０ミリシーベルト）では急性期の臨床症状は見られなかった。結果として、急性期（１９４５年末まで）の死亡者数は、広島で9～12万人、長崎で6～8万人に上った。

大量の放射線を一度に浴びた場合に、数日から数か月以内の早期に起こる症状の頻度も明らかになっている。急性期症状としては、多い順に発熱、下痢、嘔吐、出血、口内炎、頭痛、脱毛などである。

原爆による急性期の主な放射線障害

放射線被ばくには「外部被ばく」と「内部被ばく」がある。原爆の場合、放射線の影響の多くは外部被ばくによるものとされている。放射線障害は、生体への放射線被ばくによって引き起こされ、さまざまな細胞や組織の損傷によって生じる。放射線と放射線によって生体内の水分子などより放出された電子により、直接もしくは間接的に細胞の核内にある遺伝子（ＤＮＡ）が傷つけられる可能性がある。その損傷の程度は、被ばくした組織の種類や被ばく線量などによって違う。

私たちの体の器官、臓器を構成している組織や細胞はさまざまで、放射線に対する感受性が異なる。そのため、放射線障害を起こしやすい臓器と起こしにくい臓器がある。障害されやすい臓器は、リンパ組織や骨髄などの造血細胞、生殖腺、腸管上皮などである。逆に障害されにくいものとして、神経、骨、大血管、筋肉などが挙げられる。

爆心地から近い距離で被ばくし、爆死を免れた原爆被爆者の中には、多量の放射線被ばくによって早期に重症の腸管障害や骨髄障害が現われて死に至る例が多く見られた。放射線障害は、線量に応じて、被ばくから一定の時間が経過したのちに現われる。放射線障害は被ばく直後から数週間ないし数か月以内に現われる「急性障害」と、数年から数十年後に出現する「晩発性障害」に分けられる。急性障害は、被ばく線量が同程度であれば、症状や時間的な経過には個人差は大きくない。これは「確定的影響」と呼ばれるものである。

急性障害は、骨髄細胞や腸管細胞、皮膚では毛根など細胞分裂の活発な部分（幹細胞や前駆細胞）で、より起こりやすい。放射線障害が一定の時間を経過したあとに現われるのには理由がある。その一例として、腸管の内側の粘膜面を覆っている腸管上皮について考えてみよう。成熟した腸管の分化細胞は、放射線には抵抗性のためその細胞は一定期間機能を果たしている。一方、幹細胞や前駆細胞は放射線障害を受けやすいため、新たに分化した細胞を造って補充することはできなくなる。すなわち放射線の影響を受けにくい成熟した細胞が生きている間は症状が見られないが、それらが細胞寿命により枯渇すると、新たに再生してくる腸管上皮がないため、下痢や下血などの症状が出現するというわけである。

［脱毛・皮下出血］

急性障害としての脱毛は、早い人では被ばく1週間後から見られた。第3週頃に発症する例も多かった。皮下出血もしばしば合併した。脱毛の発症頻度は、被ばく距離と密接に関係しており、生存者で見ると近距離被ばく者ほど多い。

［大腸（腸管障害）］

放射線の急性障害の中で死因として多いものの一つが腸管障害であった。放射線障害では、大腸に浮腫（むくみ）や出血が起こる。原爆被爆者では重症の下痢と血便が見られ、赤痢の流行を疑われたほどであったという。そのような症状が、爆心地からの距離が同じ一定の地域にいた人々に多く現われた。

［骨髄組織の障害］

骨髄造血組織の急性障害も死亡する頻度が高かった。被ばくにより骨髄中の細胞の数が非常に少なくなり、血液細胞がほとんど造られなくなった。血小板も減るため、出血しやすい状態になった。

［ケロイド・肥厚性瘢痕《はんこん》］

ケロイドは、熱傷（やけど）の痕で、傷を治すために皮膚の線維が増殖し赤く盛り上がった状態で、不規則に隆起する。被ばく後4か月頃から発生し、6か月～1年2か月後に最も多かった。2年ほど経つと改善傾向を示し、大きさも縮小していったが、一部の人々ではケロイドが長期にわたって認められた。爆心地から2キロ前後で被ばくした人に多かったとされる。

［染色体異常］

染色体は細くて長いＤＮＡ分子から構成されているが、放射線の影響でＤＮＡが切れたときに、その後の修復プロセスで元とは違う形でつながれてしまうことがある。これが染色体異常である。近距離で高線量を被ばくするほど染色体異常の頻度も高くなる。放射線障害に比較的特徴的な染色体異常もあり、生物学的な線量評価に用いられる場合もある。

［小頭症］

１９４６年頃になると、妊娠中に比較的近距離で被ばくした母親から頭の小さい子どもが生まれるようになった。これは晩発性障害の一つで小頭症（頭囲が同年齢の平均に比べて標準偏差の2倍以上小さい場合）という。精神発達遅滞を生じるケースもあり、感受性の高い時期では最も少ない線量で１００ミリシーベルトの被ばくからリスクがわずかに高まり線量依存性があることが判明している。胎児の脳は放射線の影響を受けやすく、胎齢18週未満、１・５グレイ（１５００ミリシーベルト）以上の被ばくでは高率に発症する。

［原爆白内障］

急性障害ではないが、被ばくにより眼の水晶体が濁って白内障を起こすことがある。被ばく後、３か月から10年の間に起こることが多い。通常の老人性白内障とは違い、水晶体の後ろ側がドーナツ型に濁るという特徴がある。そこへ老人性変化が加わって視力障害が進む。原爆白内障が発生して水晶体が濁る頻度は、被ばく線量と関連があり、近距離で被ばくするほど発症率が高い傾向がある。最近の疫学研究では、必ずしも高線量被ばくではなくても、原爆被爆者では老人性白内障が非被爆者よりも早く発症したり、進行が早くなることも明らかになりつつある[1)]。

原爆被爆による悪性腫瘍の発生について

広島・長崎の原爆被爆者の健康影響は、大規模な疫学研究によって明らかにされてきた。その主なものは、財団法人放射線影響研究所の「寿命調査（ＬＳＳ）集団」による長期疫学調査である。放射線が死因やがん発生に与える長期的影響の調査を主な目的として、１９５０年から現在まで継続して行われている。寿命調査は、原爆放射線の被ばく線量が判明している約９万４０００人の原爆被爆者と、約２万７０００人の非被爆者、合計約12万人を対象としたコホート研究である。

寿命調査集団は、放射線の被ばく線量が判明していて、放射線の人体影響を生涯にわたって知ることのできる人類史上唯一の集団である。特に、寿命調査集団の追跡調査に基づく被爆者のがんの発生に関するデータは、国際放射線防護委員会（ＩＣＲＰ）の放射線防護基準の策定根拠にもなっている。

この疫学調査から、原爆による代表的な晩発性障害である悪性腫瘍（がん）について多くのことが明らかになっており、がんの部位別のリスクについても明らかになっている（**図１**）。

白血病、胃、結腸、肺、乳房、卵巣、膀胱、甲状腺、肝臓の悪性腫瘍、および黒色腫を除く皮膚がんにおいて、過剰相対リスクが有意に（その割合の差が統計学的に）高かった。また、全腫瘍をまとめた解析では長崎と広島で有意な差は見られなかった。なお、「過剰相対リスク」とは、放射線を浴びることによって単位線量当たり（1シーベルト＝1000ミリシーベルト当たり）どのくらい過剰にリ

図１　悪性腫瘍の部位別の過剰相対リスク

悪性腫瘍の部位別の1シーベルト（Sv）当たり過剰相対リスク推定値および95%信頼区間
（1958〜1987年）

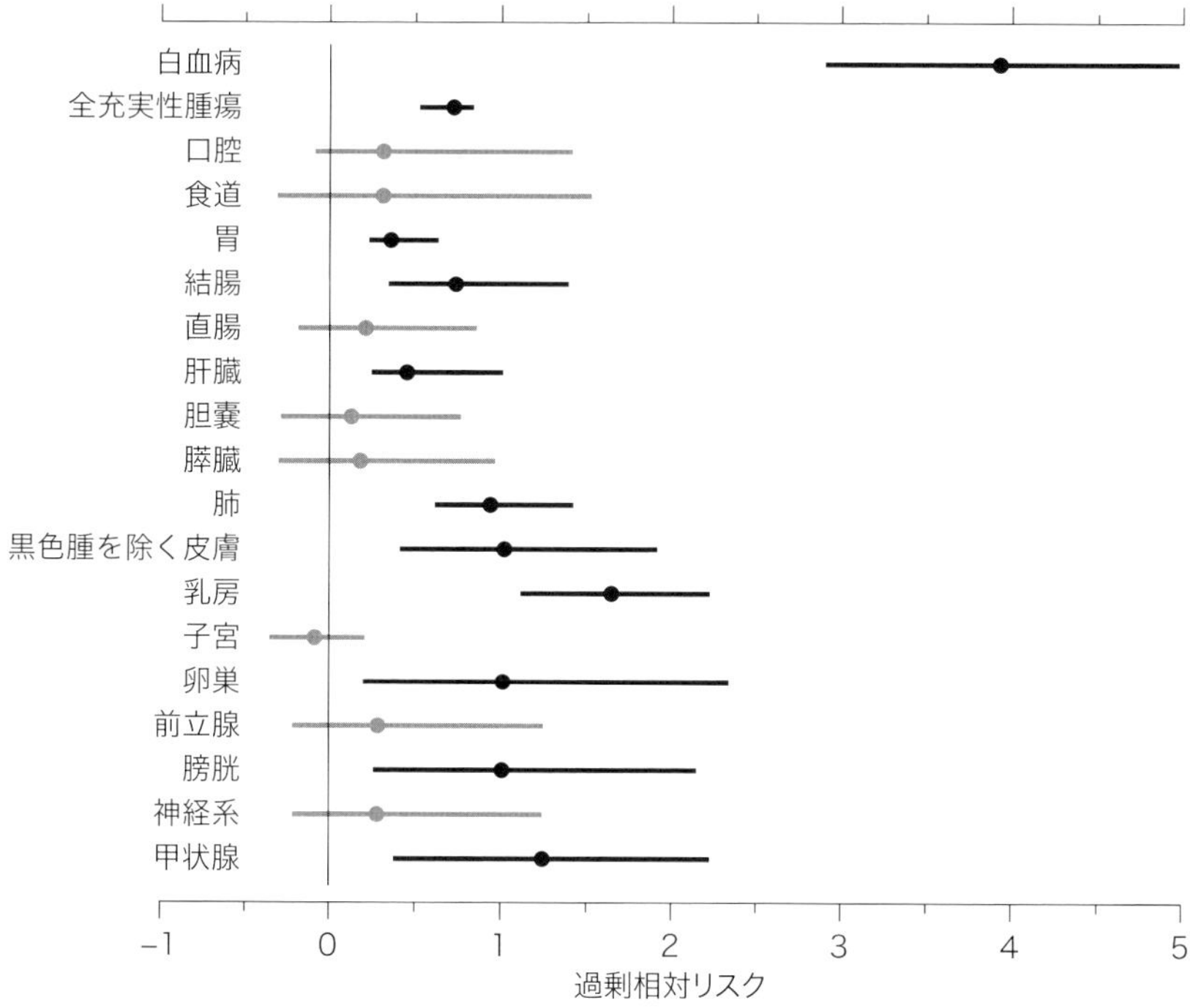

（Thompson DE, et al. RERF TR 5-92, Radiat Res. 1994; 137(2 suppl):S17-67より改変）
ⓒ1994 Radiation Research Society

●悪性腫瘍の部位別に、1986年線量推定方式（DS86）による臓器線量またはカーマ線量を用いて過剰相対リスクを推定したもの

スクが上昇したかを見る指標である。

悪性腫瘍には血液のがんである白血病とその他の胃や肺などの固形臓器に発生する「固形がん」がある。

すべての固形がんをひとまとめにして、被ばく時年齢30歳（男女平均）の人が70歳になったときの過剰相対リスクは、被ばく線量１０００ミリシーベルト当たり47％の増加になる。また、１９５８年から１９９８年までの集計結果では、被ばく線量が50ミリシーベルト以上の４万４６３５人のうち７８５１人に固形がんが発症し、このうち８４８人（10・７％）は原爆放射線によって過剰に発生したものと推定されている。そして、しきい値（閾値：それ以上浴びたら発がんのリスクが急に高まるという境目となる線量）が存在するかどうかは不明だが、少なくとも50ミリシーベルト以下の被ばくでは有意な増加は認めていない。

固形がん発生に対する放射線の影響は線量が高いほど大きかった。２０００ミリシーベルト以上の被ばくをした場合は61％が放射線により過剰に発生したものと考えられた。発症率は線量が減るとともに漸減していくが、ＬＮＴ仮説によりＥＲＲモデルに基づいて計算した場合、５～１００ミリシーベルトの低い線量の被ばくであっても１・８％は放射線による過剰発生が見られた[2)]。

また、被ばく線量が同じであっても、がんを発症する人としない人がいる。個人差の少ない急性障害の「確定的影響」に対して、こちらは「確率的影響」と呼ばれる。がん発症には、損傷される遺伝子の種類やＤＮＡ損傷を修復する能力、被ばく時の年齢、性、ホルモンの影響、免疫状態、種々の発がん物質の影響など、放射線以外の一般的な因子が複合的に関与している。

原爆放射線によって過剰にがんになる確率（過剰生涯リスク）は、受けた線量以外に、被ばく時年齢、性にも依存している。すなわち被ばく時の年齢が若いほどリスクは高く、女性は男性よりも放射線被ばくによるがんリスクがやや高いことがわかっている。

線量による発がんの相対リスクを見ると、固形がんの多くは線量に比例してリスクの上がる（直線型）傾向があるが、白血病については低線量では、ある線量を超えると急激にリスクが上昇する（２次曲線型）ことがわかっている（図2）。このデータを見ると白血病の発症リスクにはもしかしたらしきい値らしきものが存在する可能性もある。なお、図1、図2は臓器の吸収線量なので線量計やガラスバッジなどで用いられている皮膚の等価線量よりも小さな値となることにも注意が必要である。また、寿命調査集団での疫学データから、がんの種類によって発症する時期にも特徴のあることが明らかになってきた。

白血病の発症は被ばく後約2年から増え始め、5～8年でピークに達し、その後徐々に低下して、30年後には一般集団と同じレベル近くまで減少した。固形がん発症の増加は、被ばく後約10年から始まり、現在でもなお増加が続いている（図3）。

放射線に対する感受性は組織や器官によって様々であり、固形がんの中でもがんの種類によって発症し始める時期に違いがある。甲状腺がん、乳がん、肺がん、胃がん、大腸がん、その他の順で早く発症する。

寿命調査集団の疫学データから明らかになった発がんに関する重要な特徴は、1回の原爆放射線

図2　原爆被爆者に見られる白血病・固形腫瘍の相対リスク

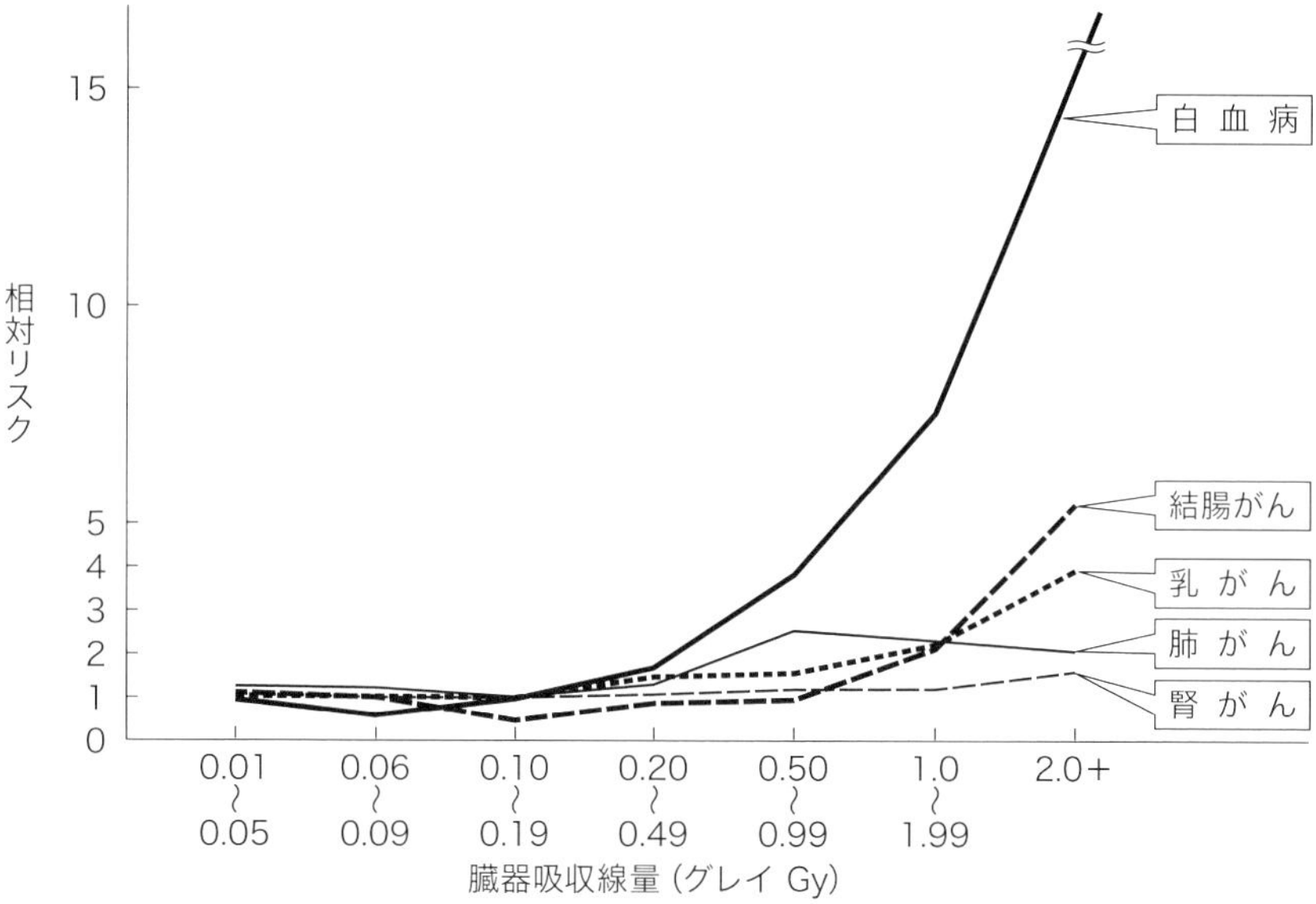

(Shimizu Y, Kato H, Schull WJ. Studies of the mortality of A-bomb survivors. 9. Mortality 1950–1985; Part 2. Cancer mortality based on the recently revised doses (DS86). Radiat Res. 1990;121 (2) :120–41より改変)

に被ばくしたことで、がんになるリスクの高い状態が生涯続く可能性があるということである。最近の研究で、被ばく者の高齢化に伴い、白血病の前がん病変（骨髄異形成症候群：ＭＤＳ）や、一人で2つ以上の複数臓器にがんを生じる多重がん（重複がん）が増えていることも明らかになった。

なお、骨髄異形成症候群は１９８３年に概念が確立した疾患で、血球や血小板の減少や貧血などを生じる。年長者に多く、その25％がのちに急性骨髄性白血病を発症するとされている。爆心地から近いほど相対リスクが増えることも知られている。

原爆被爆者の白血病リスク

原爆放射線によるがんの中では白血病が最も多く、最も早く発症した。寿命調査集団のデータから、白血病の種類の中では、急性骨髄性白血病、慢性骨髄性白血病、急性リンパ性白血病の3種について放射線被ばくの影響が見られることがわかっている（**図4**）。この3種では被ばく線量が高いほど発症が増える。一方、成人T細胞白血病、慢性リンパ性白血病については増えていない。

白血病の発症リスクには被ばく時の年齢が大きく関わっており、被ばく時の年齢が若いほどリスクが高い。15歳以下の若年時

図３　原爆被爆者に発生したがんの時間的経過

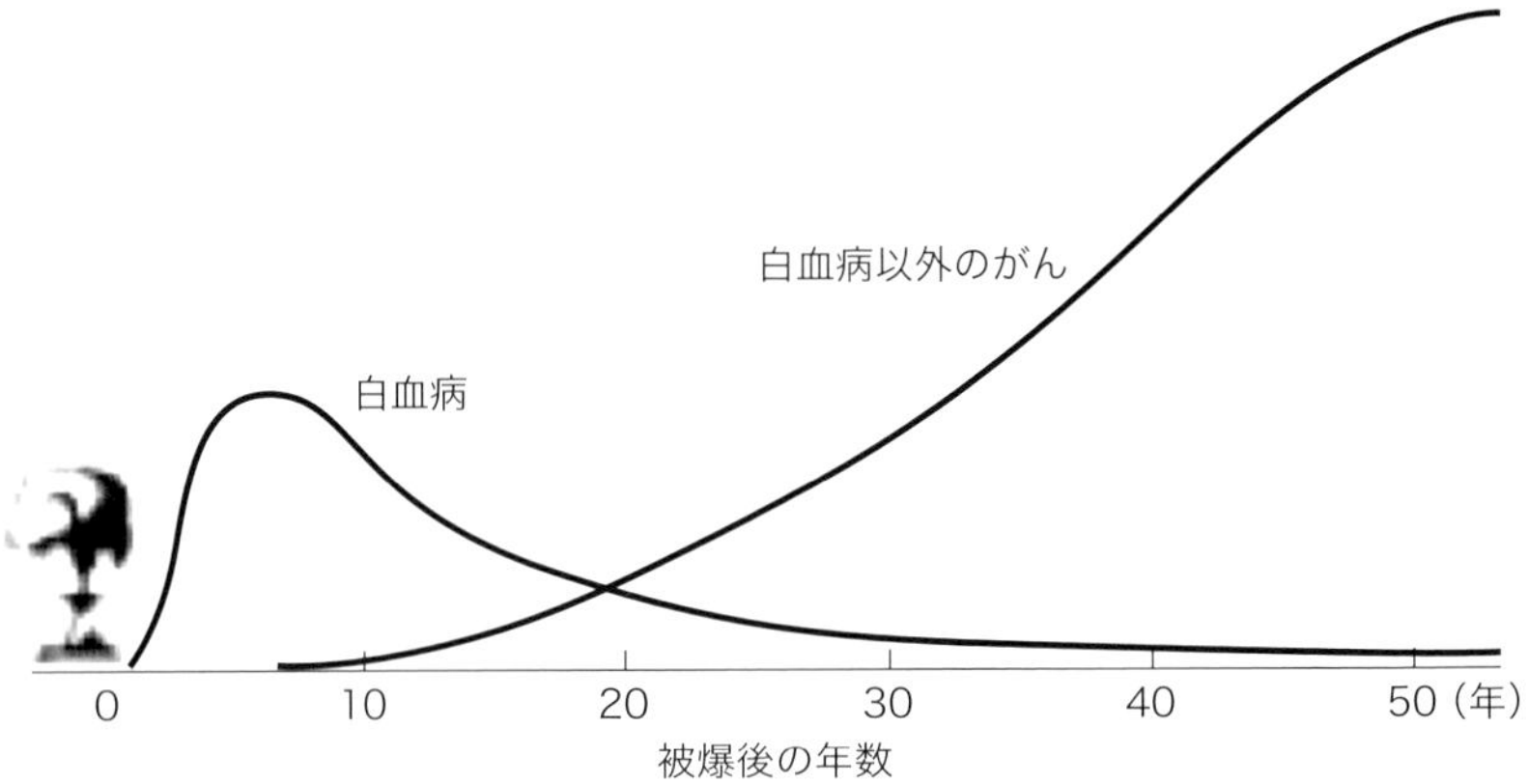

（財団法人放射線影響研究所. わかりやすい放射線と健康の科学. p.40. 2008年より改変）

図４　白血病の種類別解析―時間推移と被ばく線量

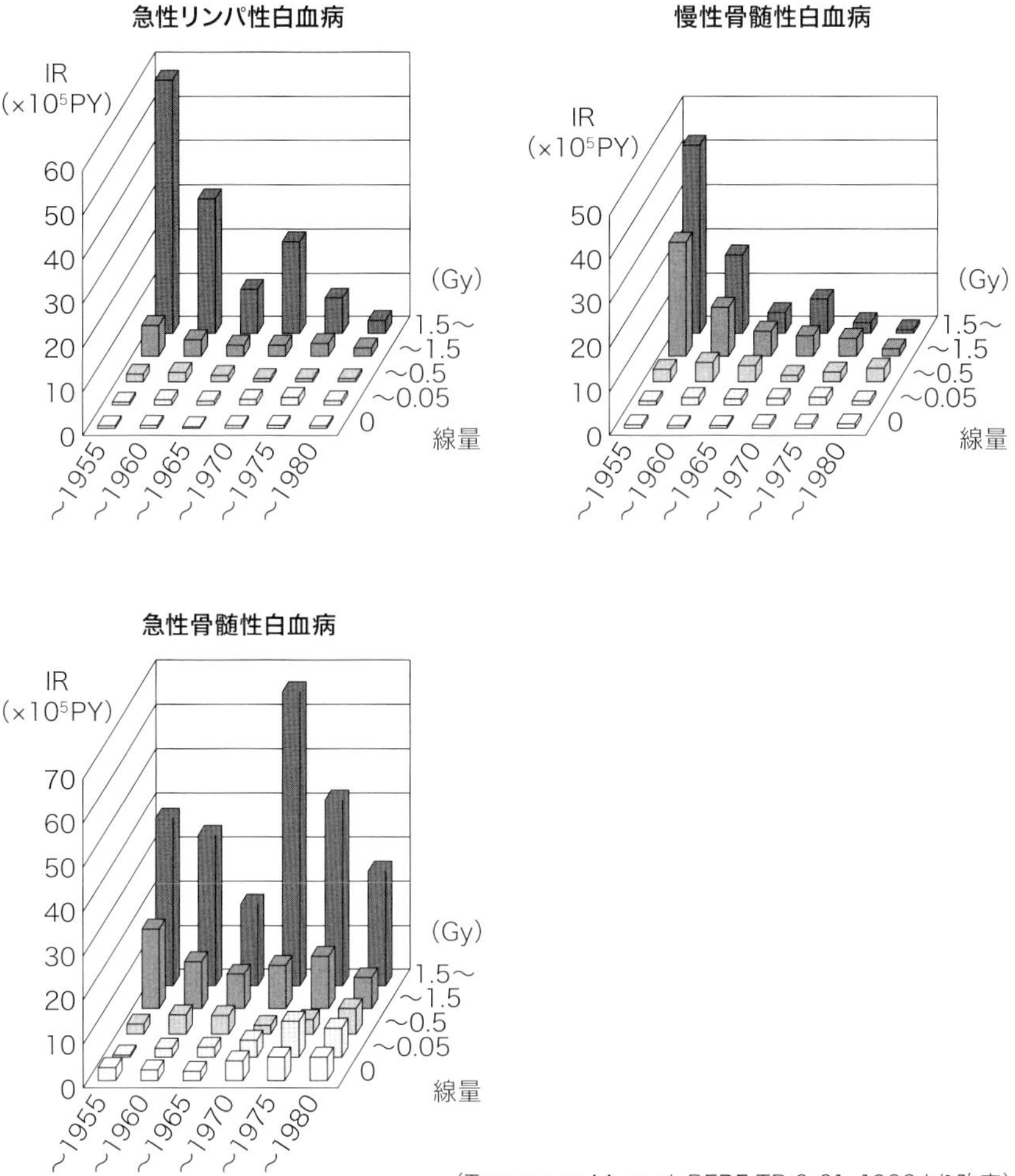

（Tomonaga M, et al. RERF TR 9-91, 1993より改変）

に被ばくした場合、白血病の発生は被ばく後早期に急激に増加し、その後は急速に減少した。一方、被ばく時の年齢が高くなるほど白血病の発症は遅くなり、緩やかに増えて、緩やかに減少した。

また、被ばく時年齢の違いによって白血病のタイプにも違いがある。急性リンパ性白血病は若い人に多く、慢性および急性骨髄性白血病は成人～高齢者に多かった。寿命調査集団のデータでは、急性リンパ性白血病と慢性骨髄性白血病は早期に発症し、15年～20年後は急速に減少した。一方、急性骨髄性白血病は比較的遅く、成人で増加し、緩やかに減少したが数十年にわたって発症があった。

被ばく者の白血病による死亡率と線量の関係を見ると、骨髄への被ばく線量が多いほど死亡率が高くなった。

被ばく時年齢と甲状腺がんのリスク

放射線被ばくの影響の大きいがんの一つとしてよく知られるのが甲状腺がんである。

寿命調査集団のデータによると、全年齢での1シーベルト（１０００ミリシーベルト）での過剰相対リスクは1・15倍である。甲状腺がんにおいても、被ばく時年齢が低い人は高い人よりも過剰相対リスクが高かった。特に、被ばく時年齢が10歳未満の場合の過剰相対リスクは10倍（1シーベルト当たり9・46倍）である（図5）。また、40歳以上で被ばくした場合、リスクは明らかではなくなる。このため、これまでは甲状腺に放射性ヨウ素が集積するのを防ぐ安定ヨウ素剤の投与対象は、確率的影響を予防する目的では40歳未満とされていた。

外部被ばくによる甲状腺がんのリスクは原爆放射線被ばく以外にも調べられている。かつては白癬（皮膚の真菌症）の治療にも放射線を当てていた時期がある。がん治療でも放射線が用いられることがある。そのような被ばくも含めて、大人と子どもで比較したところ、やはり甲状腺がんの発症リスクは大人に比べて15歳未満の子どもでは高いことが明らかになっている。過剰相対リスクは1シーベルト当たり7・7倍である。

乳がん、胃がんの罹患率は線量に依存する

女性の乳がんのリスクは、放射線被ばくと関連した固形がんの中で最も高いものの一つである。

1958〜1987年の寿命調査集団のデータを見ていこう。被ばく線量ごとに、高線量群（1000ミリシーベルト以上）、比較的低線量群（10ミリシーベルト以上1000ミリシーベルト未満）、対照群（10ミリシーベルト未満）に分けて全年齢での乳がん罹患率を見たところ、高線量群では16・0倍、低線量群で5・2倍、対照群で4・3倍であった。浴びた線量が高ければ高いほど発症する確率も高くなっている（**図6**）。

被ばく時の年齢で見てみると、やはり年齢が低い人のほうが高い人よりも過剰相対リスクが有意に高い。特に、早期発生乳がん（35歳以下）は、被ばく時年齢が20歳未満の場合に過剰相対リスクが高くなる。

同様に胃がんの発症も放射線被ばくと関連がある。

1958〜1987年の寿命調査集団のデータによると、全年齢での1万人当たりの胃がん罹患率は、高線量群（1000ミリシーベルト以上）で21・3、低線量群（10ミリシーベルト以上1000ミリシーベルト未満）で16・3、

図５　甲状腺がんの過剰相対リスク（1958年〜1987年）

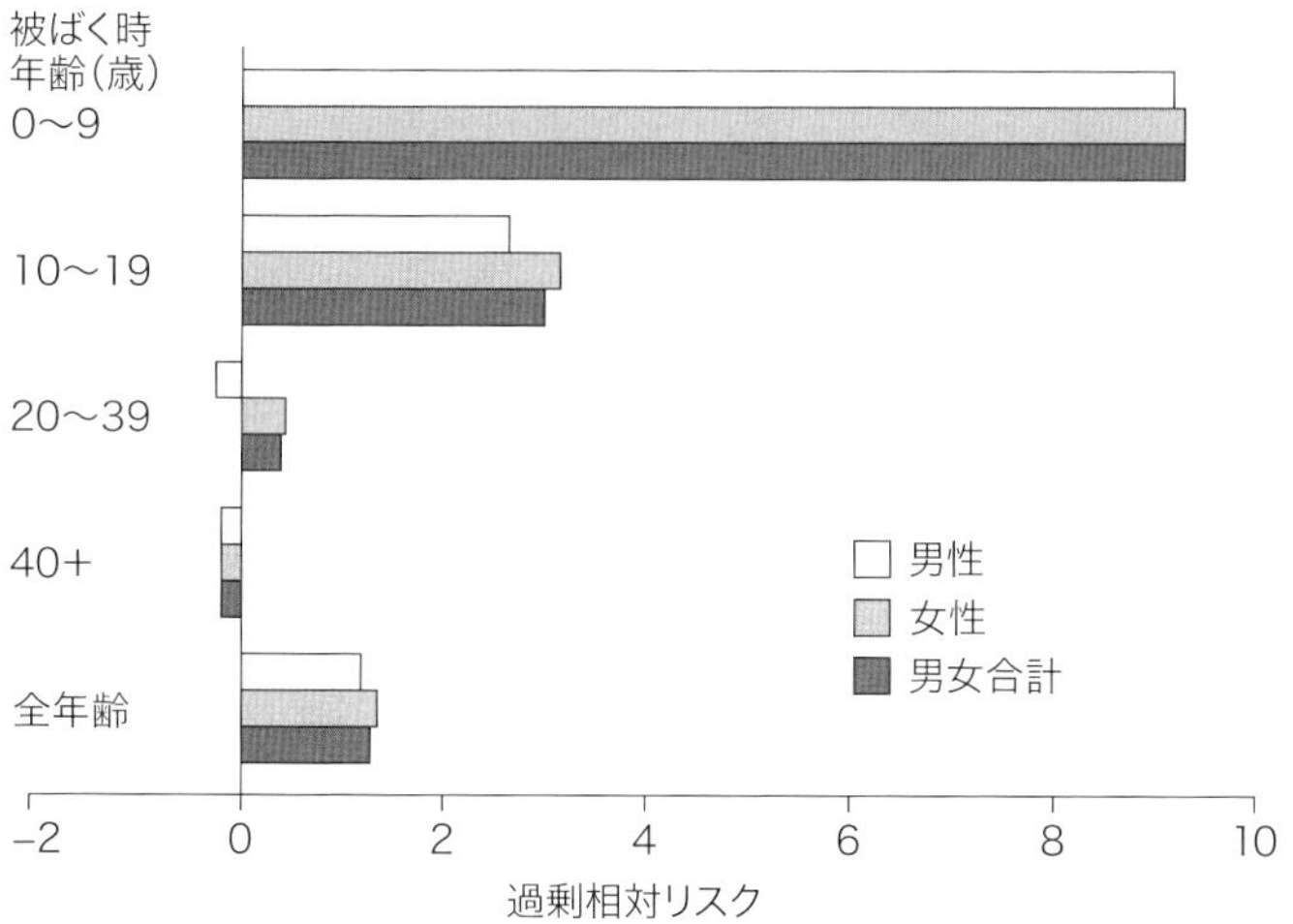

（Thompson DE, et al. RERF TR5-92, Radiat Res. 1994; 137(2 suppl):S17-67より改変）
ⓒ1994 Radiation Research Society

対照群（10ミリシーベルト未満）で15・2であり（図7）、やはり線量が高くなるほど罹患率が高かった。被ばく時の年齢を見ると、同様に年齢が低い人は高い人よりも過剰相対リスクが高かった。また胃がんのリスクには性差もあり、女性は男性よりも過剰相対リスクが高かった。

低線量被ばくでは子どもでも発がんリスクは高くない

すべての固形がんをまとめて、1万人を1年間観察した際の相対リスク（被ばく群と非被ばく群でのリスクを比で表現したもの）を線量別、年齢別に解析すると、全固形がんのリスクは、高線量（1000〜4000ミリシーベルト）を浴びた場合は20歳未満の若年者で明らかに相対リスクが高かった（表1）。10歳未満の子どもでは被ばくによって3・8〜4・5倍固形がんのリスクが高かった。

図6　乳がん粗罹患率と過剰相対リスク（1958〜1987年）

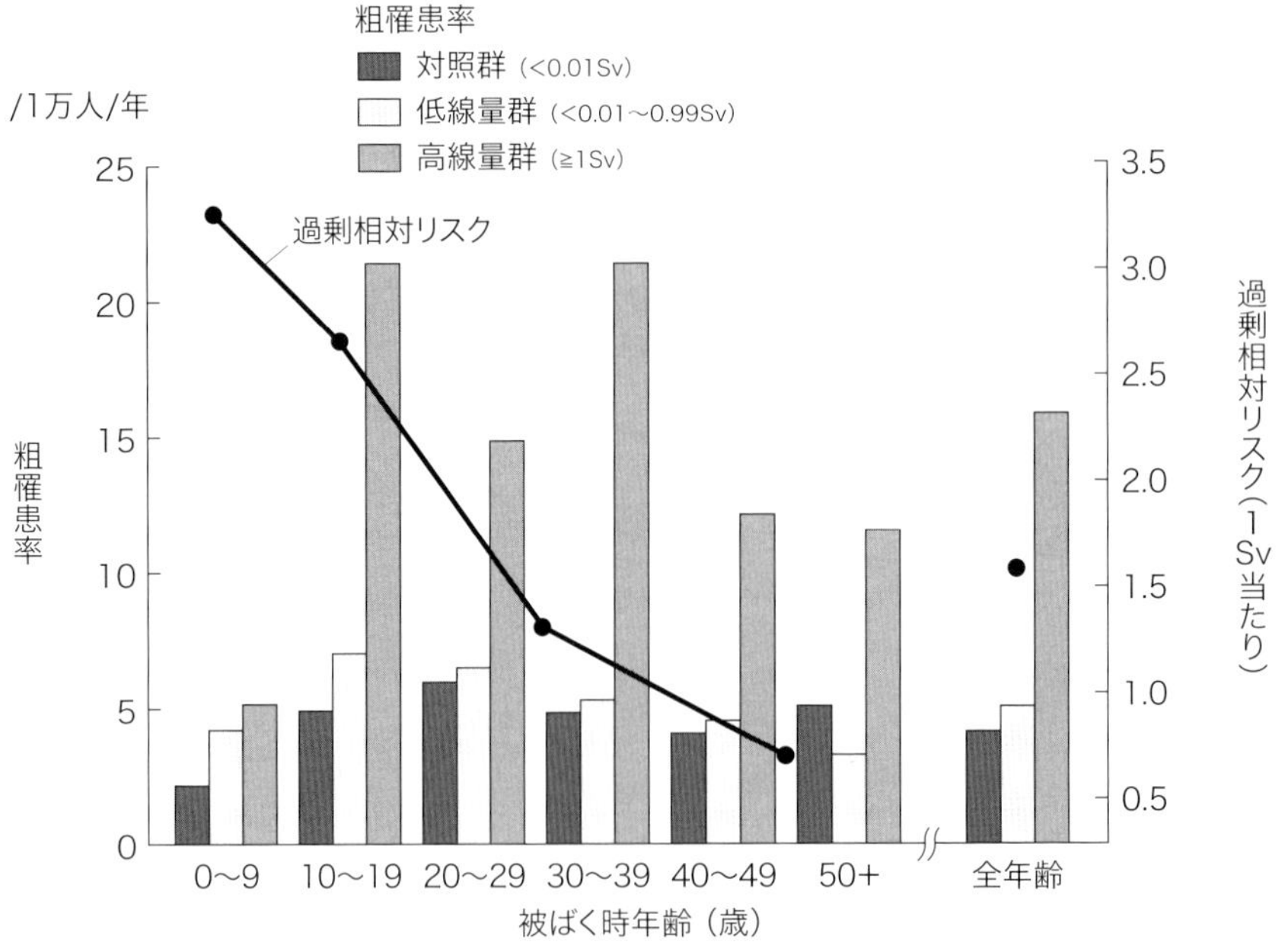

（Thompson DE, et al. RERF TR5-92, Radiat Res. 1994; 137(2 suppl):S17-67より改変）

図7　胃がん粗罹患率と過剰相対リスク（1958〜1987年）

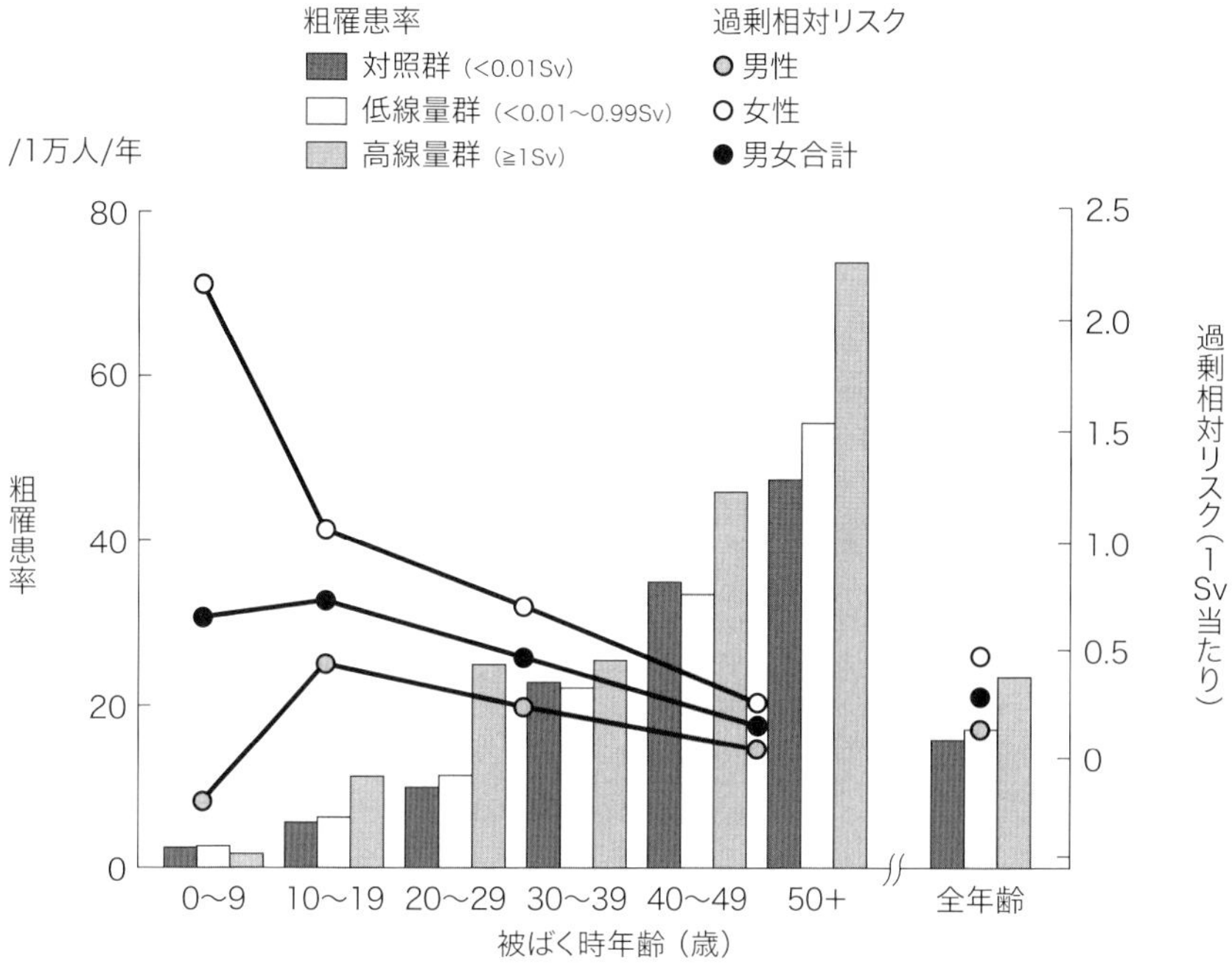

（Thompson DE, et al. RERF TR5-92, Radiat Res. 1994; 137(2 suppl):S17-67より改変）

表1　原爆被爆者の年齢別相対リスク ―固形がん、/1万人/年当たり―

	男性			女性		
年齢＼mSv	5-500	-1000	-4000	5-500	-1000	-4000
0-9	0.96	1.10	3.80	1.12	2.87	4.46
10-19	1.14	1.48	2.07	1.01	1.61	2.91
20-29	0.91	1.57	1.37	1.15	1.32	2.30
30-39	1.00	1.14	1.31	1.14	1.21	1.84
40-49	0.99	1.21	1.20	1.05	1.35	1.56
50+	1.08	1.17	1.33	1.18	1.68	2.03

（Preston DL, et al. Radiat Res. 2007; 168,1-64より改変）

しかし、子どもで発がんリスクが高かったのは、１０００～４０００ミリシーベルトというきわめて高い線量を被ばくした場合のことである。５００ミリシーベルト以下の被ばくでは、リスクが小さく、年齢によるリスク差は見られないことがわかっている。

多重がん（重複がん）の発生には放射線被ばくが関係している可能性がある

次に、放射線被ばくによる「多重がん」の罹患率を見てみよう。

多重がん（重複がん）とは、一人に複数のがんができることを言う。一度に発生する同時性多重がんと時期をおいて発生する異時性多重がんがある。転移は多重がんではない。多重がんはあくまでも原発臓器が異なるがんが複数できることを指す。

前述したように、原爆被爆の影響により多重がんが増えていることが近年明らかになってきた。近距離で被ばくした人における多重がん罹患の有意な増加は１９８０年代から始まり、現在も継続している。

長崎原爆被爆者の被ばく距離による多重がん罹患率のデータ（１９６８～１９９９年）によると、近距離で被ばくした人ほど、やや多重がんの罹患率の高い傾向が見られる。爆心地から１・５キロを境にして、有意な増加が見られることから、多重がん発生には放射線被ばくが関与していることが示されている。

多重がんの発生が増加した理由は、放射線を全身に浴びたことや、個人の体質などを反映しているものと考えられている。

被ばくによるがん以外の疾患の死亡率との関連

がん以外にも放射線被ばくとの関係が認められている病気がいくつかある。

寿命調査の死亡率データ（１９５０～１９９７年）の解析により、がん以外の疾患での死亡が被ばく線量とともに統計的に有意に増加しているものがあることが明らかになった。被ばく線量５ミリシーベルト以上の４万９１１４人の中で、１万８０４９人ががん以外の疾患で亡くなっている（血液疾患は含まれていない）。血液疾患を除くがん以外の疾患による死亡の中で、放射線被ばくに関連すると思われる過剰死亡例数は１５０～３００例と推定されている。２００ミリシーベルト（被ばく線量が５ミリシーベルト以上の原爆被爆者４万９１１４人の平均線量）の放射線を受けた人の死亡率は、通常の死亡率より約３％高くなっている。しかし、これは固形がんの増加率（30歳で被ばくした場合、男性で7％、女性で12％）に比べると低い。

がん以外の疾患による死亡のほぼ60％を占めるのが循環器疾患である。次いで消化器疾患（肝疾患を含む）が全体の約15％、呼吸器疾患が約10％だった。心疾患、脳卒中、呼吸器疾患、消化器疾患では統計的に有意にリスクが増加している（図8）。呼吸器疾患、脳卒中、心疾患については、線量と関連して過剰に死亡していることも示されている。

心疾患による死亡率データから、放射線は主に高血圧性およびうっ血性心疾患と関連のあることが示されているが、放射線影響研究所が寿命調査とは別に行っている「成人健康調査（ＡＨＳ）」のデータからは、心筋梗塞やアテローム性動脈硬化症とも関連のあることがうかがわれる。したがって、原爆被爆者（とくに若年者）で心血管疾患の発生率自体が増加していることも明らかになってきた。

なお、がん以外の疾患に罹患する過剰相対リスクについても、線量が高いほど死亡率や発症頻度が増加することが重要な点である。

図8　寿命調査(LSS)集団におけるがん以外の疾患による死亡の過剰リスク

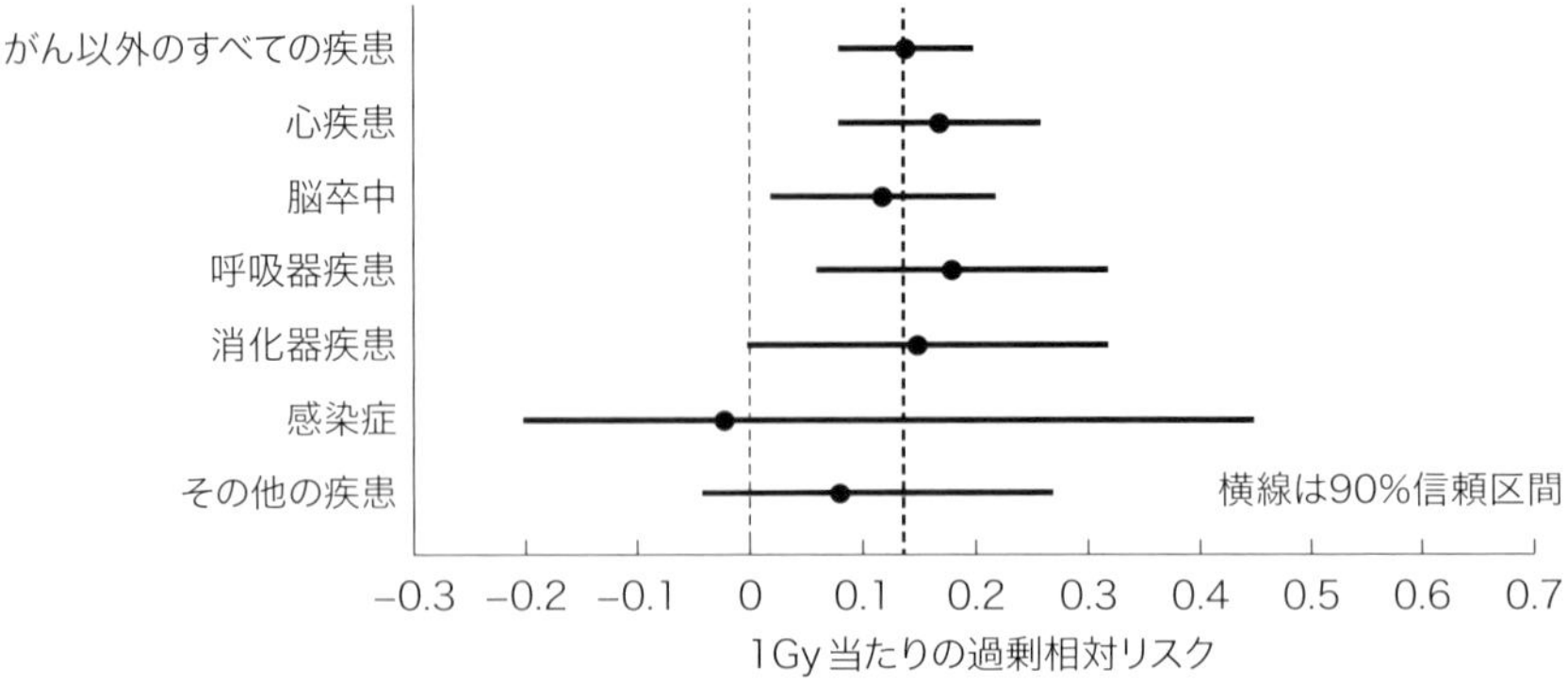

(Preston DL, Shimizu Y, et al. Studies of mortality of atomic bomb survivors. Report 13. Solid cancer and noncancer disease mortality: 1950-1997. Radiat Res. 2003; 160:381-407 より改変)

図9　被ばく線量1GyのAHS対象者におけるがん以外の疾患発生の相対リスク(1958–1998年)

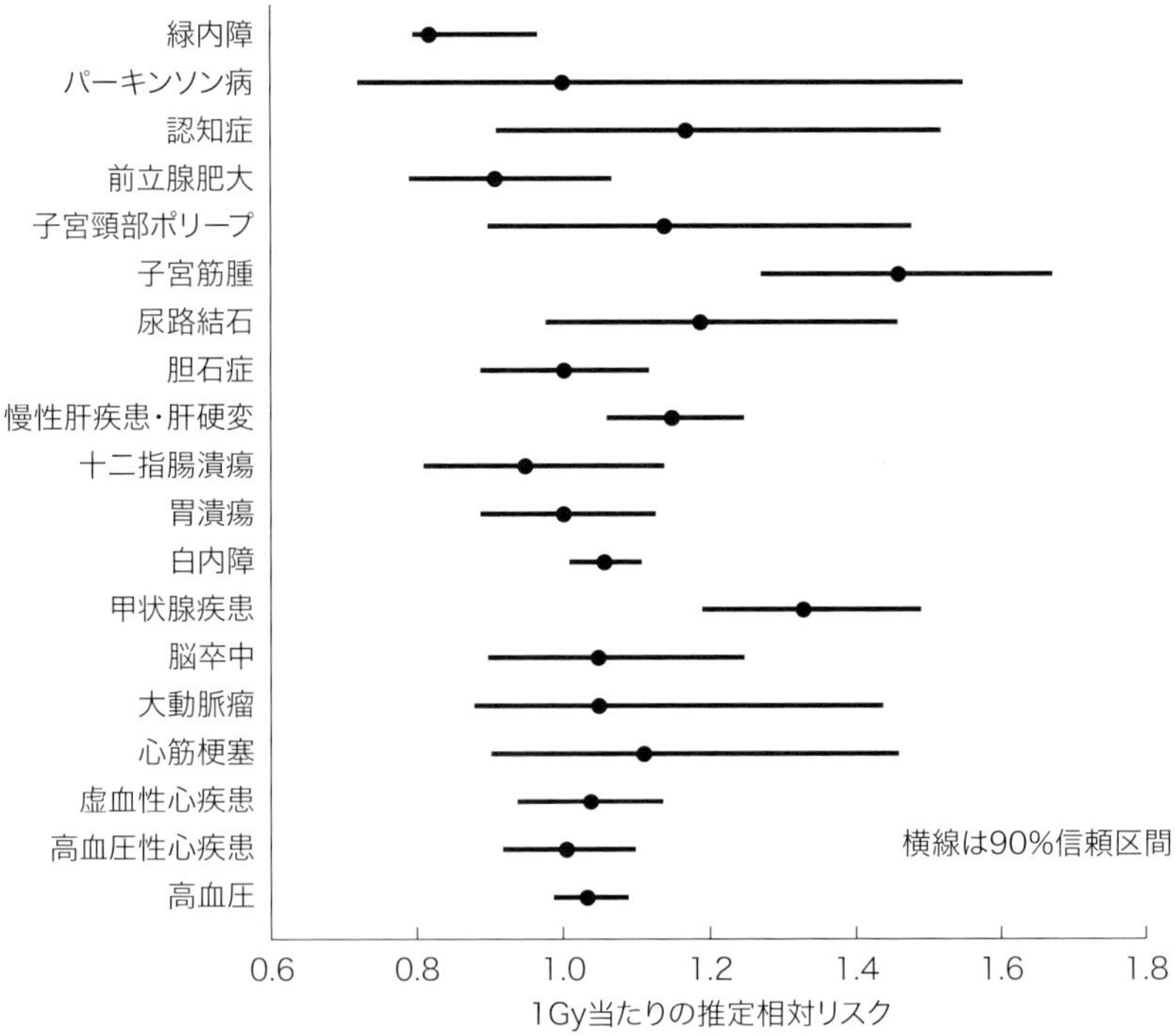

(Yamada M, Wong FL, et al. Noncancer disease incidence in atomic bombs survivors, 1958-1998. Radiat Res. 2004; 161:622-32 より改変)

成人健康調査ではがん以外の疾患の発生率も調べられている。１９５８〜１９９８年のデータによると、被ばく線量１シーベルト（グレイ）での疾患発生の相対リスクが高いのは、子宮の良性腫瘍、甲状腺疾患（たとえば甲状腺結節）、慢性肝疾患、白内障、高血圧などであった（図９）。他に、原爆被爆者に特徴的な疾患として副甲状腺機能亢進症も知られている。がん以外の良性疾患の放射線関連性には、一般に高線量被ばく者にのみ見られることが多いが、近年、比較的低い線量の被ばくによっても副甲状腺機能亢進症を生じやすいことも明らかになっている[3]。

また、長崎原爆被爆者の甲状腺疾患を調べたところ、がんも含めて甲状腺に結節（しこり）のある人が有意に多く（図10）、被ばく線量が大きいほど、また被ばく時年齢が低いほど症例が多かった。

一方、自己免疫疾患である慢性甲状腺炎（特発性甲状腺機能低下症）についても、原爆被爆者に７００ミリシーベルトをピークに多いのではないかと推測されていたが、最近のより詳細な検討では放射線との有意な関連は認められなかった[4]。

図 10　甲状腺疾患と被ばく線量

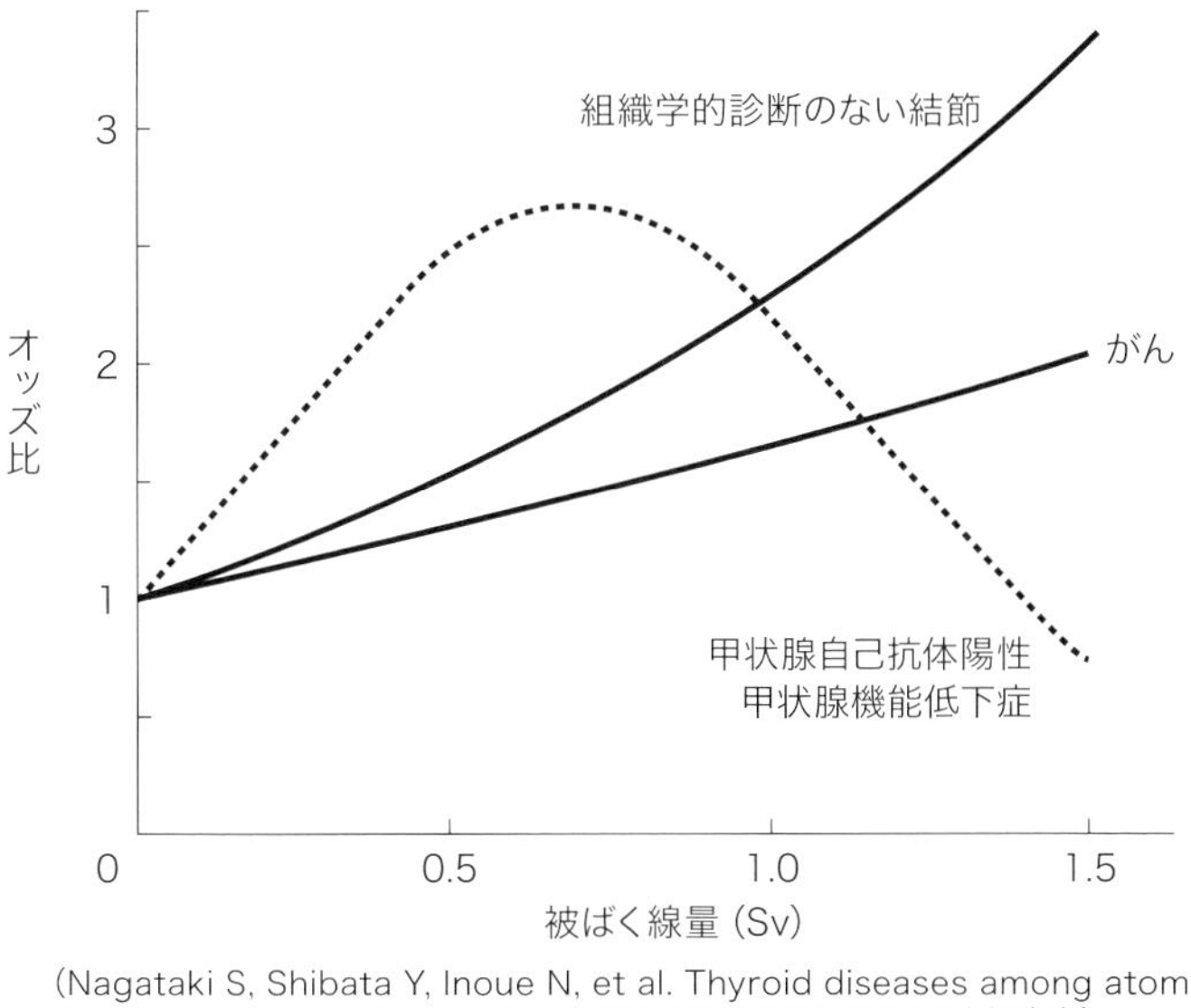

（Nagataki S, Shibata Y, Inoue N, et al. Thyroid diseases among atomic bomb survivors in Nagasaki. JAMA 1994;272:364-70より改変）

原爆被爆者で遺伝的影響は認められていない

放射線の生体への影響には、被ばくした本人（胎児を含む）だけではなく、その子どもにも現われる可能性がある。これを遺伝的影響と言う。

私たちの体の細胞は、体細胞と生殖細胞に分けられる。体細胞は精巣や卵巣など生殖腺以外の体を構成する細胞で、体細胞内での遺伝子の変異は本人の健康には影響を与えるが、子孫へ受け継がれることはない。一方、生殖細胞は精子や卵子に増殖・分化するので、その遺伝子が直接子孫へ受け継がれる。したがって、遺伝的影響があるとすれば、放射線による生殖細胞の損傷が原因になると考えることができる。しかし現在までのところ、ヒトにおいては放射線被ばくの遺伝的影響は確認されていない。

放射線影響研究所は、広島・長崎で原爆被爆者に対する長期の遺伝的影響の調査も行っている。妊娠登録をしていた原爆被爆者と非被爆者を対象として１９４８～１９５３年に行った調査では、死産・新生児死亡率、性比（生まれてくる男女の割合）、出生時障害、生後９か月乳児死亡率、新生児・９か月児の奇形発生率のいずれの項目でも有意差は認められなかった。親の被ばくは子どもの死亡率などに有意な影響を与えていないと考えられる[5]。

また、相互に血縁関係のない両親から生まれた約６万５０００人の新生児を対象に、無脳症、口蓋裂、口唇裂、多指症、内反足などの出生時障害（奇形）について調べた。調査では、親の被ばく、被ばく線量との関連性は認められなかった。生後８か月～10か月目の再検査でも被ばく線量・被ばくとの関係は確認できなかった[6]。

さらに、１９６８～１９８５年にかけて、子どもの染色体異常の発生頻度についても調査された。これも一般に見られる頻度と変わりなく、親の被ばくの影響は認められなかった[7]。

被爆２世の死亡率やがん発生率についても検討されている。１９４６～１９８４年12月までに出生した被爆２世約７万７０００人について、死亡率、がん発生率の追跡調査が行われている。彼らは２００７年時点で23～61

歳（平均47歳）になっているが、20歳以前あるいは20歳以降におけるがん発生率またはがんおよびその他の疾患による死亡率の増加は観察されていない[8]。

発がんを含め遺伝的影響等については、今後も引き続き見守っていく必要がある。

近距離被爆者ほど精神的ダメージが大きい

原爆被爆者にとって、原爆の凄まじい記憶は生涯色褪せることはないという。その衝撃的体験は、多くの人に通常の人為的災害を超えたトラウマを残した。被ばく直後から１９８０年代までは原爆被爆者への精神的影響について学問的関心が寄せられることは少なかったが、１９９０年代になると、様々な側面から原爆被爆者の精神的影響が調べられるようになった。

長崎大学は１９９４年～１９９６年にかけて被爆者定期健診受診者を対象に、12項目からなる精神健康調査票（ＧＨＱ－12）を用いて精神的影響を調査した。ＧＨＱ－12は標準的な精神健康状態を判定する健康総合質問紙調査で、得点が高いほど精神健康状態が不良であることを表す。その結果、近距離被爆者ほど精神的影響が大きく、被爆距離が全般的な心身健康レベルに影響を与えていることが示された[9]。

さらに、被ばく時の状況や被ばく体験、現在の生活習慣や生活状況が、原爆被爆者の精神的な健康状態に影響を及ぼしていることも明らかになった。ＧＨＱ－12で比較したところ、爆心地から2キロ以内の近距離被爆者（10・６％）は、２・１～3キロの被爆者（９・４％）や3・1キロ以遠の被爆者（７・２％）に比べて高得点者の割合が多く、精神的なダメージの大きいことが示された。

長崎大学、長崎原爆病院、放射線影響研究所、長崎県、長崎市は共同で「在韓被爆者健康相談事業」を行っている。これは韓国に医師を派遣し、巡回しながら健康相談をしていくものである。その中で、精神的影響が色濃く見られる印象を受けたため、長崎大学病院精神神経科では、２００８年にソウルで大韓赤十字社、慶熙《キョンヒ》大学校の協力を得て、心身状態の実態調査を行った。対象は原爆被爆者１８１人と非被爆者２２５人であった。

その結果、ＧＨＱ－12高得点者（４点以上）率は解析が可能であった原爆被爆者１６２人中48・１％で、被爆者のほうで高得点者が多かった。また、ＰＴＳＤ（心的外傷後ストレス障害）を評価する尺度であるＩＥＳ－Ｒ（改訂出来事インパクト尺度）の高得点者（25点以上）率は30・25％であった[10]。

長崎で行った調査ではＧＨＱ－12高得点者率が爆心地から２キロ以内でも10％だったのに対し、在韓被爆者は50％とかなり高い。その理由は不明だが、朝鮮戦争の影響や長期間医療支援を受けられなかったといった諸事情があるのかもしれず、今後のフォローアップが重要である。

2　チェルノブイリ原発事故でわかっていること

■チェルノブイリ原発事故当初の状況

１９８６年４月26日１時23分、ウクライナ（旧ソ連）のチェルノブイリ原子力発電所（原発）４号機で爆発事故が起こった。

チェルノブイリ原発は、ウクライナのプリピャチの近傍にあった。プリピャチは、ウクライナとベラルーシの国境から16キロに位置する町で、原発はその町から南東４キロのところにあった。

２度の爆発（１度目は水蒸気爆発、２度目は水素爆発）で原子炉が破壊されたあと、高温の黒鉛の飛散により火災が発生した。大規模な放射性物質の放出は５月６日まで続いた。この事故によって環境中に放出された放射性物質は、約１・５エクサベクレルのヨウ素１３１のほか総量で14エクサベクレルに達し、北半球全域に拡散した。エクサとは１００京倍を表わす単位（10の18乗）である。これは広島に投下された原爆の５００倍であり、福島第一原発事故の約10倍にあたる[11]。

この事故は、のちに国際原子力・放射能事象評価尺度（ＩＮＥＳ）で最悪のレベル７（深刻な事故）に分類された。事故の影響はヨーロッパ全土に及んだ。放射性物質により特に高濃度に汚染された地域は東ヨーロッパから北ヨーロッパ、ロシアの広い範囲に及んでおり、これは日本全土がすっぽり入ってしまう広さである。

チェルノブイリ原発のあるプリピャチの住民４万９０００人と、原発から半径30キロ以内の地域に住んでいた約13万５０００人が避難を余儀なくされた。多くの村が廃虚と化した。ベラルーシ、ロシア、ウクライナの３か国で、当時７００万人余りの住民が住んでいた地域は1平方メートル当たり37キロベクレルを超えるセシウム１３７によって土壌が汚染された。そのうちの約27万人が住んでいた地域は、セシウム１３７による地表汚染が1平方メートル当たり55・５キロベクレルを超えていた。半径30キロ圏内の住民11万６０００人が強制避難となった。

事故発生日と翌日に原発で作業に従事した職員と消防士などが大量に被ばくした。全身に約１０００ミリシーベルト以上の放射線被ばくをすることで起こる急性放射線障害と診断されたのは１３４人。うち28人が３か月以内に皮膚障害、骨髄障害、胃腸障害などにより死亡した。さらに、その後20年間に15人が死亡している[12,13]。チェルノブイリ地区で汚染レベルの高かった１９８６〜１９８７年に事故処理作業を行った約20万人の平均被ばく量は年間１００ミリシーベルトと推定されている[13]。

チェルノブイリ原発事故による被ばくは、原爆による被ばくと違った特徴がある。原爆放射線被ばくのほとんどは上空からの放射線に短時間のうちに照射された外部被ばくであった。一方、チェルノブイリ原発事故の場合、一般住民は、放射能を帯びた雲（プルーム）や放射性降下物（フォールアウト）による外部被ばく・内部被ばくの他に、放射性降下物で汚染された飲食物の摂取による内部被ばくも受けている。これが原子力災害による被ばくの特徴である。

内部被ばくによる健康影響が大きく、その理由は汚染した食物（主に牛乳）が流通し、特に子どもたちが摂取し続けてしまったことにあると考えられている。放射性ヨウ素は甲状腺に蓄積し、内部被ばくをもたらした。さらに、セシウム１３７などの放射性物質による低線量の外部被ばく・内部被ばくも長期間受け続けている。

■チェルノブイリ原発事故後に小児甲状腺がんが多発

チェルノブイリ事故から20年目に当たる２００６年4月、世界保健機関（ＷＨＯ）や国際原子力機関（ＩＡＥＡ）は[*1]チェルノブイリ・フォーラムにて事故の健康影響評価をまとめ、公表した。この報告書ではそれまでの調査の総括とともに、被ばくによる健康影響について多くのことが明らかにされた。

＊1　チェルノブイリ・フォーラム：ＩＡＥＡ（国際原子力機関）、ＷＨＯ（世界保健機構）など国連8機関にウクライナ、ベラルーシ、ロシアの代表が加わって２００３年に結成された。

まず、「小児甲状腺がん」についてである。

事故当時小児であった人々の間で甲状腺がんが多発した。１９９２年から２００２年までに、18歳以下で被災したベラルーシ、ロシア、ウクライナの４０００人以上が甲状腺がんと診断された[13]。もともと、小児の甲状腺がんというのはきわめて稀な病気である。特に、小児甲状腺がんの発生率が高かったのはベラルーシであった。ベラルーシはチェルノブイリ原発の北に位置しており、事故当時の風向きにより多くの汚染区域がベラルーシの国土にある。

ベラルーシでは１９９１年頃から主に15歳未満（発症時）の小児で甲状腺がんの発生が増加した（図11）。小児の甲状腺がんの診断数は１９９６年にピークを示し、その後減少に転じた。それから17年後の２００２年頃には小児の発症率は検診効果が重っているためはっきりしない部分もあるが元のレベルの近くで推移している。代わって増えてきたのが15～19歳の発症である。思春期での診断例は2000年から2002年をピークとして減少に転じ、次に増えたのが20～24歳の若年成人となっている。

　これは何を意味しているのだろうか？

　事故当時小児（15歳未満）だった人を中心に発がんしていることが推測された。事故前に生まれた子どもでは甲状腺がん検診を行わなければ甲状腺がんの発生率は10万人に0・1～0・2人の発生率であることなどから、この甲状腺がんの著明な増加は検診効果を差し引いても原発事故によるものだと考えられた。また、同じ乳幼児期に被ばくしても、発症までの潜伏期は人によって差のあることも示している。

　甲状腺がんを発症した人の年齢を見てみると、事故当時0～4歳が7割強、5～9歳が約2割を占めており、特に、事故当時に5歳未満の幼児だった世代で最もリスクが高いことが示された。そして、原発事故で受けた被ばくにより、発がんリスクが長期間続く可能性があるということを示している。

　ベラルーシのゴメリ州では、甲状腺被ばく線量（等価線量）が年間1000ミリグレイ以上の人は、1歳未満で50％、16～18歳で16％と報告されており、他の地域でも避難地域を除けばこれより少ないが、甲状腺等価線量は低年齢ほど高

図11　ベラルーシの小児甲状腺がんの推移

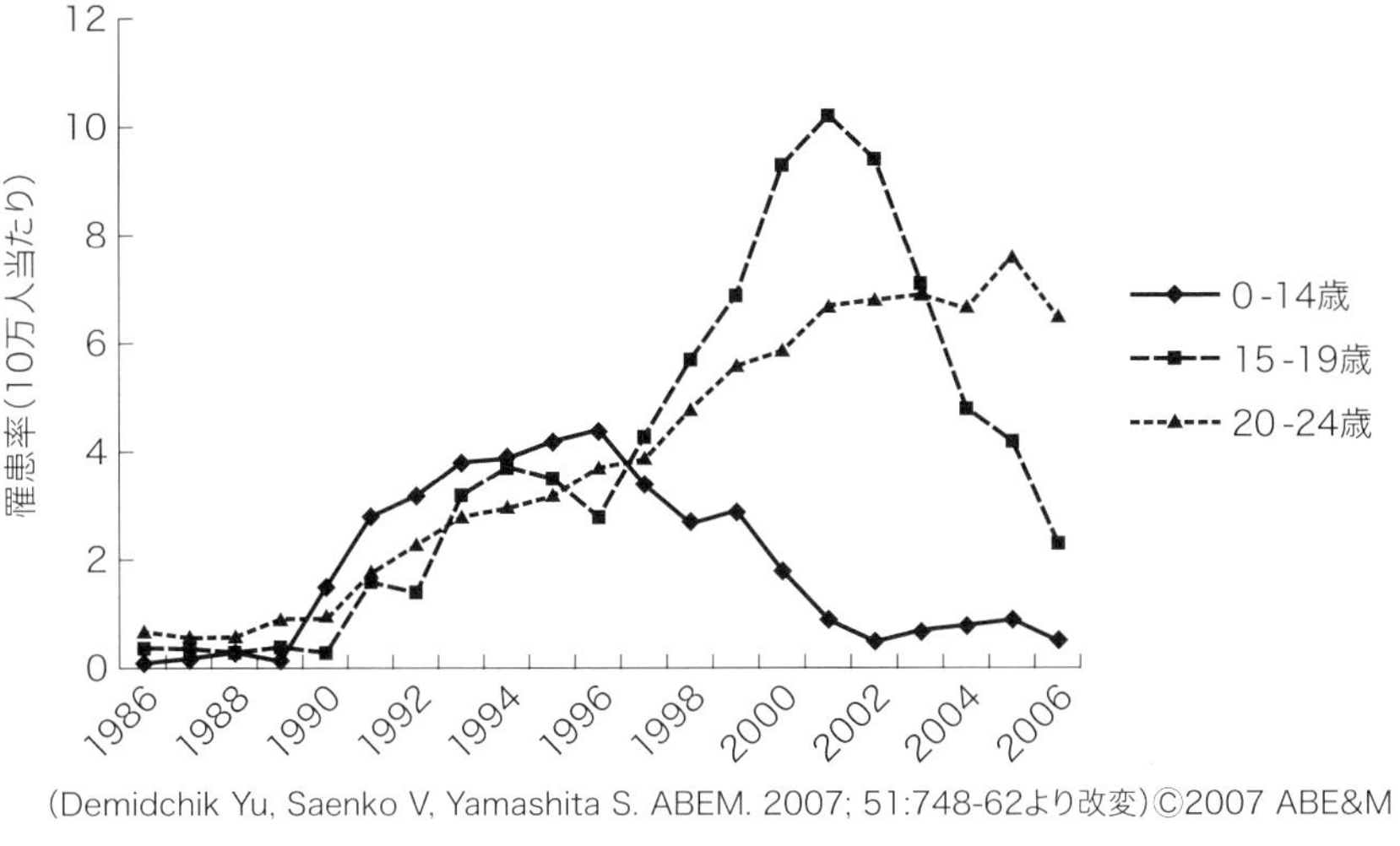

（Demidchik Yu, Saenko V, Yamashita S. ABEM. 2007; 51:748-62より改変）©2007 ABE&M

い。つまり、年齢が低いほどリスクが高い[12]。これは、放射性ヨウ素で汚染された牛乳の流通、摂取制限がなされなかったことや、乳幼児では牛乳摂取量が多いためと考えられている。

汚染地域の平均の過剰絶対リスク[*2]は１００００人当たり２・１人（1グレイ、1年当たり）である[14]。これは１００００人当たり２・１人過剰に発生することを示す。また、事故時１歳未満だった人では、過剰相対リスクは10歳児の40倍に上る。

＊２　「過剰絶対リスク」は、被ばく者と非被ばく者で単位線量（１シーベルト）当たり「何人」のリスクの差があるかを示す指標。「過剰相対リスク」は前述したように、被ばく者と非被ばく者で単位線量（１シーベルト）当たり「何倍」のリスクの差があるかを示す。

ベラルーシのゴメリ州で行われた疫学調査によると、事故前に生まれた群（事故当時0歳〜2歳4か月）では、９７２０人中31人が甲状腺がんと診断されたが、１９８７年〜１９８８年に生まれた群９４７２人では甲状腺がんの発生は認められなかった（図12）。また、１９８６年の事故後（４月26日以降12月末まで）に生まれた人も事故前出生群に比べると発生頻度は大幅に減っている。

このことは、事故直後に浮遊していた、あるいは流通していた食品に含まれていたがその後に消えた放射性物質が甲状腺がんの原因である可能性を示唆している。これらのことから、事故によって大量に放出された放射性ヨウ素１３１が小児の甲状腺がんの原因と考えられた。ヨウ素１３１は物理学的半減期が約８日と短い。したがって、

図12　ゴメリ州での甲状腺がんの頻度（1998-2000年）

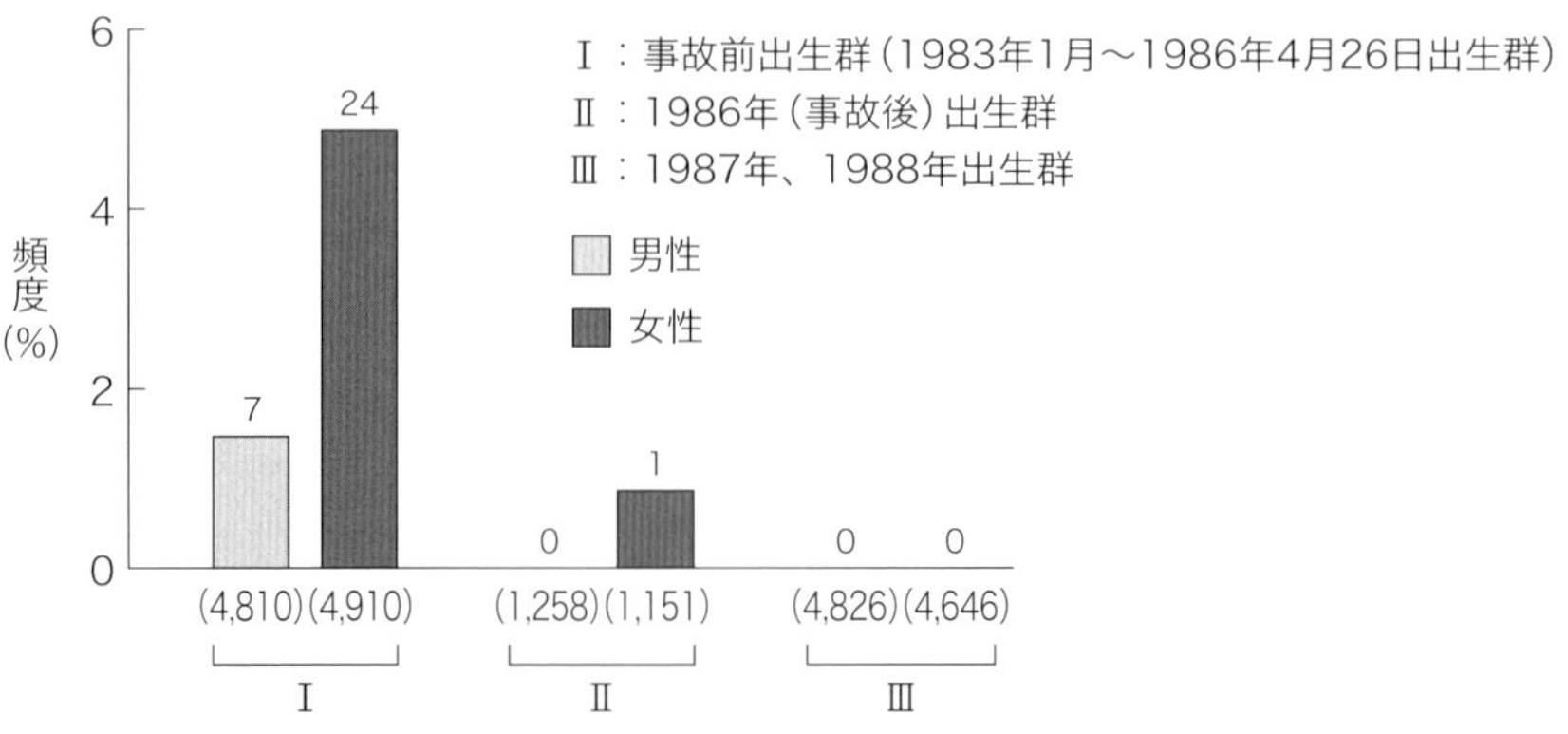

（Shibata Y, et al. Lancet. 2001; 8:358(9297):1965-6より改変）ⓒ2001 Elsevier

１９８７年以降に生まれた子どもが放射性ヨウ素に被ばくする可能性はきわめて低いと考えられる。ヨウ素１３１への内部被ばくが防げなかった第一の原因として、汚染食物の流通制限がなされず、ヨウ素１３１が濃縮されたミルクなどを継続して経口摂取してしまったことが挙げられる。また、チェルノブイリ周辺は、もともと海から遠くヨウ素欠乏地域であり、摂取されたヨウ素１３１が甲状腺に取り込まれやすかったことや事故直後の甲状腺ブロック（安定ヨウ素剤の適切な服用）が不十分だったことも挙げられる。一方、日本はヨウ素過剰地域であることから、もし放射性ヨウ素に曝露したとしても、放射性ヨウ素の取り込みはチェルノブイリに比べて少ないものと予想されている。

２０１１年4月までにチェルノブイリにおいて、約６０００人が小児甲状腺がんを発症したが大部分では治療が奏功している。ただし、甲状腺がん以外の原因を含め15人が死亡しているとされている。

放射線による甲状腺がんに特有のタイプはあるか

チェルノブイリで小児甲状腺がんが増えた発がん機序を追究するために、１９９０年代から世界の専門家集団による科学的な検証が重ねられた。一般の甲状腺がんと放射線による甲状腺がんには病理組織所見や遺伝子異常などの違いがあるかどうかについても検討されてきた。

甲状腺がんは組織学的（顕微鏡で見た特徴）に「乳頭がん」「濾胞《ろほう》がん」「髄様《ずいよう》がん」「未分化がん」の4つのタイプがある。最も多いのは乳頭がんである（約90％）。この名称は、がん細胞が乳頭状に増殖することからつけられている。放射線関連の甲状腺がんもほとんどが乳頭がんである（約98％）。ただし、低年齢で被ばくした場合は古典的乳頭がんとはやや違ったタイプ（濾胞型乳頭がん）であることが多い。

潜伏期が短い例、つまり被ばくから早い時期に発症した甲状腺がんは、周りの組織に広がったり転移したりしやすい腫瘍であることが多い。ただし、この特徴は放射線とは関係のない小児甲状腺がんでも、同様である。これまで放射線関連の甲状腺がんの組織学的特徴について多くの議論がなされたが、現段階での結論として、年齢やヨウ素欠乏による影響が大きく放射線による甲状腺がんの組織学的な特徴は見出せないとされている。

では、遺伝子異常の特徴はあるのだろうか？

成人の甲状腺乳頭がんでは、その30～70％に特徴的な遺伝子異常が見られる。これは、*BRAF*遺伝子点突然変異というもので、*BRAF*という遺伝子の一つの塩基が入れ替わる変異である。

一方、チェルノブイリの症例では当初はこの遺伝子異常はきわめて稀であり、50～70％で*RET*/*PTC*遺伝子再配列（再構成）が見られた。再配列という遺伝子変化は、何らかの原因によって染色体が切断されたあと、本来の並びと違う接合がなされたものをいう。点突然変異に比べて大きな変化である。第2章でも述べられているように、放射線は遺伝子（DNA）の2本鎖切断を起こす特徴があること、また成人の甲状腺がんでは*RET*/*PTC*遺伝子再配列は稀であることより放射線により細胞ががん化するプロセスとして、放射線によりDNA二重鎖（二重らせん）が切断され、*RET*/*PTC*遺伝子再配列が生じたことががん化の第一歩（イニシエーションと呼ばれる現象）である可能性が考えられた。ところが、その後の研究で放射線に関係のない小児甲状腺乳頭がんでも、*RET*/*PTC*遺伝子再配列が多く、*BRAF*遺伝子点突然変異は稀であり、チェルノブイリ症例と差のないことが明らかになった[15]。

結論として、放射線誘発の証拠となる遺伝子異常はわかっていない。現時点では、放射線によりDNA二重鎖が切断され、それに伴う修復異常ががんの原因の一つになると考えられている。

我々のこれまでの研究から見ると、チェルノブイリ症例でも、発症年齢が小児から若年成人、さらに成人期へと移るにつれて*RET*/*PTC*遺伝子再配列の頻度は減り、*BRAF*遺伝子点突然変異が増えてくることがわかっている。被ばくから甲状腺がんになるまでの潜伏期には差があるわけであるが、早期に甲状腺がんになった例では*RET*/*PTC*遺伝子再配列が見られることが多く、遅れて発症した例では*BRAF*遺伝子点突然変異が多く見られる。実際、チェルノブイリ症例で成人になって発症した人ではBRAF遺伝子点突然変異が増加傾向にある。潜伏期の違いにこの遺伝子異常のタイプの違いが関連している可能性もある。あるいは、放射線被ばくによって何らかの原因を介して遺伝子が不安定になることで、RET/PTC遺伝子再配列であったりBRAF遺伝子点突然変異を起こしやすくなっている可能性もある。

甲状腺がん以外のがんは増えていない

チェルノブイリ原発事故の健康影響については、当初、広島・長崎の原爆被爆者と同じように白血病が多発するのではないかと懸念された。だが、事故後25年以上が経過した現在も、消防士や原発周辺で事故直後から処理作業を行っていた人々を除いて、一般住民では白血病の顕著な増加は認められていない。その理由として、原爆被爆者のように短時間で高線量の放射線に被ばくすることがなかったからだと考えられている。

チェルノブイリ・フォーラムでは、現在のところチェルノブイリ事故による放射線被ばくによって小児白血病が増加したという証拠はないこと、汚染地域の成人住民に白血病が増加したという証拠はないこと、胎内被ばくと白血病増加の関連については「関連がある」「関連がない」といういずれの証拠も見出されていないことをまとめている[13]。唯一、ウクライナの事故処理作業従事者については、放射線被ばくと白血病の増加を示す報告もある。ただし、これについてもさらにその他の疾患についても交絡因子を含めた長期の詳細な調査・研究が必要だとしている。

同フォーラムでは、白血病も含め甲状腺がん以外のがんについては事故の影響を示す確かな報告はなく、むしろ精神的な障害が最大の健康影響であることが指摘されている。

放射線被ばくの晩発性障害は長い潜伏期を経てから現れることが多いため、人々の将来の健康に対する不安が強くなる。いつかがんを発病するのではないかという不安を常に感じている人も少なくない。また、住み慣れた土地から強制移住させられた人々の中には、新しい土地での生活に順応できず、神経症のような症状が見られる人もいる。事故後にプリピャチ市からキエフ市に避難した子どもの集団の追跡調査によると、事故前からキエフ市に住んでいる同年齢の子どもに比べて精神的な問題を抱えているケースの多いこと、自律神経失調症の発生頻度が高いことなどが報告されている[16]。

ポーランドにおける安定ヨウ素剤服用の実効性

放射性ヨウ素の甲状腺への取り込みを予防する薬剤が安定ヨウ素剤である。チェルノブイリ原発事故に際して、安定ヨウ素剤の投与は行わなかった国が多かった。放射性ヨウ素が甲状腺疾患を増やすリスクよりも、ヨウ素剤投与による副作用のリスクのほうを懸念したためとも言われる。その中で唯一ポーランドで約１０００万人の子どもに対して安定ヨウ素剤が投与された。

１９８６年4月29日（チェルノブイリ事故から3日後）に、ポーランドの保健相は、16歳以下の小児の甲状腺予測等価線量が50ミリシーベルトを超える地域で安定ヨウ素剤溶液を配布することを決定した。投与基準は年齢に応じて定められ、新生児は上限15ミリグラム、５歳以下は上限50ミリグラム、６歳以上16歳以下は上限70ミリグラムとされた。ヨウ素剤による予防は妊婦と授乳婦にも推奨され（義務ではなかった）、その他の成人には推奨されなかった。ただし、服用は1回のみで複数回の服用は勧めなかった。最終的に、ポーランドの16歳以下の小児の95・３％が安定ヨウ素剤を服用したとされる。

結果として、ポーランドでは甲状腺がんの増加は認められなかった。

ただし、安定ヨウ素剤の投与が甲状腺がんの予防に効果があったかどうかははっきりとはしていない。その理由は、ポーランドに飛来した放射性ヨウ素の量がチェルノブイリ周囲地域に比して少なかっただけでなく、ポーランドでは安定ヨウ素剤服用以外の追加の放射線防護対策をしっかりと行ったからである。

たとえば、ポーランド全土で牛の放牧と新鮮な飼料供給を禁止した。小児、妊婦、授乳婦については、1リットルあたり1000ベクレル以上の放射性ヨウ素を含む新鮮牛乳摂取が禁止され、4歳以下の小児全員に輸入粉ミルクを提供する対応も行われた。さらに、小児、妊婦、授乳婦に対して、新鮮な葉もの野菜の摂取を最低限にするよう勧告した。

チェルノブイリでの小児甲状腺がんの原因として考えられた高レベルの放射性ヨウ素を含む牛乳が小児の口に入らないように措置したことを筆頭に、放射性ヨウ素の取り込みを防止、低減する方策が実施された。これらの多くの追加措置がかみ合って、結果としてポーランドでは甲状腺がんの増加がなかったものと考えられる。さらに、もともとポーランドはヨード欠乏がチェルノブイリ周辺国よりも少なかったこともその理由の一つだろう。

ポーランドにおける安定ヨウ素剤の投与と飲食物の制限による甲状腺の被ばく量の低減効果についても報告がある。4月29日に安定ヨウ素剤を服用した群では、40％の預託実効線量の低減効果が認められた（**表2**）。服用日が遅れれば低減効果も減弱している。なお、預託実効線量というのは内部被ばくの影響を評価する基準であり、食品摂取後50年間（小児は70歳まで）に受ける線量を最初の1年ですべて受けたと想定して計算される放射線量のことを指す。

一方、ポーランドにおける安定ヨウ素剤投与による副作用も調べられてい

表2　安定ヨウ素剤と粉ミルクによる線量低減効果

安定ヨウ素剤	安定ヨウ素剤による線量低減効果(%)	粉ミルクと野菜による線量低減効果(%)	合計の線量低減効果(%)
4月29日	40	30	70
4月30日	25	30	55
5月1日	12	30	42
5月2日	8	30	38

(Nauman J, et al. Am J Med. 1993;94:524-32より改変) ©1993 Elsevier

る。成人では重篤な副作用の発症が０・００００００４%、軽度または中等度が０・０００６%と報告されている。若年者では重篤な副作用の報告はなく、嘔吐・下痢などの原因不明の胃腸症状が見られた。結果として、小児では嘔吐（２・38%）など少数の胃腸管障害と皮膚の発赤（１・07%）などが報告されたのみであった（**表3**）。

ただ一般に、造影剤（ヨウ素剤を含む）を使った放射線の検査では、１００人に数例ほどの率で呼吸促迫、発熱、嘔吐などの副作用が現れる。また、１００万人に１人程度の割合で重篤なアレルギー反応を起こして命に関わるケースもある。

ポーランドで行われた副作用の解析は対象が2万人弱であり、数百万人単位の人々に投与した場合、一定の率で副作用は起こり得るものと考えられる。さらに妊婦や新生児の場合、もし連用した場合は母子ともに甲状腺機能障害を併発する可能性を考慮する必要があると思われる。

■セシウム137の土壌汚染と内部被ばくとの関連

チェルノブイリ原発事故直後は、健康影響は主に半減期約8日の放射性ヨウ素によるものであった。今日では半減期が

表3　安定ヨウ素剤副作用―甲状腺以外

症状	小児		成人	
	実数	%	実数	%
予防内服者総数	12,040		5,061	
なし	11,482	95.4	4,833	95.5
唾液腺腫脹	0		0	
耳下腺炎	0		0	
頭痛	22	0.18	35	0.69
胃痛	43	0.36	32	0.63
下痢	23	0.19	6	0.12
嘔吐	286	2.38	43	0.85
呼吸促迫	13	0.11	32	0.63
皮膚紅潮	129	1.07	63	1.24
その他	42	0.35	10	0.20

（Nauman J, et al. Am J Med. 1993; 94: 524-32より改変）©1993 Elsevier

約30年のセシウム１３７とストロンチウム90による土壌汚染が問題になっている。最も高いレベルのセシウム１３７は土壌の表層にあり、それが植物や昆虫、キノコなどに吸収されて、今なお存在している。

土壌汚染を介した食物連鎖への対応としては、食品ごとに基準値を設けて流通制限が行われている。これは、福島第一原発事故により現在、日本が行っている内部被ばく対策の一つのモデルになっている。チェルノブイリでは事故直後は現在の日本よりも基準値は高く設定されていたが、環境の汚染レベルが下がってくるに応じて基準値のレベルも徐々に厳しくなっている（表４）。

土壌汚染が強い地域では、汚染食品の摂取による内部被ばくのリスクがある。しかし、チェルノブイリ周辺地域のセシウム１３７と、発がんのリスクとの関連については、これまで事故後26年を経た現在まで、相関性は認められていない。また、妊娠や遺伝への影響については生殖能力、死産数、妊娠中の経過への影響、出産時の合併症などへの影響は証明されなかった。

ベラルーシでは１９７９年から住民を対象とする先天奇形の登録が行われている。チェルノブイリ原発事故後は両親の居住地域のセシウム１３７汚染の程度の情報が記載されている。その結果から、先天奇形の報告数は増加したが、高汚染地域と低汚染地域の間で違いは見られず、むしろ低汚染地域で出生時点での先天奇形の報告数が多かった。これは放射線被ばくによるものではなく、報告システムが改善したことによるものと見られている。

チェルノブイリを支援したＮＧＯの活動

チェルノブイリ原発事故ののち、日本からも現地への支援が行われた。現在に至るまで息の長い支援活動を続けている組織も複数ある。日本から支援を行った団体の中で代表的なものを挙げてみる。

１９９０年2月、当時のソ連政府から日本に対して被災地住民支援のための医療協力の要請があった。これに

表４　セシウム許容量、規制値の推移

対象国	旧ソ連	旧ソ連	旧ソ連	ベラルーシ	ロシア	ウクライナ	ベラルーシ	ロシア
年月	1986年 5月30日	1987年 12月15日	1991年 1月22日	1992年	1993年	1997年	1999年	2001年
核種	β線放出源	134・ 137Cs	134・ 137Cs	134・ 137Cs	134・ 137Cs	134・ 137Cs	134・ 137Cs	134・ 137Cs
パン	370	370	370	185	370	20		
小麦（小麦粉）	370	370	370	370~600	370	20		40~60
野菜・ジャガイモ・果物	3,700	740	600	185~370	600	40~70		40~120
牛乳	370	370	370	111~370	370	100	100	100
乳製品	3,700~18,500	370	370	111	370	100	50~200	100~500
粉牛乳	3,700	1,850	1,850	740				
肉（肉製品）	3,700	1,850~2,960	740	600	600	200	180~500	160
魚	3,700	1,850	740		600	150	150	130
卵	37,000	1,850	740		600	6/個		80
砂糖	1,850	370	370	370	370			
水道水	370	18.5	18.5	18.5				
乳児食		370	185	37	185	40	37	40~60

値の単位はベクレル（Bq）/kg、飲料水はベクレル（Bq）/L

以下の資料から作成

International Atomic Energy Agency, Environmental Consequences of the Chernobyl Accident and their Remediation: Twenty Years of Experience, Report of the UN Chernobyl Forum Expert Group 'Environment' Radiological Assessment Reports Series 8, IAEA, Vienna, 2006.

International Atomic Energy Agency, Present and future Environmental impact of the Chernobyl Accident, IAEA-TECDOC-1240, IAEA, Vienna, 2001.

対して、笹川記念保健協力財団が原爆医療の知識と経験を持つ広島・長崎の放射線医学・医療の専門家を現地に派遣し、チェルノブイリ笹川医療協力プロジェクトが発足した。

プロジェクトは、ソ連の中でも特に放射能汚染が強い5か所（ベラルーシ2州、ロシア1州、ウクライナ2州）で協力するという形で開始。ロシア、ウクライナ、ベラルーシ3か国の5つの医療施設を基幹センターとして、事故当時の児童（事故当時0～10歳）を対象に検診活動に着手し、１９９６年4月に当初の5か年計画を終了した。プロジェクトはその後さらに5年間延長された。このプロジェクトには、長崎大学、広島大学、放射線影響研究所など多数の国内機関の医師・研究者などが参加している。

検診の仕組みは、内部被ばく線量、甲状腺検査、血液検査（当初、原爆被爆者の経験から白血病が懸念されたため）の3項目を主検査項目として、甲状腺用超音波診断装置、椅子型のホールボディカウンター、血液分析装置を搭載した検診車で近くの町村の学校へ赴き、児童を検診する、検診車に搭載したものと同じ機材を5センターにも設置してバスで児童をセンターへ運んできて検診するという2本立てで行われた。ここでは広島・長崎の被ばく医療の経験がおおいに生かされた。

１９９１年5月～２００１年3月までの約10年間に約20万人の子どもの検診が実施された（表5）。開始時は日本や欧米と旧ソ連との間に診断や検査・治療に至るまで医学・医療の大きなギャップがあったため、日本の医師、臨床検査技師、放射線技師、甲状腺の細胞検査士、病理医などが各センターに派遣され、3か月間滞在して、現地の担当者とともに検診に従事し技術移転を図った。その後は、検診業務は現地医師、検査技師が担い、日本からは年数回ほど専門家が5センターを訪れて指導を行った。また、現地の医師、技師に対し、現地や日本で研修も実施した。日本で研修を受けたロシア、ウクライナ、ベラルーシ人医師は延べ１１５人、技術協力のために現地へ派遣された日本人医師は延べ４４１人を数えた。

毎年、5センターの担当者が検診のデータを持ち寄り、日本人専門家も参加してモスクワなどでワークショップを開き、それぞれの問題点を協議し検診活動の統一性を図った。その結果は報告書として英語・ロシア語でまとめられた。さらに、５年間各センター所在地でシンポジウムを開催した。

このプロジェクトは、最初は人道的支援としてスタートしたが、科学的アプローチにも配慮し、３か国５センターで同じ機材を用い、同じ方法・基準で検診を実施したために、各センターで得られたデータを相互に比較できた。その結果として貴重な科学的データが蓄積された。チェルノブイリ原発事故後に大気中に大量放出された放射性ヨウ素による内部被ばくの影響で小児甲状腺がんが多発していることも、世界中の研究者がここから得られた基礎データを活用して科学的に証明したのである。

他に、長崎大学などが行っている遠隔医療支援システムもこのプロジェクトから発展していったものである。

１９９９年には、ベラルーシのゴメリ州立診断センターと日本の長崎大学医学部とを結ぶ通信衛星を使った画像送受信システムが立ち上がった。このシステムを用い、ゴメリから甲状腺超音波診断画像や病理診断画像を長崎大学へ送り、長崎大学で専門医がコメントをつけてゴメリへ返送し、甲状腺がんのスクリーニングや確定診断に大きな役割を果たした。

このプロジェクトの成功を受け、日本財団はＷＨＯと協力し、２００５年５月にベラルーシの遠隔医療のパイロット・プロジェクトに着手した。２００４年にはミンスク医科大学とゴメリ医科大学

表５　検診児童数

	検診対象地域	検診児童数
ベラルーシ	ゴメリ(ゴメリ州)	30,732人(1991〜1996年)
		39,286人(1998〜2000年)
	モギリョフ(モギリョフ州)	29,212人(1991〜1996年)
ウクライナ	キエフ(キエフ州)	30,814人(1991〜1996年)
	コロステン(ジトミール州)	33,554人(1991〜1996年)
ロシア	クリンシィ(ブリヤンスク州)	34,683人(1990〜2001年)
合　計		198,281人

(笹川記念保健協力財団ホームページより)
www.smhf.or.jp/support/eu02_belarus.html
www.smhf.or.jp/support/eu03_russia.html
www.smhf.or.jp/support/eu01_ukraine.html

との間で遠隔講義も始まり、日本との通信以外でも地域ネットが拡大され、これによってベラルーシ国内の甲状腺診断を中心とした医療格差や医学教育の格差の改善に貢献した。

長崎大学では、同様のシステムを使って、カザフスタン共和国のセミパラチンスク核実験場（旧ソ連最大の核実験場）の周辺住民の医療を担うセミパラチンスク医科大学にも遠隔講義を行っている。

チェルノブイリ周辺で発生した甲状腺がんについては、ＥＵやＷＨＯなどの国際組織やアメリカの国立がん研究所（ＮＣＩ）、当事国（ロシア、ウクライナ、ベラルーシ）政府との協力のもと、１９９８年に「チェルノブイリ甲状腺組織バンク（Chernobyl Tissue Bank：ＣＴＢ）」が立ち上げられ、甲状腺がんの発生する仕組みや治療の研究などを行う世界中の科学者に甲状腺組織が提供されている（ベラルーシは現在参加を一時停止している）。

ＣＴＢは、手術によって摘出された貴重な甲状腺がん組織の散逸や拡散を防ぎ、全世界的な研究を促進するため、それぞれの当事国が責任を持ってサンプルやデータ、遺伝子などを管理できる制度を完備するために設立された。世界の研究者がチェルノブイリ関連の甲状腺がんの研究を行いたい場合、このバンクにサンプルを使用したい旨を申し込み、審査を経て甲状腺組織などが提供される。

がんのこうした国際的な組織バンクはきわめて珍しい。原爆被爆症例に対しても国際的なものは存在しない。日本でもがんの組織は医療機関ごとに管理しており、それぞれが独自に研究を行っているものが多い。

これら以外にも、複数のＮＧＯ法人がチェルノブイリを支援している。１９９１年に設立された日本チェルノブイリ連帯基金（表６）もその一つである。信州大学を中心とした医療・物理の専門家、一般人などの協力で、ベラルーシの医療者とともに実態調査を行い、医薬品や医療機器の供与、技術移転、医師の研修などの支援活動を行っている。

復興と平和への科学の貢献

広島・長崎の原爆被爆者を最後の「ヒバクシャ」としたいとの願いに反し、世界各地で核実験が繰り返され、チェルノブイリにおいても史上最悪の放射性物質拡散を起こし、数多くの甲状腺がんや精神影響などを引き起こした。東日本大震災によって発生した東京電力福島第一原子力発電所事故により、放射線作業従事者のみならず、一般市民においても広い地域で放射性物質を身近に感じざるを得ない状況になってしまった。そのことは、きわめて大きな影響を私たちの社会に及ぼしている。将来二度とこのような悲劇を繰り返さないよう祈りつつ、私たちは、今直面している事態を冷静に理解していく必要がある。そのために、本章では、私たち人類が経験してきた原爆、チェルノブイリ原発事故の知見を取り上げた。東北・福島の復興と世界の平和に向けて医学や医療科学のできることは小さいかもしれないが、この危機をバネにささやかな貢献ができればと願っている。

表6　日本チェルノブイリ連帯基金

● 設立:1991年1月

● 目的:チェルノブイリ原子力発電所事故被災者への医療支援

● 支援実績:

1. チェルノブイリ原子力発電所事故による放射性物質汚染地の子どもたちの甲状腺がん調査
2. 体内被ばく者に対するNK(ナチュラルキラー)細胞活性についての血液学的調査
3. 国立甲状腺がんセンター(ミンスク)、ゴメリ州立病院、チェチェルスク地区病院への医療資材の供与
4. 国立甲状腺がんセンター(ミンスク)への技術供与
5. 信州大学病院医師等によるゴメリ州立病院での末梢血幹細胞移植における医療協力
6. 19年間にわたる92回の訪問団の派遣
7. ベラルーシからの医師の招聘および日本国内での治療方法の研修
8. 日本・ベラルーシ間の文化交流

参考資料・引用文献

1 Neriishi K, Nakashima E, Minamoto A, et al. Postoperative cataract cases among atomic bomb survivors: radiation dose response and threshold. Radiat Res. 2007；168：404-8.

2 Preston DL, Ron E, Tokuoka S, et al. Solid cancer incidence in atomic bomb survivors：1958-1998. Radiat Res. 2007；168：1-64.

3 Fujiwara S, Sposto R, et al. Hyperparathyroidism among atomic-bomb survivors in Hiroshima. Radiat Res. 1992；130：372-8.

4 Imaizumi M, Ura T, Tominaga T, et al. Radiation Dose-Response Relationships for Thyroid Nodules and Autoimmune Thyroid Diseases in Hiroshima and Nagasaki Atomic Bomb Survivors 55-58 Years After Radiation Exposure. JAMA. 2006；295（9）：1011-22.

5 Neel JV, Schull WJ, et al. The Children of Atomic-bomb Survivors：A Genetic Study. Washington DC：National Academy Press. 1991.

6-1 Nakamura N.Genetic effects of radiation in atomic-bomb survivors and their children：past, present and future. J Radiat Res.（Tokyo）2006；47（Suppl B）：B67-73.

6-2 Otake M, Schull WJ, Neel JV. Congenital malformations, stillbirths, and early mortality among the children of atomic bomb survivors：a reanalysis. Radiat Res. 1990；122：1-11.

7 阿波章夫．被爆者の子供に対する染色体調査．放射線被曝者医療国際協力推進協議会編．原爆放射線の人体影響 １９９２．307-14．文光堂，1992.

8-1 Izumi S, Suyama A, Koyama K. Radiation-related mortality among offspring of atomic bomb survivors：a half-century of follow-up. Int J Cancer. 2003；107：292-7.

8-2 Izumi S, Koyama K, Soda M, et al. Cancer incidence in children and young adults did not increase relative to parental exposure to atomic bombs. Br J Cancer. 2003；89：1709-13.

8-3 被爆二世健康影響調査科学・倫理合同委員会編．被爆二世健康影響調査報告．平成19年．

9 Honda S, Shibata Y, Mine M, et al. Mental health conditions among atomic bomb survivors in Nagasaki. Psychiatry Clin Neurosci. 2002；56：575-83.

10 Koshimoto R, Nakane H, Kim H, et al. Mental health conditions in Korean atomic bomb survivors：a survey in Seoul. Acta Medica Nagasaki. 2011；56：53-8.

11-1 原子力安全・保安院．東京電力株式会社福島第一原子力発電所の事故に係る1号機，2号機及び3号機の炉心の状態に関する評価について．平成23年6月6日．http://www.meti.go.jp/press/2011/06/20110606008/20110606008-2.pdf

11-2 原子力安全・保安院．東京電力株式会社福島第一原子力発電所及び広島に投下された原子爆弾から放出された放射性物質に関する試算値について．平成23年8月26日．http://www.meti.go.jp/press/2011/08/20110826010/20110826010-1.pdf
http://www.meti.go.jp/press/2011/08/20110826010/20110826010-2.pdf

11-3 原子力安全・保安院．放射性物質放出量データの一部誤りについて．平成23年10月20日．http://www.meti.go.jp/press/2011/10/20111020001/20111020001.pdf

12 Cardis E, Howe G, Ron E, et al. Cancer consequences of the Chernobyl accident：20 years on. J Radiol Prot. 2006；26：127-40. Epud 2006 Apr 24.

13 The Chernobyl Forum.2003-2005. Chernobyl's Legacy. Health, Environmental and Socio-Economic Impacts and Recommendations to the Governments of Belarus, the Russian Federation and Ukraine. Second revised version, IAEA Division of Public Information：D. Kinley III (Editor)；A. Diesner-Kuepfer (Design).

14 Jacob P, Kenigsberg Y, Zvonova I, et al. Childhood exposure due to the Chernobyl accident and thyroid cancer risk in contaminated areas of Belarus and Russia. Br J Cancer. 1999；80：1461-9.

15 Kumagai A, Namba H, Saenko VA, et al. Low frequency of BRAFT1796A mutations in childhood thyroid carcinomas, J Clin Endocrinol Metab. 2004；89：4280-4.

16 Bromet EJ. Mental health consequences of the Chernobyl disaster. J Radiol Prot. 2012；32：N71-5.

第４章

低線量放射線の健康リスクについて

宮崎　真　福島県立医科大学医学部放射線健康管理学講座　助手
大津留　晶　福島県立医科大学医学部放射線健康管理学講座　教授

本章では、まず放射線による健康リスクを理解するための低線量健康リスクについての基礎的な内容、次に福島第一原発事故の原子力災害の線量の現況、そして原爆とチェルノブイリ原発事故の被災からの教訓などよりの低線量被ばくの健康リスクについて考えたあと、他の発がんリスクと低線量被ばくのリスクについて比較してみたい。最後に、この低線量環境下で、一般の我々が注意できることについても考えたい。

1　健康リスクを理解するための背景

放射線量の意味

天然の放射性物質による内部被ばくは、カリウム40、炭素14、ポロニウム２１０などの放射性物質により、成人当たり平均７０００～８０００ベクレルとされている（詳細は第2章参照）。体重当たりに直すと、１２０ベクレル／キログラムという値になる。天然の放射性物質とは別に、他の環境因子と同様に、人工の放射性物質の摂取をどこまで制限するかという問題がある。今回の原発事故直後も、その問題が起こった。そして、チェルノブイリ原発事故後の１９９０年代に輸入農産品を対象にして用いられていた暫定基準値を、今回の原発事故にもおおむね適応した。つまり、１キログラム当たり、放射性ヨウ素では飲料水３００ベクレル、食品２０００ベクレル、放射性セシウムに関しては、飲料水２００ベクレル、食品５００ベクレルであった。放射性セシウムの数値は、EUや米国の基準やチェルノブイリ原発事故後5年間の旧ソ連など（第3章参照）と比べて、厳しい基準であった。しかし、その後我が国では、２０１２年4月より放射性セシウムに関しては、１キログラム当たり、飲料水は10ベクレル、食品は１００ベクレル、乳幼児の食品は50ベクレルという新基準値を用いることとなった。

ところで、１９５０年～70年代に行われていた大気圏核実験による大気中の放射性物質のピークは１９６３年だったが、その当時の放射性セシウム等での内部被ばく線量は、世界平均で０・11ミリシーベルトであったと国連科学委員会（ＵＮＳＣＥＡＲ）で報告されている。[1] 日本に飛来した放射性セシウム、ストロンチウムの降下量のデータでも、１９５０年代、60年代は、２０００年代と比べると、1万~10万倍近くあったと報告されている。放射線医学総合研究所や長崎大学による日本人のホールボディカウンターのデータにおいても、１９６０年代は数百ベクレルの放射性セシウム１３７が体内にあったが、その後減ってきて、１９９０年以降は、検出限界以下になっていた。[2]

さて、放射性物質への安全防護の基準に関するアセスメントをしているのが、国際放射線防護委員会（ＩＣＲＰ）である。そこでは、放射線健康影響について科学的データに基づき検討をしているが、社会的な要因も加味して防護側に立ったアセスメントがなされる。たとえば、職業被ばくの限度は1年間で50ミリシーベルト、5年間の平均では年当たり20ミリシーベルト辺りにしようという勧告がなされている。一般人は、もちろん放射線取扱上の管理された生活を送っているわけではないので、「参考レベルとして1ミリシーベルト／年以下を目標にしましょう」と勧められている。

この線量の意味は、その数値の前後から「がんの危険性がある・ない」の問題ではなくて、安全管理上の問題ということになる。すなわち社会的要因も加味しているため、「原発事故が起きたときと、そうではないときでは、参考レベルは変わる」という前提で作られたものと推測される。しかし、この安全管理上の議論と科学的なデータに基づいた健康リスクの議論が、もともとわかりにくかったことが、今回の原子力災害において社会に大きな混乱を与えていた一因ではないだろうか。

原爆被爆などの急性被ばくが住民の被ばくの中心となるものと異なり、原発事故の場合は多くの人にとってはむしろ持続的な慢性被ばくのリスクが問題となる。すなわち「慢性被ばくの影響は、はたして急性被ばくと同じと考えていいのか」という問題が出てくる。じつは、世界中には比較的高い被ばくをしている地域がたくさんある（図１）。たとえば、インド・ケララ州とタミールナヅ州の南西の海岸にはトリウムを高濃度含むモナザイトの沈積土壌地帯が、約５００メートルの幅で２５０キロメートル続いている。この州の住民全体の25％に、年間５～70ミリシーベルトの被ばくがあると報告されている。そして、５００ミリシーベルトぐらいまでは少なくともがんのリスクが上がっていないという報告も出ている。線量が高い他の地域も同じような結果が出ており、それらの疫学調査[3)4)]からは慢性被ばくにおける発がんリスクは、これまでのところ５００ミリシーベルトぐらいまでは上がらないということが示唆されている。

一方、先ほどの「安全防護上の考え方」では、この低線量被ばくのリスクをどのように捉えているだろうか。ＩＣＲＰが提唱している考え方は、がんで亡くなる人が30％程度いる現在の先進国で、放射線によってがんで亡くなる人が１００ミリシーベルトでは約０・５％増え、２００ミリシーベルトは１・０％、３００ミリシーベルトでは１・５％増えるという直線仮説（ＬＮＴモデル）である。つまり、安全管理をしていく立場としては、安全側に立って保守的に捉えるということであり、２００ミリシーベルトでがんによる死亡が１・０％増えるということが疫学的に証明されているわけではない。このＬＮＴモデルに従えば、慢性被ばくによるがんのリ

図１　世界各国の大地からの年間平均自然放射線量（ミリシーベルト）
（国連科学委員会報告書（UNSCEAR 2000）から作成）

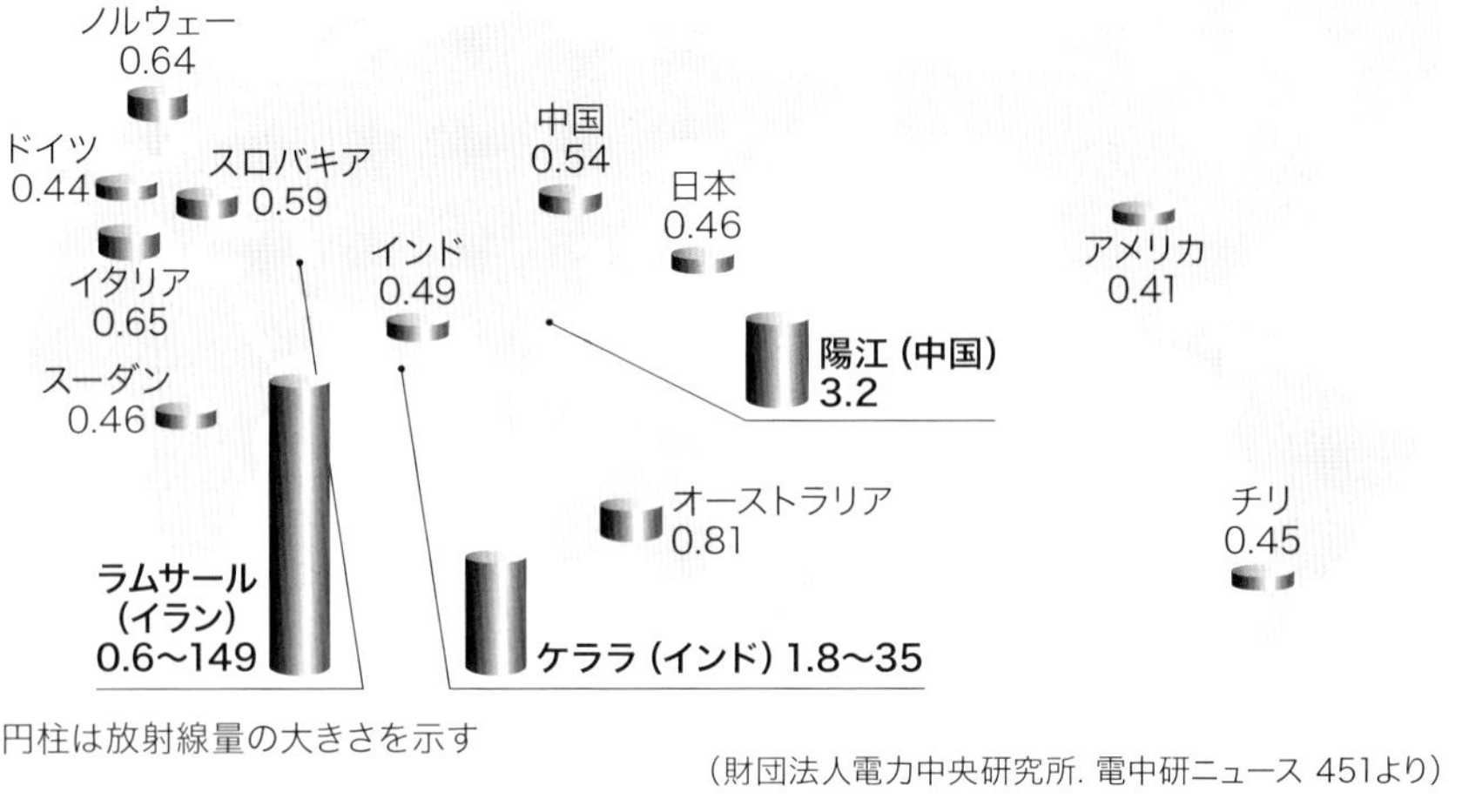

円柱は放射線量の大きさを示す

（財団法人電力中央研究所. 電中研ニュース 451より）

スクも、しきい値があるのではなく、20ミリシーベルトで0・1%、10ミリシーベルトで0・05%、1ミリシーベルトで0・005%の過剰がん死亡リスクが存在するという考え方になる（図2）。

2 福島第一原発事故による災害と低線量被ばくの現況

2011年の3月11日14時46分に三陸沖でマグニチュード9・0という巨大地震が起き、その約30分後に巨大津波が襲来した。東北地方の太平洋沿岸には4つの原発があり、どこも危機一髪の状況に陥った。東京電力の福島第一原発では、緊急炉心停止には成功したものの、全電源喪失による冷却機能の喪失からの回復作業がうまくいかず、メルトダウンを起こした。そのため水素爆発が発生し、格納容器の損傷や建屋の破壊が起こり、本来閉じ込められていなければならない放射性物質が環境中に多量に漏れるという、「レベル7」の原子力災害に陥った。

図2　疫学研究でまだ結論が出ていない低線量被ばくに対する代表的な考え方

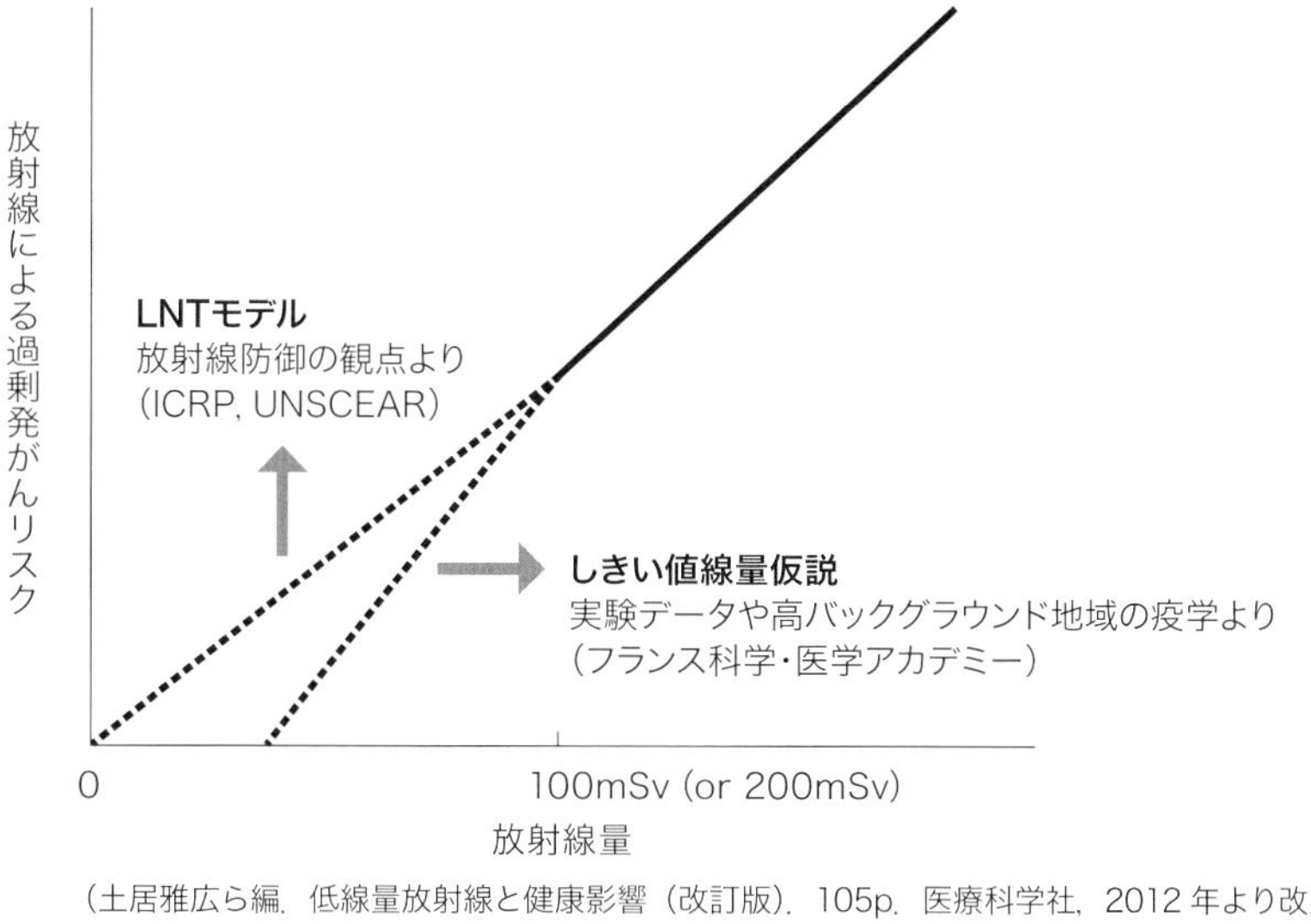

（土居雅広ら編．低線量放射線と健康影響（改訂版）．105p．医療科学社，2012年より改変）

空間線量率はどうだったか

福島県内各地の外部空間線量率は、通常は0・1マイクロシーベルト／時以下であることが多いのだが、3月12日は、南相馬市で1号機の爆発による放射性物質の漏えいに伴い約20マイクロシーベルト／時と、急激に空間線量率が上がっている。数時間で低下しているが、その後も通常の20～30倍以上の空間線量率であった。3月15日の朝、いわき市でも最高で約20マイクロシーベルト／時を超える空間線量が出て、その2～3時間後には低下したが通常の10～20倍程度という状況であった。さらに3月15日の夜中に福島市を含む中通り地域も約20マイクロシーベルト／時を超える空間線量率を記録し、こちらはピークからゆっくり低下するという状況であった（第1章図4を参照）。

地域によりまったく異なる空間線量率の変動は、何度もベントや水素爆発などが起こったために原発から出てくる放射性物質の量が非常に変動していたことに加え、そのときの気象状況に大きく影響を受けた。このときの気象庁のデータなどに基づく放射性プルームの拡散シミュレーションによれば、3月12日北風に乗って南相馬市の空間線量率が上がった。その後はしばらく太平洋側に風が吹いていたが、3月15日に南に流れていわき市や東京方面の空間線量率が一過性に上昇した。同日の夜中に北西から中通りの方向に回るように風が流れ、そのときに雪が降り、それに2号機の爆発などが重なったことで、この地域にたくさんの放射性物質が落ちて沈着したと思われる。**図3**の左は、２０１１年11月の航空機モニタリングによるセシウム１３７の土壌汚染のデータである。3月15日夜に降った雪と雨による放射性物質の土壌への沈着を反映するように、福島第一原発から北西に伸びて、中通りに向けたところにセシウムの沈着が多いことが報告されている。**図3**の右は空間線量率のデータである。天然の放射性物質の影響もあり、日本全体にもともと（ベース）の空間線量率を示すところがあるが、空間線量率が高いところは左のセシウムの汚染マップとほぼ一致している。

では、福島第一原発からどのぐらいの量の放射性物質が環境中に漏えいしたのだろうか。まだ完全にはわかっていないが、放射性ヨウ素についてチェルノブイリ原発事故と比較すると、6分の1から10分の1程度ではないかと報告されている[5]。

住民の避難状況

当時の住民の避難状況を見てみる。3月11日の地震が起きてから2時間後に原子力災害対策特別措置法（原災法）第15条に相当する特定事象の通報があり、その日の21時頃には、半径3キロ圏内に避難指示が出され、翌12日の5時頃には、半径10キロ圏内に避難指示が出された。その日の15時36分に1号機建屋の水素爆発が起こり、16時過ぎに半径20キロ圏内が避難指示となった。さらに14日11時頃に3号機建屋の水素爆発、15日には2号機と4号機建屋の水素爆発が起こり、15日の11時過ぎには、半径20キロ～30キロ圏内の住民の屋内退避指示が出されたが、多くは屋内退避ではなく、避難するという状況になったと思われる。

図3　航空機によるモニタリング（2011.11.5）

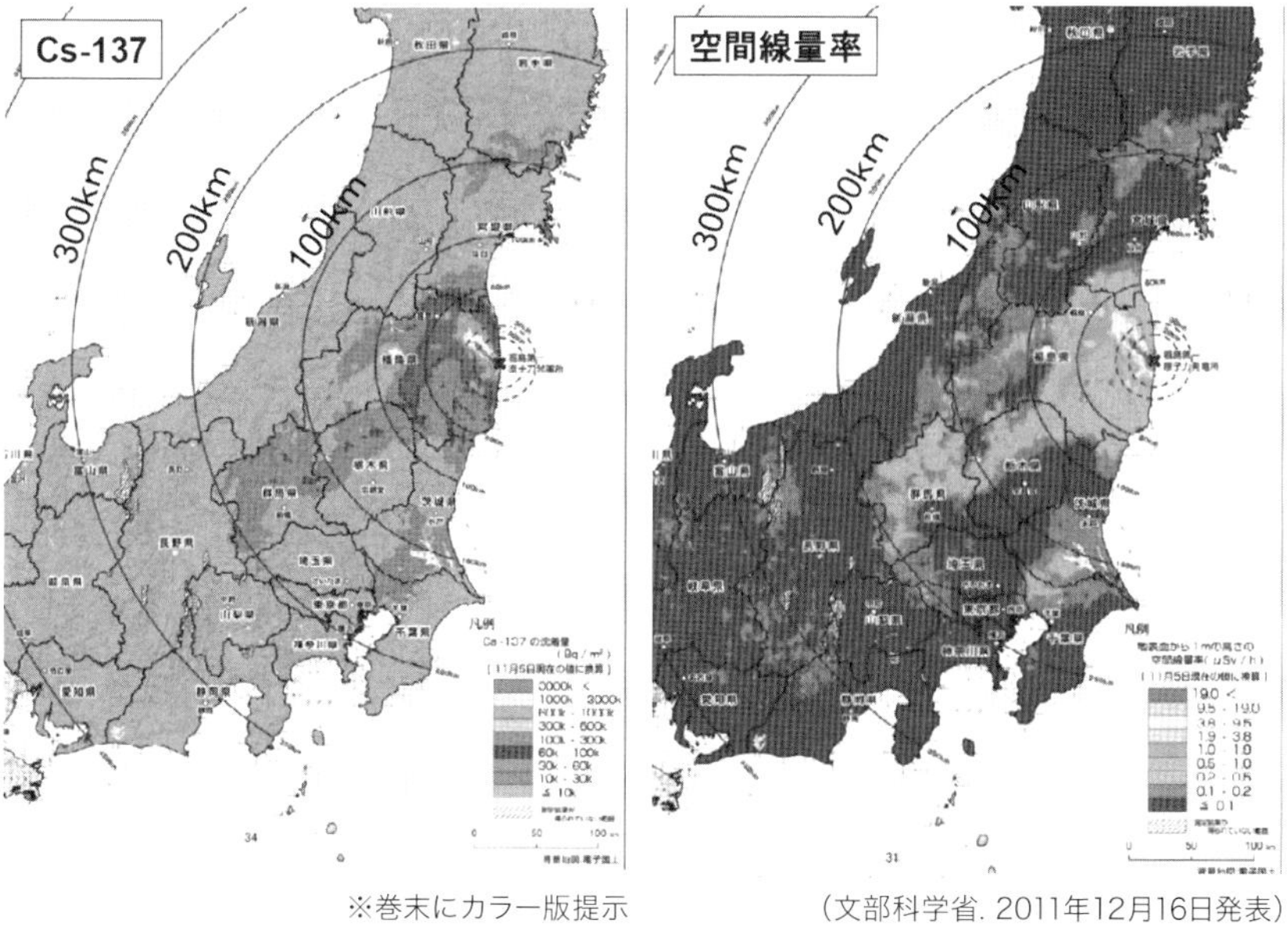

※巻末にカラー版提示　　（文部科学省. 2011年12月16日発表）

半径3キロ圏内に住んでいた6000人は、ほぼ3時間以内に避難が完了したと報告されている。半径10キロ圏内の5万人、半径20キロ圏内の13万人に関しては、おおむね24時間以内に避難が完了したとされているが、大震災直後の悪条件の中、避難所を転々とする状況もあった。最も困窮したことの一つが、やはり傷病者や入院中の患者の搬送などで、搬送途中で病状が悪化した人もたくさんいた。谷川らの報告によれば、避難地域に1240名の入院患者と980名の長期療養型施設入院患者がおり、3月13日の時点でまだ840名が病院にいたとされている。このうち搬送中に12名が、直後に50名が死亡したとされる[6]。

しかし、このときはスピーディ（SPEEDI）のデータ等はまったく公表されておらず、実際は図3のように北西の方向に放射線量の高い地域が残っており、そこへ避難した人々もいた。空間線量の高い飯舘村とその周辺地域は、4月22日になって計画的避難区域に指定された。原発から近いということで、緊急時避難準備区域と指定された相双地区（相馬郡、相馬市、南相馬市、双葉郡）の30キロ圏以内にはそれまで6万人が居住していたが、一時的には極端に人口が減り、指定解除後も未だ帰宅の困難な状況が続いている。

復興庁の震災関連死によれば、震災後3か月で福島県では避難に伴う震災関連死が512名と発表されている。その数は震災で避難された岩手・宮城の被災者の震災関連死を合わせた人数よりも多く、原子力災害では災害弱者の避難に関する防災計画がよりしっかりと準備される必要性が示唆された。また原発の事故対応にあたった人々の高線量被ばくへの防護策を十分に行うことは困難な状況であったと思われるが、第3章で述べられているチェルノブイリ原発事故のような急性放射線症候群の症例は見られず、その他の確定的影響も幸いに認められていないと報告されている。一方、住民の避難については低線量が故に放射線防護と避難に伴うリスクのバランスをいかに取るか難しい問題が存在する。そして時間が経過した現在でも同様な困難な問題が存在するのが原子力災害であると思われる。

土壌汚染

原発事故による放射性物質の土壌汚染状況をチェルノブイリと福島とで比較してみる。福島県は広大な地域に放射性物質が拡散したが、チェルノブイリと比較すると、海に流れた分もあるためか地上に限ると250分の1より少ない汚染面積と推測されている[5)]。

原発事故による被ばくの特徴を考えてみる（**図4**）。被ばくには、内部被ばくと外部被ばくがある。外部被ばくには、放射性物質が皮膚に付着したことで起こる場合や、拡散した放射性物質が地面などに落ちて付着し、そこからの慢性的な被ばくがある。内部被ばくには、多量の放射性物質が環境中に飛散し、初期にはその放射性物質を吸い込むことで起こる場合や、環境中の放射性物質が土壌を汚染して、たとえば草がそれを吸収し、その草を牛が食べて、その牛のミルクを人が飲む、その肉を食べる、あるいは穀物を食べるといった食物連鎖により起こる場合がある。この食物連鎖が、チェルノブイリやテチャ川の例などでは、非常に重大な問題であった。

図4　原子力災害による被ばくの特徴

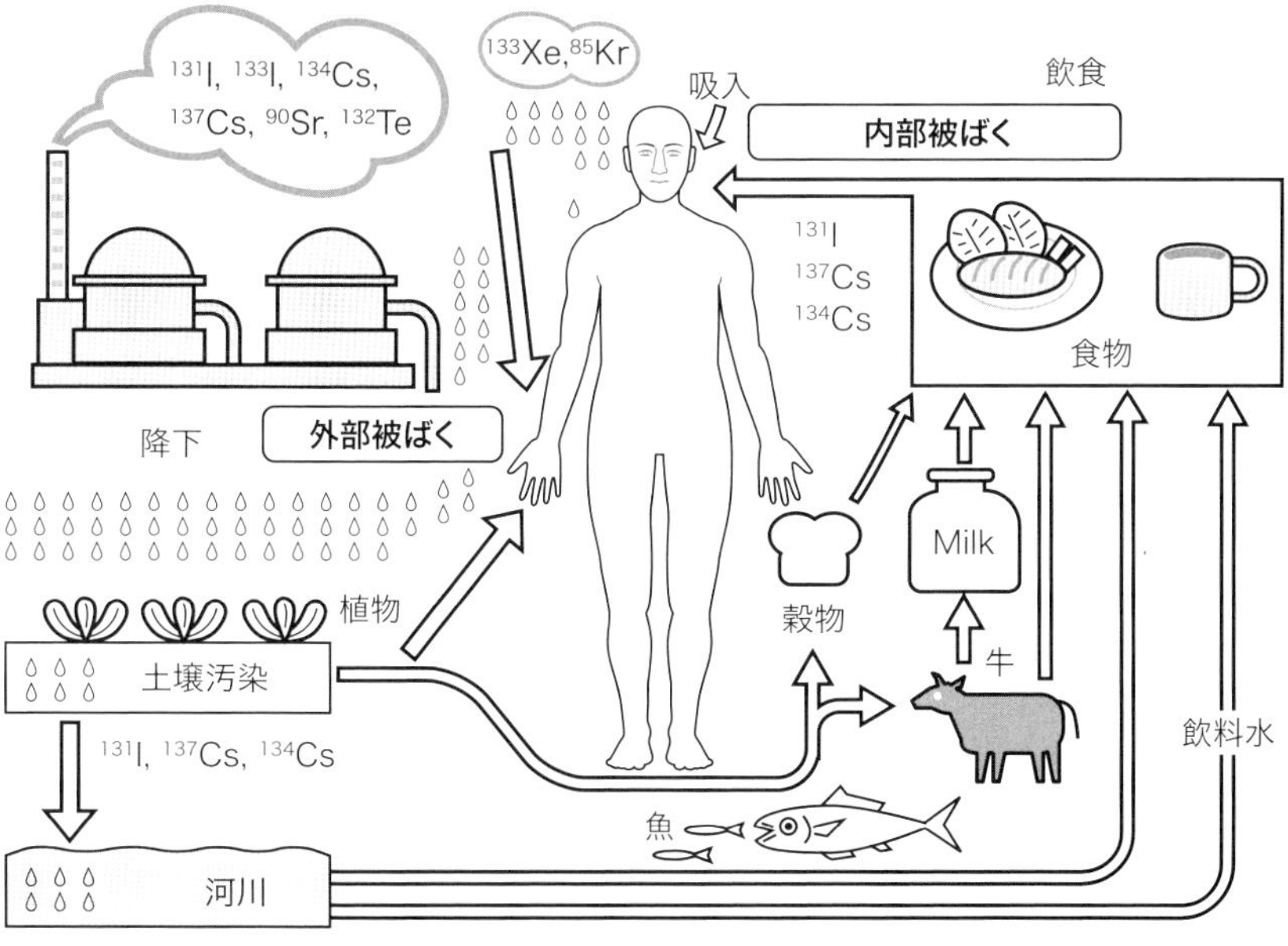

今回の福島原発事故では、２０１１年の3月15日頃から多くの人の努力で、食品や飲料水のモニタリングがなされ、内部被ばくの低減に向けて早めに食品の規制がなされた。そこが、チェルノブイリの事故とはまったく違うところである。食品の検査体制と規制はより整備されてきており、規制値を超える食品は市場には出荷されていない。また米を始め多くの農産物の放射性セシウム含有量は、関係者の努力もあり、検出限界以下か検出してもきわめて低いレベルにある。ただし、後述するが規制されている一部の食材については現在でも基準値を超える放射性セシウムを検出するものがある。

陰膳検査による福島での内部被ばく量

福島県では、結果的にどのぐらいの内部被ばくがあったのか。いくつかのグループが調べている。京都大学のグループが１日の食事の中にどのぐらい放射性セシウムが入っているかを２０１１年の学術誌に発表した[7]。その内容によれば、一般に「陰膳《かげぜん》検査」と呼ばれる方法で、福島県・関東・西日本で調べたところ、内部被ばく量が一番多い人は福島で17ベクレルであったが、関東圏内でも10ベクレルの人がいた。もし、このレベルのセシウムの食品汚染が継続すると仮定した場合、福島県では中央値で０・０２３ミリシーベルト／年の内部被ばくがあると計算された。本章の冒頭で記した天然の放射性物質カリウム40の被ばくの約10分の１程度の内部被ばくになるかというデータであった。

厚生労働省も２０１１年秋に同じような調査を行い、東京都・宮城県・福島県で主に地元の非流通品を中心に摂取して、同じような陰膳検査をした結果をカリウム40との比較で示している。宮城県、福島県では、カリウム40の内部被ばく量の約10分の１程度の放射性セシウムによる内部被ばくが推定されるとしている。２０１２年の春に再度行った陰膳検査では、福島県の平均値は０・００２２ミリシーベルト／年と他地域とほとんど変わらない値に推移してきている。コープふくしまも一般の家庭に近い状況で陰膳検査をしている。２０１２年１月～12月の実際の家庭の食事を直接調べており、キログラム当たり１ベクレルを超えるセシウムを検出した家庭は、１００家庭のうち10家庭であった。また検出された10家庭も食品を１年間摂ると仮定した内部被ばくの推計量は、０・01ミリ～０・14ミリシーベルト（11・７ベクレル／キログラム）であった。さらに２０１２年の夏にも行われたコープふくしまによる同様の陰膳検査では、キログラム当たり１ベクレルを超えるセシウムを検出した家庭は１００家庭のうち２家庭に減り、その量も、多い家庭で０・04ミリシーベルト（３・２ベクレル／キログラム）であった。また学校給食に対する陰膳検査等の結果も公表されているが、キログラム当たり１ベクレルの検出感度もほとんど検出されていないことが報告されている。

体内に蓄積された放射線量の測定

さて、これらのデータはあくまで食事の中にある放射性セシウムの量を測ってみたものである。実際の体の中に放射性セシウムがどのぐらい入っているかを知るためには、ホールボディカウンターという計測器で体内のごく微量の放射性物質を測定することになる。南相馬市立総合病院の２０１１年９月から２０１２年３月までの比較的早期のホールボディカウンターの測定データが報告されている[8]。その結果によれば、約16％の６～15歳の子どもで放射性セシウムを検出し、その中央値は５９０ベクレル（11・９ベクレル／キログラム）。内部被ばくが１ミリシーベルトを超えた人は子どもではゼロで、大人を入れると約１万人中１名であった。福島県石川郡平田村のひらた中央病院の２０１２年４月～７月までに行われた12歳以下３８５０名の検査では、１００％が検出限界以下、全年齢８２００名では99・１％が検出限界以下と発表されている[9]。先ほどの南相馬市立総合病院の２０１２年４月～９月のデータでは、子どもの検出率は０・24％と公表されている。県全体の傾向を正確に反映しているかどうかはわからない。ただ、300ベクレルが検出限界であれば、体重が30キログラムであれば10ベクレル／キログラム以下、体重60キログラムであれば5ベクレル／キログラム以下なので、もともと存在する天然の放射線の内部被ばく量が120ベクレル／キログラムであることを考えれば、原発事故による内部被ばくはきわめてよく抑えられていることがうかがえる。

一方、同じ原子力災害であるチェルノブイリの内部被ばくの状況はどうだろうか。長崎大学のグループが2010年に報告したデータによれば、1998年～2008年の11年間のロシアのブリアンスク州におけるホールボディカウンターで測定されたセシウム137の内部被ばくの量は、平均40ベクレル／キログラムであった。現在、チェルノブイリ原発事故後26年が経っているが、少なくとも事故後10年ぐらいからはこういうレベルで推移しており、福島県の現状とは違う。もちろん、慢性的な放射性セシウム汚染による直接の健康被害は、現時点では明確でないこともあって、住民は努力して低減策を取ってきており、0・1ミリシーベルト以下／年の内部被ばくは許容して生活しているようである。

3　原爆とチェルノブイリ原発事故の被災からの低線量被ばくの教訓

現存の内部被ばく量は、福島ではチェルノブイリと比べて非常に少ないと言えそうだ。しかし医学上、子どもたちの健康リスクの中で最も注意すべきことは何かを、これまでの様々な疫学調査から考えてみたい。

低線量被ばくの発がんに関する疫学調査は、やはり原爆被爆者12万人のコホート研究が一番信頼のおけるデータになるだろう。次に原発事故という点で、チェルノブイリのデータも見ていきたい。さらに、もう一つ、ここころの健康の問題が非常に重要であることがわかってきているので、それらについても考えてみたい。

原爆被爆から見た低線量被ばくの発がんリスク

図5に示す3次元の棒グラフは、子どもの放射線健康リスクが原爆被爆者でどうだったかを見たデータである。原爆被爆時の年齢を、0~9歳、10~19歳、20~29歳、30~39歳、40~49歳、50歳以上と区分している。縦軸は、発がんの相対リスクで、Z軸が被ばく線量を見ている。一番奥側より1000~4000ミリシーベルトの被ばく群、次に500~1000ミリシーベルトの被ばく群、手前が500ミリシーベルト以下の被ばく群で、それぞれ男女別に分けている。これを見ると、1000ミリシーベルト以上の被ばくをした人たちは、大人でもリスクが2・0ぐらいあるが、0~9歳の子どもたちはリスクが4・0~4・5倍に上がっている。1000ミリシーベルト以上の被ばく群では、子どもたちのほうが大人に比べ発がんのリスクが高くなることは間違いないと思われる。

一方、500~1000ミリシーベルトでは、女性は0~9歳の発がんリスクが少し上がっているが、男性ははっきりしない。そして、500ミリシーベルト以下は、

図5　原爆被爆者の年齢別発がん相対リスク

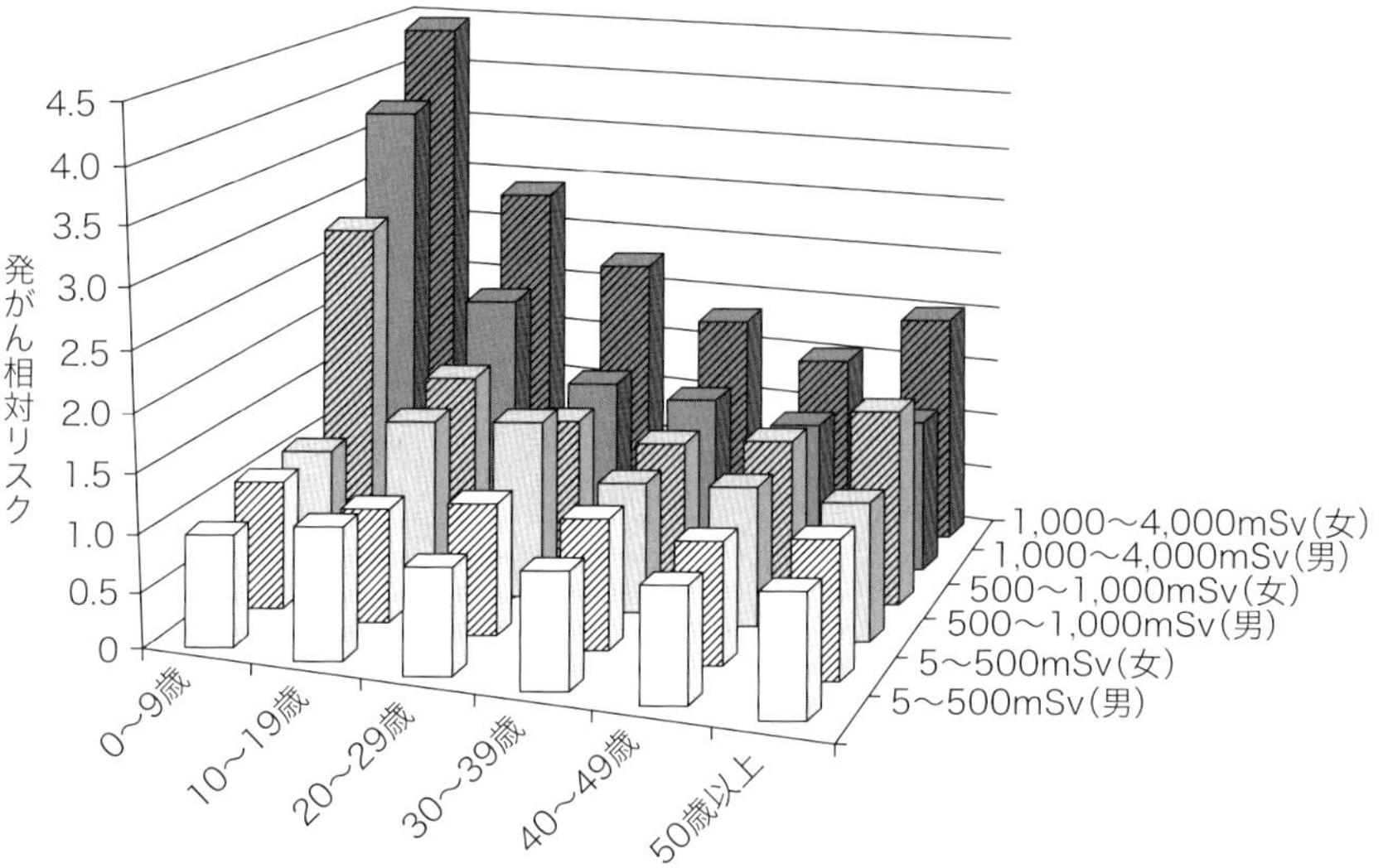

(Preston DL, et al. Radiat Res. 2007;168:1-64より一部改変)
ⓒ2007 Radiation Research Society

男性も女性も相対リスクが大体1・0前後であり、若年層だけリスクが上がっているということはなかった。つまり500ミリシーベルト以下の群では、原爆被爆者に関しては、必ずしも子どもたちのリスクが高いわけではなさそうである。このことは、子どもの放射線による健康リスクを考える上でも線量が重要な因子であることを示している。

臓器別に見た場合に、子どもの発がんリスクが上がりやすいがんの種類はないかという点にも注目してみよう。**図6**のグラフは過剰相対リスクで検討している。縦軸は発がんリスク、X軸は0~9歳、10~19歳、20~39歳、40歳以上に分かれている。子どもでの発がんリスクが特に上がっているのは、甲状腺がんである。大腸がんは、年齢依存性はなさそうである。肺がんは40歳以上のリスクが高くなっている。乳がんは10歳~19歳が一番高いというデータになっている。

子どものリスクが高い甲状腺がんについて、さらに被ばく線量との関係を見てみる。**表1**は、被爆者年齢20歳未満と20歳以上で甲状腺がんの発症数を比較したものである。20歳未満の小児期から若年期で被ばくした人は、

図6　原爆被爆者の臓器別発がん過剰相対リスク

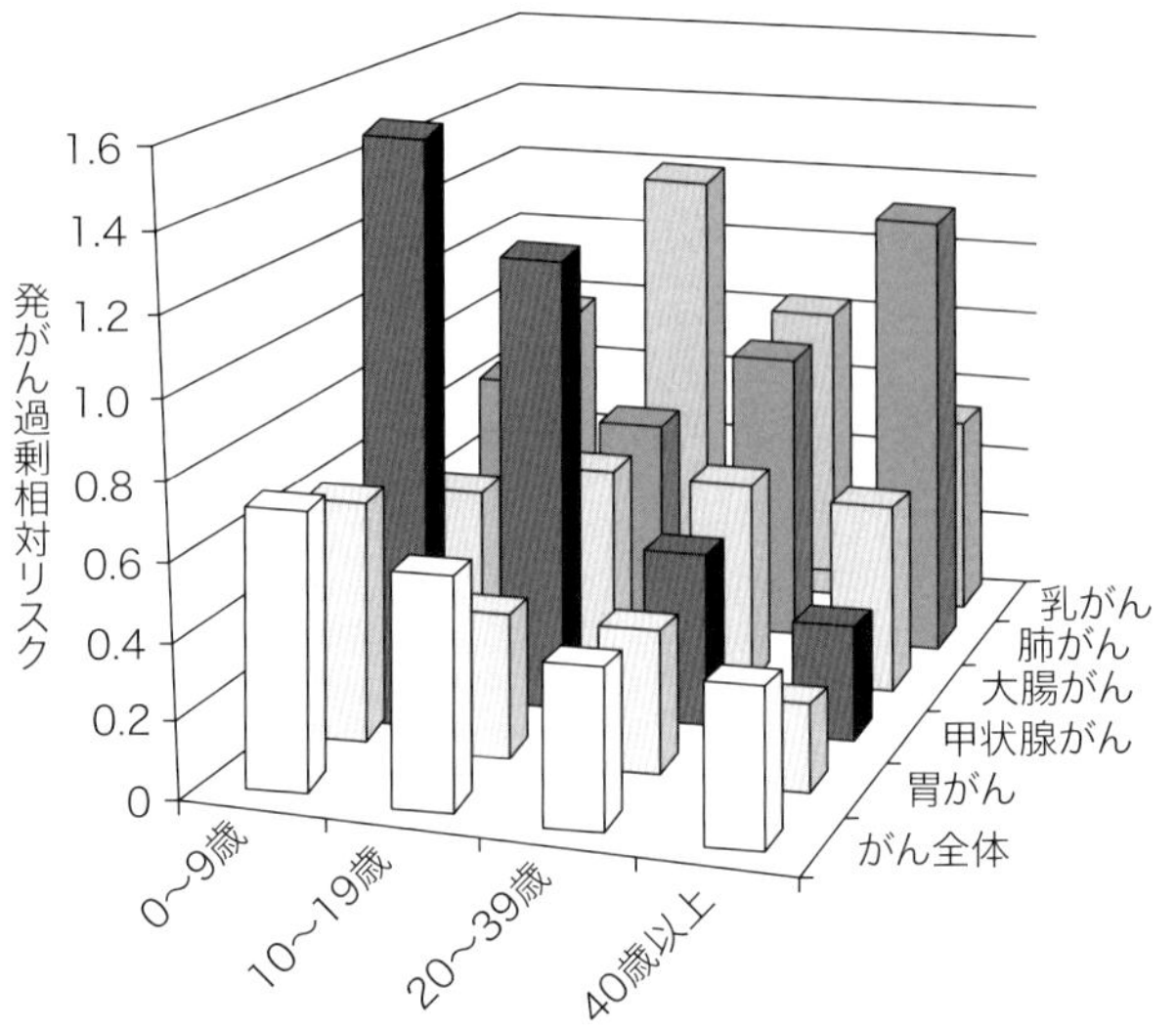

(Preston DL, et al. Radiat Res. 2007;168:1-64より一部改変)

１００ミリグレイ以下の甲状腺の被ばくでは予想数よりも甲状腺がんの発症は少ないが、それ以上になると線量依存的に増加している。また5ミリグレイ未満の群と比較すると、全体で36％発症率が増加している。一方、20歳以上では全体で４％程度の増加であった。

チェルノブイリ原発事故と発がんリスク

チェルノブイリ原発事故は、１９８６年4月26日、チェルノブイリ4号炉の試験運転中にミスが重なって、ついには水素爆発、水蒸気核爆発を起こして、格納容器に相当する原子炉も完全に破壊され、核分裂が続いていた内部の放射性物質が数十％以上環境中に出てしまうという大事故になった。このとき内部被ばくを予防する食物の規制が行われなかったことにより、主として放射性ヨウ素で汚染された原乳を飲むことによる内部被ばくが生じた。その量は、ＩＣＲＰの中間報告によれば、半径30キロ圏内の12万人が避難したが、そのうちの子どもたちの平均甲状腺等価線量が１８００ミリシーベルトであったと推測されている。ベラルーシという国全体で見ても平均１５０ミリシーベルト

表１　原爆被爆者における被ばく時年齢と甲状腺等価線量別の甲状腺がん発症数

	20歳未満[1]				20歳以上[1]			
	対象数	症例数	予想数[2]	～5mGy群と比較（%）	対象数	症例数	予想数[2]	～5mGy群と比較（%）
非被爆者	10,867	33	27	–	14,377	25	31	–
～5（mGy）	15,243	45	54	0	19,071	61	58	0
5～100	12,143	37	40	6	15,485	50	46	0
100～250	2,981	20	11	26	4,308	17	14	2
250～500	1,798	15	7.5	41	2,695	11	9.2	4
500～1000	1,405	15	7.6	54	2,111	8	8	9
1000～	1,301	26	7.3	73	1,616	8	6.4	21
計	45,738	191	154	36	59,663	180	173	4

1958年～2005年原爆被爆者LSS調査105,401名の内、腫瘍登録のあった甲状腺がん症例の解析。剖検時10mm未満の微小がんは除外。[1]被ばく時年齢、[2]年齢、性で補正したバックグラウンド数。
なお、10歳で1Gy被爆した人の60歳到達時における甲状腺がん発症の過剰相対リスク（ERR）は1.28、過剰絶対リスク（EAR）は10万人中29.5人。

（Furukawa K, et al. Intern J Cancer 2013; 132: 1224より改変）ⓒ UICC

の子どもの甲状腺内部被ばくが、そしてゴメリ州全体では６１０ミリシーベルトの被ばくがあったのではないかと考えられている。ヨーロッパの中にも平均数十ミリシーベルト程度の内部被ばくが推測される地点が報告されている[10]。

チェルノブイリ周辺国における小児甲状腺がん、すなわち15歳以下の子どもの甲状腺がんの経年的な発症率の変化を見ると、たとえば、15歳以下に限れば、ベラルーシではもともと国全体で年間数名が手術を受けるレベルの甲状腺がんの発症状況であったが、事故後4～5年以降に急激に発症頻度が増加してきて、１９９０年代の半ばには毎年１００人ぐらいの甲状腺がんが発生するという状況になり、その後、急激に減ってきている。甲状腺がんの発生頻度は、放射性ヨウ素に汚染したミルクの摂取による甲状腺が内部被ばく推計線量１００ミリシーベルト前後より線量依存的に増加することが報告されている[11]（詳細は第3章参照）。

白血病を含め他のがんは、少なくとも一般住民においては事故後20年の時点では明確には増えていないことが報告されている[12]。しかし、事故処理作業にあたった作業員などでは発症率が増加しているとする報告もあるので、今後の疫学的な解析がさらに必要と思われる。放射性ヨウ素の物理的半減期は8日であることを考えれば、２００２年に15歳の人は、事故後1年経ってから生まれたのだから、もし放射性ヨウ素が原因であれば、この年齢の人たちは事故前の発症率に戻るべきではないかとも考えられる。実際は甲状腺がんの超音波スクリーニングが行われていることもあり、10倍以上多いと言われている。もし以前より全体的にベースラインの発症率が増加しているのであれば「スクリーニング効果」に加えて放射線も含めた各種要因をより多角的に見ていく必要がある。なお、「スクリーニング効果」とは甲状腺エコーで甲状腺がんのスクリーニングをしているため自覚症状のない小さいがんが早期発見されることにより、スクリーニングを行わないときと比べて発症率が見かけ上増加する現象である。

甲状腺がんが、事故当時のどの年齢層に増えたかというと、当時0～4歳の子どもたちが77％、5～9歳が20％、10～14歳が3％、15歳以上は0・4％であった。すなわち事故当時0～10歳ぐらいの子どもたちのリスクが最も高いことが明らかになった。では、事故当時、母親の胎内にいた赤ちゃんはどうだろうか。母親が放射性ヨウ素で汚染されたミルクを飲んでいるかもしれない。それを明らかにするために、1998年～2000年にかけて、事故当時0～2歳の子どもたち9700人を検診した結果、31人（0・32％）に甲状腺がんが見つかった。加えて、事故当時母親の胎内にいた赤ちゃん2400人を調べると、1人（0・04％）に甲状腺がんが見つかった。事故から8か月以上経って生まれた子どもたち9500人を調べると、甲状腺がんが1人もいなかった。事故当時胎内にいた子どもたちは、0～2歳の子どもたちに比べるとリスクは低いと思われる（第3章図12参照）。

今回の福島の原発事故では、汚染したミルクを飲むことは非常に少なかったと推定されているが、プルームを吸入した子どもがいるかもしれないし、一部の子どもはごく初期に汚染したミルクを飲んだかもしれないという問題が残る。ホールボディカウンターや甲状腺モニターでも微量の放射性ヨウ素の定量は原理的にはある程度可能であるが、半減期が短いので事故早期に行う必要があり実態が十分明らかになっていない。原子力安全委員会は2011年3月25日前後に、SPEEDIの結果よりプルームが飛んできたと思われる地域の子どもたち1080人を調べた。NaIサーベーメーターという測定機器で簡易的に測ったため、あくまでスクリーニングレベルであるが測定した値をヨウ素による内部被ばくと考えて保守的に計算された結果が報告されている[13]。その結果によれば、最高値で0・0001ミリシーベルト／時であり最大となるシナリオを用いれば1名60～70ミリシーベルトの内部被ばくが推測されているが、他は50ミリシーベルト以下で、55％は検出しないという結果であった。また弘前大学のグループが同様にプルームが多量に飛来した地域に比較的長く滞在した住民62名を甲状腺モニターで測定した結果では46名が放射性ヨウ素を検出し、子どもの中央値が4・2ミリシーベルト、成人が3・6ミリシーベルトで最大は成人の35ミリシーベルトであった[14]。これらの結果だけから考えると、チェルノブイリと比較してヨウ素の内部被ばくは相当に低かったと考えられる。現時点でわかっている範囲だけから推測すれば、健康リスクの最も高いと思われる甲状腺がんにおいても放射線誘発甲状腺がんが増加する可能性は小さいと考えられる。しかし、完全には内部被ばくの状況がわからない現状では甲状腺超音波スクリーニング調査は必要ではないかとも考えられる。

被ばくが及ぼすメンタルヘルスへの影響

次に、低線量被ばくのメンタルヘルスに及ぼす問題について考えていこう。チェルノブイリの被災者のメンタルヘルスに関する長期間の調査を行った米国のブロメット博士らによる有名な研究[15]を紹介したい。原発事故によりキエフに避難した３００人の母親と、もともとキエフに住んでいた３００人の母親を長期間フォローアップし比較調査している。子どもたちが同じクラス、同じ学校にいることで環境的には比較的同一ということで、その母親たちに協力してもらっている。子どもたちの調査時点でのこころの健康自体に関する認識は、母親に聞いても子どもたちに聞いても差はないが、母親たちに、「子どもたちの健康にチェルノブイリ事故がこれから関係してくると思うか」という質問をすると、圧倒的に避難してきたグループの母親のほうが「はい」と答える率が高い。「これまでの子どもたちの健康に原発事故が関係したと思うか」という質問についても、明らかに避難してきたグループが「はい」と答える率が高い。このような放射線の健康リスクへの認知の仕方によって、避難グループにおいて抑うつが高く自己評価が低いことが示されている。さらにＰＴＳＤ症状や強い悲嘆といったメンタル面の症状も避難してきている人々に多いという。

もう一つ、我々が韓国の原爆被爆者で行ったメンタルヘルス調査も紹介する。第２次世界大戦中、韓国人が数多く日本に住んでおり、広島や長崎にも何万人もの韓国人が居住していた。その多くが、原爆被災により両親を亡くした、あるいは家や職場が消失して生きていく基盤がなくなったなど様々な理由で、終戦直後に父母の祖国である韓国に帰国した。おそらく、日本にいた人の半分ぐらいは帰国したのではないかと言われている。

そういう人たちのフォローアップのために、10年ほど前に韓国に行ったときのことである。身体的な状況に加えて、メンタルヘルスの状況がかなり悪化していると問診上疑われた。そしてその状況を医学的に診断し、もし何らかの支援ができるようであればと考え、その後、長崎大学、日本赤十字社長崎原爆病院、そして長崎県・市、医師会などの協力を得て、在韓被爆者の検診事業をスタートさせた。そのときのこころの健康状態を見たデータによるとＰＴＳＤのスコア（トラウマスコア）の高い人は、長崎の被爆者も韓国の被爆者も30％前後いた。被災から50年、60年経っているにもかかわらず、30％もの高値を示す人がいることは、原爆という大災害の悲惨さを改めて痛感する。

一方、精神健康全般のスコアをＧＨＱ―12で調べてみると、スコアの高い人が韓国で48[16]・1％、長崎の被爆者は8[17]・4％であった。対照群との比較が必要であるが、こころの健康におけるこの差は何が原因で、どう対応すればいいかを考えるため、その後、在韓被爆者健診の折にこころの健康の詳細な面接調査も継続した。メンタルヘルスには様々な要因が関わってくる。教育や経済的な問題、支援のあり方、個人の置かれている状況でも違ってくる。しかしこの中で最も強く影響を及ぼしたと思われる要因として、スティグマ（差別）、偏見に晒された人たちにおいて、メンタルストレスが強く、そのためＧＨＱ―12などのこころの健康度でハイスコアを示すことがわかった。しかも、このストレスの強さとＰＴＳＤのスコアには相関が見られた。原爆投下後1年間ぐらいは、その場所に制動放射線や残留放射線があり、長崎や広島の地に残っている被爆者のほうが、韓国に帰国した人に比べれば、慢性的な外部被ばくや内部被ばくは多かったと思われる。しかし、様々なストレスにより精神状況は、むしろ日本に残っている人よりも遥かに悪い状況になっていると考えられた。低線量被ばくの健康問題を考える上で身体的問題だけでなく、メンタルヘルスもたいへん重要であることが、チェルノブイリでも原爆被爆者でも示されている。

福島の県民健康管理調査におけるこころの健康調査でも、今回の地震・津波災害に遭い基準値を超える割合が高かった宮城・岩手の被災者と比較して福島県で避難した人々のほうが基準値を超える割合が高く、さらに避難地区の人々のこころの支援が非常に重要であると考えられている。避難地域以外の地域の方々や自主避難された方々のメンタルヘルスについても十分なケアが必要であると思われる。

4 福島県民健康管理調査

福島県民の原発事故に伴う長期的な健康を支援するために、県民健康管理調査がスタートした（詳細は第5章を参照）。これまで述べたように、低線量健康リスクを考える上でも、線量がたいへん重要であることからその把握のために基本調査がなされており、２０１２年8月31日現在、47万人から回答があった。放射性セシウム汚染マップや空間線量率から、線量が高い地区の約1万６０００人の被ばく量の結果[18)]を見てみる。

この地域での推計の外部被ばく線量は、2ミリシーベルト以下の人が79%、5ミリシーベルト以下の人が94%、10ミリシーベルト以下は99・2%で、最高25ミリシーベルトであった（図7）。放射性ヨウ素を除く放射性セシウムによる初期の内部被ばくについては、避難地域約1万人のホールボディカウンターによる検査結果の福島県の発表によれば、保守的に見積もっても99・8%が預託実効線量1ミリシーベルト未満であると報告されている。今回の福島における原子力災害においては低線量・低線量率であるが、現時点では内部被ばくよりも外部被ばくのほうが大きいと考えられている。

発がんのリスクの中では、チェルノブイリの例では事故後４、５年の比較的早期より小児甲状腺がんの発症増加が見られた。現在の放射性ヨウ素の内部被ばくの推定からは、小児甲状腺がんが増加する可能性は福島においては低いと思われるが、甲状腺がんのリスクを正確に評価することが重要であると考えられた。

　現在行われている甲状腺スクリーニング先行調査は、２０１１年度から始め、２０１３年度に終了の予定である。まだ放射線の影響が現れるとは考えにくい時期の子どもたちの甲状腺の状態を把握して、その後の本格調査により、もし何らかの変化があった場合でもそれを鋭敏に捉えるために行っている。加えて、スクリーニングを行うことは、放射線に関係のない甲状腺がんも早期発見・早期治療ができるメリットがある。しかし、通常、腫瘍の増殖スピードが遅く、予後もいい小児~若年の甲状腺がんをあまりに早く診断することのデメリットも絶対ないとは言えない。そこで、様々な専門的な観点を考慮し、各医療機関でバラバラの方法論で行わず、日本や世界の甲状腺の一流の専門家の合意を得ながら、統一した基準で慎重にスクリーニングを進めているところである。

図7　基本調査による推計外部被ばく線量評価
(2011年3月12日～7月11日、福島県ホームページより)

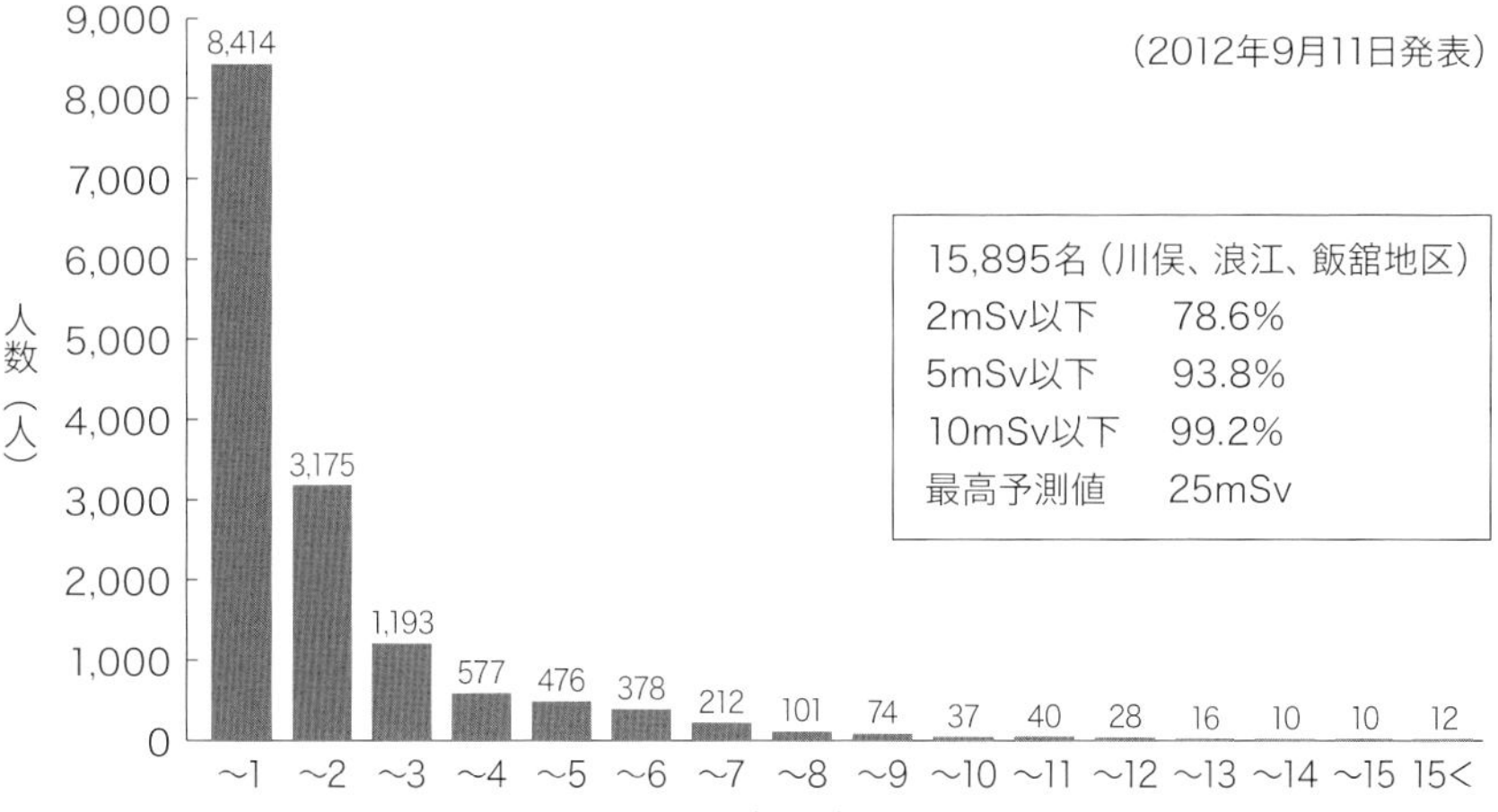

(http://wwwcms.pref.fukushima.jp/)

２０１２年9月28日時点で約9万６０００人の先行調査が終了し、二次検査が必要と思われるＢ判定が５００人約０・５％であった。これは子どもということで通常の診療よりも2次検査に進む割合を多く見積もっているため０・５％になったと思われる。よって、Ｂ判定の大部分は良性である。しかしスクリーニング検査により、甲状腺がんが早期診断される割合は当然増加すると思われる。また現在の精密なエコーで一次スクリーニングを行った場合、正常範囲内と考えられる所見をたくさん認めることである。約99・５％が2次検査の必要のないＡ判定であったが、そのうち約40％が一部に所見を認めるＡ２判定であった。これらの所見はもともと誰にでもあるような変化であり、検査をしなければ認識しなかったものが、検査をしたことで発見された。しかし検査で何らかの所見があるとなれば誰しも気になるのは当然で、特に子どものこととなれば保護者の心配もよく理解できる。子どもたちに対する甲状腺スクリーニング健診自体、日本では初めてのことであり、わかりやすい丁寧な説明が求められている。

5　他の発がんリスクとの比較

最初に述べたように、もしＬＮＴモデルに基づいた仮説を低線量領域まで引き伸ばしたとすれば、１００ミリシーベルトの慢性被ばくで、がんによる死亡が０・５％増加するということになる。もしがんによる死亡が死亡全体の約3分の1とすれば、相対リスクで約１・０１５。10ミリシーベルトでは、０・05％（約１・００１５）、1ミリシーベルトでは０・００５％（約１・０００１５）になる。低線量被ばくの健康リスクは、疫学的に証明されたリスクではないが、「最大でこの程度のリスクであると仮定して防護しなさい」ということなので、他のリスクと比較してみたい。

よく比較に出される交通事故の死亡リスクは、日本では年間０・００６７％と報告されている。一生（80年間）

に換算すれば０・54％となる。１００ミリシーベルトのリスクはパーセントで見ると交通事故と同等レベルで、10ミリシーベルトではその10分の1ということになり、かなり高いリスクのようにも感じられる。しかしよく考えてみると、交通事故死のようなものは、原因と結果がほぼ1対1である。一方、発がんによる死亡率となると、結果は1つでも原因は多数の複合要因で、しかも通常は原因と結果の間に数十年の月日があるものを、パーセントだけで同等に比較して良いかという問題がある。そこで同じような発がん因子との相互比較が、科学的には適切と考える。

２００８年の『Ｌａｎｃｅｔ』という医学雑誌に、肥満とがんの関係で２２１のデータベース、１４１の論文よりメタ解析論文が掲載された。男性も女性も、肺や食道を除けば肥満は多くの臓器で発がんに有意に関与することが示されている。その相対リスクも男性の大腸がんや肝がんは１・24倍、女性の子宮がんは１・59倍、腎がんは１・34倍、甲状腺がんは男性が１・24倍、女性が１・14倍であった。『米国公衆衛生学会雑誌』に２００７年に掲載された受動喫煙のメタ解析でも、全体で受動喫煙の発がんへの相対リスクが１・18〜１・29で、曝露が明確な7研究の平均では、２・01であった。大気汚染と肺がんの関係を見た論文では、交通量の多い幹線道路の２００メートル以内に住んでいる方の粗相対リスクは１・60倍（年齢・喫煙の影響を補正すると１・17倍）という結果が報告されている。

このような多くの他の生活・環境因子と放射線のＬＮＴモデルに基づいたリスクを同列に比較したJPHC Study（国立がん研究センターのホームページに公表されたデータ）を参照してみる（図8）。なお、原爆被爆者や他の原因の相対リスクは、主として発症率を元にしているのに対し、ＬＮＴモデルに従った慢性被ばくの場合は死亡率となっているため小さく見積もっているという点はあるが、他の環境・生活要因リスクと比較すれば、寄与する割合がとても少ないと考えられる。

一方、環境因子の観点より、化学物質との比較もしてみる。世の中には2万種類以上の化学物質があり、我々はそれを用いて生活している。化学物質の発がんも確率的影響と考えられており、そのうち１０００種類程度の評価がなされている。それらの多くは、推計として10万人に１人の発がん、すなわち10マイナス５乗の確率のところに規制が置かれていることが多い。10マイナス５乗ということになれば、相対リスクからいえば、１・０００００１となる。10年間でもリスクは１・０００１である。もし１０００種類のリスクを単純に合計すれば、１・01（10年間で１・１）となる。しかし化学物質においても、疫学的に証明できないリスクを単純に人数や年数で掛け合わせる机上の計算には疑問が残るところだ。

安全側に偏ったところで基準値が設定されることは問題が少ないと思われるが、一方、それによって健康リスクを過大に見積もると、別の面でデメリットが出てくる場合も指摘されている。たとえば、メチル水銀の危険を過大に計算すると、微量かもしれないとはいえ、日常食べている魚にどの程度メチル水銀が含まれているのかわからないということが不安になって、妊婦の中には魚を食べないという行動に出る人がいるかもしれない。すると、魚を食べることで増進されてい

図8　がんリスク比較

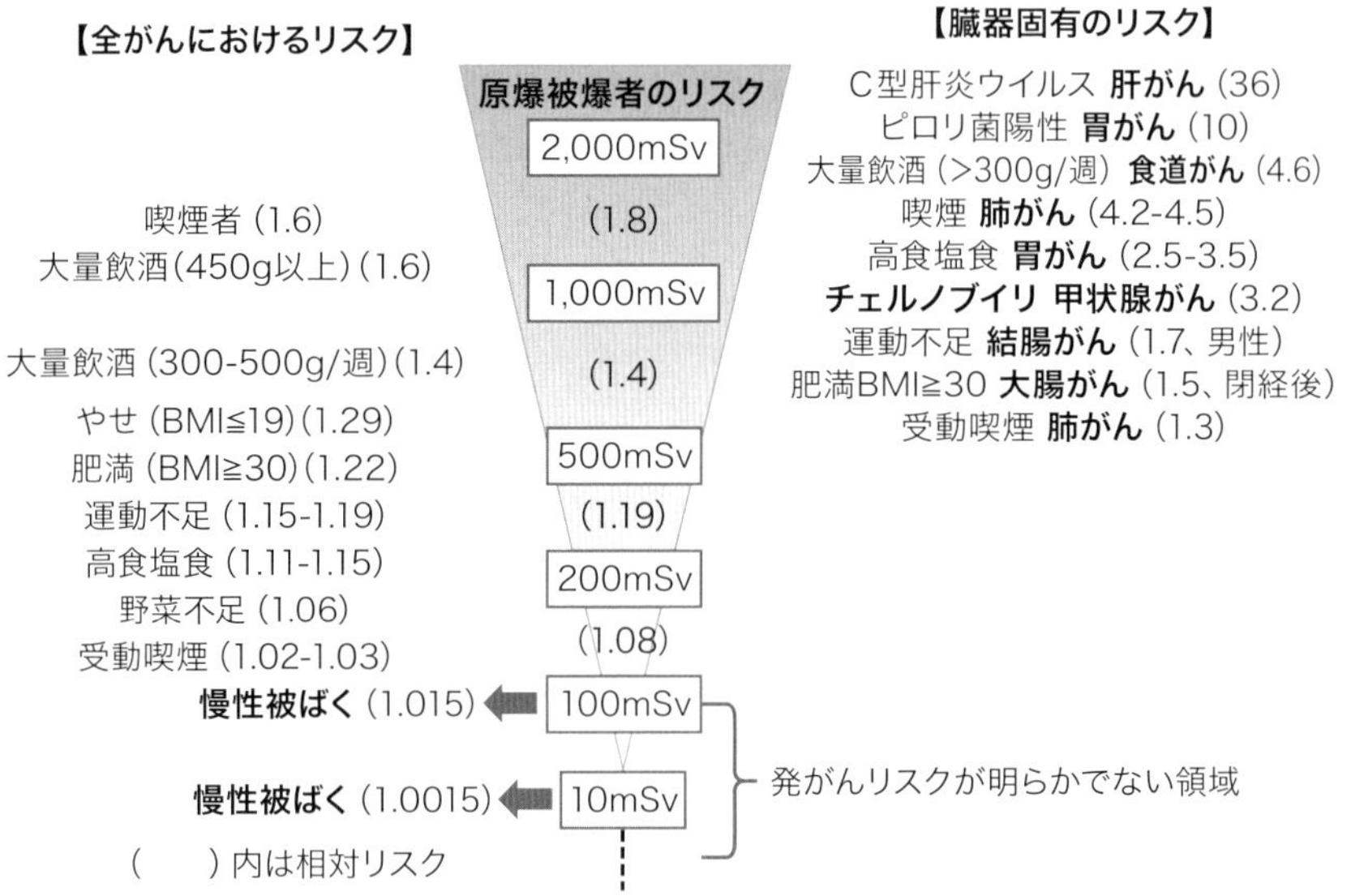

(JPHC Study. 独立行政法人国立がん研究センターホームページより一部改変)

る健康が逆に蝕まれるリスクが生じてくる。環境因子の中の化学物質は、放射線と同様に規制を受けているものもあるが、リスクを比較する上では他の環境・生活要因と同等に比較できない面があるとともに、非常に低い濃度の確率的影響については、放射線の低線量の問題と類似の構造があるように思われる。

6 日常の生活でできる低線量被ばく対策

これまで見てきたように、低線量被ばくの問題は、それだけに目を向けて対策を立てることは、かえってマイナスの面もある。とはいえ、無用な被ばくをできるだけ低減するために日常の生活の中で無理なくできる対策はないのだろうか？

内部被ばくについては、現在、厚生労働省が公表しているデータによると一般の流通品には地元産であっても問題ないと推測される。では、放射性セシウムが比較的高く検出されている食材はどういったものであろう。公表されている農産物の流通品・非流通品の放射能検査の結果を俯瞰《ふかん》すると、空間線量率が高い地域の野山にあるキノコや山菜、そこに住むイノシシなどの野生動物や野鳥、その地域を流れる川の魚、干し柿のような乾燥して濃縮させる食材で、またその地域から流れてきた川の河口付近や原発に近い海の底に住む魚で検出しているようである。ただし、それらを好んで毎日のように食べたとしても、年間の内部被ばく量はこれまでのホールボディカウンターの結果などから、1ミリシーベルト以下であると推測されている。しかし、少しでも内部被ばくを減らすことは大切で、それには、前記の食品を摂取する機会を減らすか、どうしても食べたいのであれば、近くの放射能検査所で放射線量を測定すると確実である。もし測定が困難であれば、採れた場所の線量や農産物の公表されている放射能の検出結果を見て、推測することもできる。

一般的には非流通品でも、現時点では米や麦、野菜、果実などではほとんど検出限界以下であり、もしわずかに含まれていたとしても、健康リスクとしては無視できるくらい低いものである。さらにホールボディカウンター検査を受ければ、現在の食事での内部被ばくのレベルがわかる。

学校の給食については、福島県内の多くの地域で給食前に放射能検査が行われているが、ほとんど検出されていない。なお、水、空気については、現在、通常検査では、検出限界以下である。

慢性の外部被ばくの低減策として、保育園・幼稚園、小・中・高等学校や公共施設では、すでに除染作業が進められており、空間線量はかなり低くなっている。また公共の場所には空間線量計があり、線量がわかるようになっている。居住地域の除染についてはまだまだであるが、もしガラスバッジの結果がやや高めの場合は、貸し出しできる簡易空間線量計などで自宅を測り、夜は自宅の中で空間線量率の低いところで休むなどの工夫が比較的行いやすいと思われる。ガラスバッジでも簡易線量計でも、機械的な問題や使い方の問題で線量が高く出ることもあるので、疑問を感じたら各自治体の担当者に尋ねてみてほしい。以上の内容のポイントを**表3**に示す。

なお、現在福島県では、医療・保健担当者が協力して、本章で紹介したもの以外でも様々な取り組みにあたっている。何か疑問に思うことがあれば、近くの保健担当者や県民健康管理センターのコールセンターに尋ねていただきたい。

最後に、外部被ばく、内部被ばくについて空間線量や食品の検査などを続けていくこと、福島県民健康管理調査やその他の検診などを通じて健康状態の把握を続けていくことは、これからも大切である。さらに、放射線も環境・生活要因の一つであるので、健康課題や生活習慣の問題とともに包括的に取り組むことが、最も大事と思われる。個々人を見れば、低線量被ばく対策が大切な人もいれば、他の健康に対する取り組みのほうが健康にとって重要な人もいる。いずれの取り組みも低線量被ばくのリスクが低減されるだけでなく、心身両面よりトータルで健康寿命を延ばすことを目標としている。国立がん研究センターで紹介しているがん予防法を**表4**として示すので参考にしていただきたい。

表３　日常生活でできる被ばく低減対策

・内部被ばく対策

①高濃度汚染地域での「野生・自生食品」と「川魚・近海魚」、および「放射性セシウムが移行しやすい食品や部位」に注意

②上記の食材を料理する場合は、事前に放射能検査をする

③検出量が少し高いだけの食材を一過性に食べることは問題ないが、それらを毎日多量に食べないようにする

④ホールボディカウンター検査を受ける

⑤流通品を食べている限りは産地によらず問題ない

⑥調理するときは、よく洗う、皮や外葉をむく、煮るなどで低減できる

・外部被ばく対策

線量計で測定し、トータルの線量が下がるように工夫する

なお、健康に影響する因子は放射線だけではないので、総合的に考え、放射線対策だけに頑張り過ぎないことも重要

表４　日本人に推奨できる科学的根拠に基づくがん予防

喫煙	たばこは吸わない。他人のたばこの煙をできるだけ避ける。
飲酒	飲むなら、節度のある飲酒をする。
食事	食事は偏らずバランスよくとる。 ・塩蔵食品、食塩の摂取は最小限にする。 ・野菜や果物不足にならない。 ・飲食物を熱い状態でとらない。
身体活動	日常生活を活動的に過ごす。
体形	成人期での体重を適正な範囲に維持する（太りすぎない、やせすぎない）。
感染	肝炎ウイルス感染の有無を知り、感染している場合はその治療の処置をとる。

（独立行政法人国立がん研究センターがん情報センターホームページ
http://ganjoho.jp/public/pre_scr/prevention/evidence_based.html）

参考資料・引用文献

1 UNSCEAR 2008 Report, Annex B. p.418.

2-1 内山’ 放射線科学 1991 ; 34 : 169-70.

2-2 Okajima S, Takeshita K, Antoku S, et al. Radioactive fallout effects of Nagasaki atomicbomb. Health Phys. 1978 ; 34 : 621-33.

3 Nair RR, Rajan B, Akiba S, et al. Background radiation and cancer incidence in Kerala, India-Karanagappally cohort study. Health Phys. 2009 ; 96: 55-66.

4 Tao Z, Zha Y, Akiba S, et al. Cancer mortality in the high background radiation areas of Yangjiang, China during the period between 1979 and 1995. J Radiat Res. 2000; 41 Suppl: 31-41.

5 「福島原発事故」独立検証委員会：調査・検証報告書’ 2012.

6 Tanigawa K, Hosoi Y, Hirohashi N, et al. Loss of life after evacuation: lessons learned from the Fukushima accident. Lancet 2012; 379: 889-91.

7 Koizumi A, Harada KH, Niisoe T, et al. Preliminary assessment of ecological exposure of adult residents in Fukushima Prefecture to radioactive cesium through ingestion and inhalation. Environ Health Prev Med. 2012; 17(4): 292-8.

8 Tsubokura M, Gilmour S, Takahashi K, et al. Internal radiation exposure after the Fukushima nuclear power plant disaster. JAMA. 2012; 308: 669-70.

9 Hayano RS, Tsubokura M, Miyazaki M, et al. Internal radiocesium contamination of adults and children in Fukushima 7 to 20 months after the Fukushima NPP accident as measured by extensive whole-bady-counter surveys. Proc Jpn Acad. Ser B inpress 2013.

10 Cardis E, Hatch M. The Chernobyl accident-an epidemiological perspective. Clin Oncol (R Coll Radiol) 2011; 23: 251-60.

11 Brenner AV, Tronko MD,Hatch M, et al. I-131 dose response for incident thyroid cancers in Ukraine related to the Chornobyl accident. Environ Health Perspect. 2011 ; 119: 933-9.

12 Sources and effects of ioning raditation. UNSCEAR 2008 Report to the General Assembly with Scientific Annexes.

13 放射線医学総合研究所’ 第2回国際シンポジウム’ 東京電力福島第一原子力発電所事故における初期内部被ばく線量の再構築’ 2013.

14 Tokonami S, Hosoda M, Akiba S, et al. Thyroid doses for evacuees from the Fukushima nuclear accident. Sci. Rep. 2012; 507.

15 Bromet EJ. Mental health consequences of the Chernobyl disaster. J Radiol Prot. 2012; 32: N71-5.

16 Koshimoto R, Nakane H, Kim H, et al. Mental health conditions in Korean atomic bomb survivors: a survey in Seoul. Acta Med. Nagasaki. 2011; 56: 53-8.

17 Honda S, Shibata Y, Mine M, et al. Mental health conditions among atomic bomb survivors in Nagasaki. Psychiatry Clin Neurosci. 2002; 56: 575-83.

18 Yasumura S, Hosoya M, Yamashita S,et al. Study protocol for the Fukushima Health Management Survey. J Epidemiol. 2012; 22: 375-83.

第５章

県民健康管理調査とサポート体制

安村誠司　放射線医学県民健康管理センター　副センター長／
福島県立医科大学医学部公衆衛生学講座　教授

福島第一原発事故により、福島県民を始め多くの人々が放射線被ばくの影響に不安を抱きながら生活していかざるを得ない状況が続いている。そんな中、福島県では放射線被ばくの影響を踏まえ、将来にわたる県民の健康管理を目的として「福島県民健康管理調査」を実施することになり、福島県立医科大学（以下、福島医大）に委託されスタートした。

1 「福島県民健康管理調査」の概要

基本調査

県民健康管理調査は、大きく「基本調査」と「詳細調査」に分けられる（図1）。

「基本調査」は２０１１年3月11日時点での県内居住者約２０２万人が対象であり、原発事故後、空間線量が最も高かった時期の放射線による外部被ばく線量の推計評価を行うため、県民の3月11日から7月11日の行動記録を中心とした問診票による調査となっている。「いつ」「どこに」「どのくらいいたか」「どのような方法で移動したか」といった行動記録の情報と、線量率マップ（時系列の線量分布図）を組み合わせて計算し積算することで、原発事故発生後から4か月間の外部被ばく線量を推計する。

２０１１年5月27日に外部有識者も含めた「県民健康管理調査検討委員会」を設置し、その助言・指導の元に6月末より避難区域などの住民に対する先行調査（川俣町山木屋地区、浪江町、飯舘村）を始め、8月末からは全県民約２０２万人に基本調査問診票の発送を順次進めてきた。

一方、「詳細調査」は、「甲状腺検査」「健康診査」「こころの健康度・生活習慣に関する調査」「妊産婦に関する調査」の４本柱から成っている。

図１　県民健康管理調査の概要

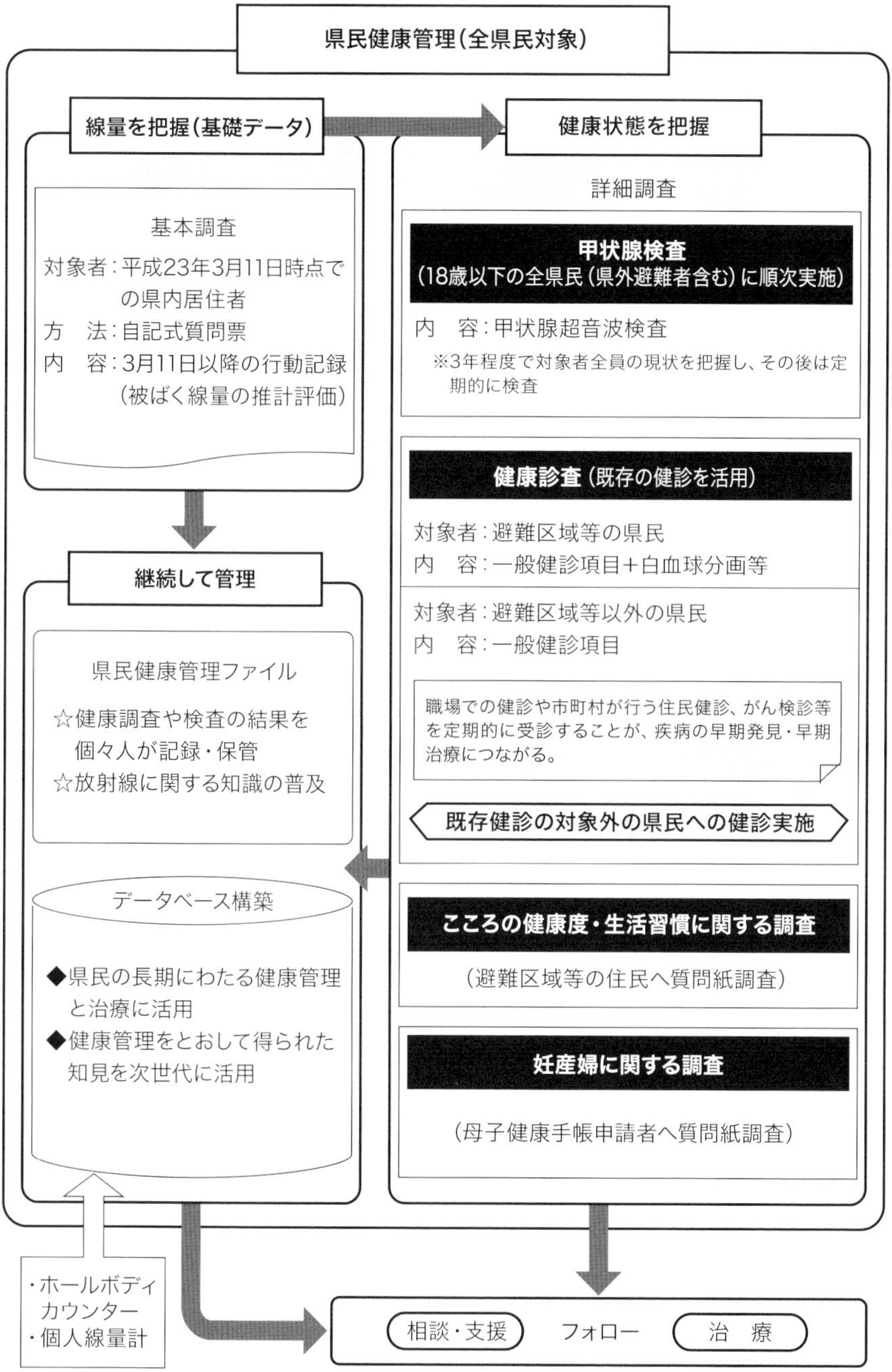
県民健康管理（全県民対象）
線量を把握（基礎データ）
健康状態を把握
基本調査
対象者：平成23年3月11日時点での県内居住者
方　法：自記式質問票
内　容：3月11日以降の行動記録（被ばく線量の推計評価）
詳細調査
甲状腺検査
（18歳以下の全県民（県外避難者含む）に順次実施）
内　容：甲状腺超音波検査
※3年程度で対象者全員の現状を把握し、その後は定期的に検査
健康診査（既存の健診を活用）
対象者：避難区域等の県民
内　容：一般健診項目＋白血球分画等
対象者：避難区域等以外の県民
内　容：一般健診項目
職場での健診や市町村が行う住民健診、がん検診等を定期的に受診することが、疾病の早期発見・早期治療につながる。
既存健診の対象外の県民への健診実施
こころの健康度・生活習慣に関する調査
（避難区域等の住民へ質問紙調査）
妊産婦に関する調査
（母子健康手帳申請者へ質問紙調査）
継続して管理
県民健康管理ファイル
☆健康調査や検査の結果を個々人が記録・保管
☆放射線に関する知識の普及
データベース構築
◆県民の長期にわたる健康管理と治療に活用
◆健康管理をとおして得られた知見を次世代に活用
・ホールボディカウンター
・個人線量計
相談・支援
フォロー
治　療

「甲状腺検査」は18歳以下の全県民（約36万人）に甲状腺超音波検査を順次実施し、２年半程度で対象者全員の現状を把握し、その後は定期的に検査していく。「健康診査」は既存の健診を活用し、避難区域の住民（福島第一原発から半径20キロ圏内約21万人）などに対して一般健診項目＋白血球分画などを実施している。「こころの健康度・生活習慣に関する調査」は避難区域などの住民にストレスや心的外傷後ストレス障害（ＰＴＳＤ）などについて質問紙による調査を行う。「妊産婦に関する調査」は２０１０年８月１日～２０１１年７月31日の母子健康手帳の申請者へ質問紙により調査を実施した。

健康管理のために基本調査への回答が喫緊の課題

基本調査で問診票を発送する対象は、２０１１年７月１日現在で福島県内の市町村に住民票がある人と、２０１１年３月11日時点で福島県内の市町村に住民票があり３月12日以降に県外に住民票を移した人である。住民票を移さず県外に避難している人については、把握できる範囲で避難先に送付している。

基本調査は、今後の長期にわたる健康管理の基礎になるとともに、事故当初、個人線量計などを装置していないほとんどの住民にとっては自分の外部被ばく線量を推測する唯一の手がかりであるため、調査の意義を理解してもらって、進んで回答いただくことが喫緊の課題である。

そこで、回答率向上への取り組みとして、県広報紙や新聞などへの掲載や広報用ＤＶＤ、ポスター、チラシ（小中学校）の配布などとともに、次のような施策を展開している。

①書き方説明ＤＶＤの作成・配布

問診票の書き方や調査の目的・効果などについて、キャラクターを起用してわかりやすく解説したＤＶＤを作成し、県内市町村の関連公共施設で放映する他、ホームページでも閲覧できるようにしている。全国都道府県へも送付済みである。

②学生ボランティアなどによる訪問説明会、記入支援

学生ボランティアを募り、仮設住宅などを中心に集会所などでの説明会の開催や戸別訪問による記入支援事業を実施。

③甲状腺検査・健康診査会場などでのパンフレット等の配布

甲状腺検査や健康診査などの機会をとらえて、パンフレット等の配布を行っている。

④記入支援マニュアル・啓発パンフレットの作成

各自で記入してもらう行動記録は、3月11日から2週間分は、滞在場所を屋外・屋内・移動中に分けて30分刻みで記入。屋内の場合は木造か鉄筋コンクリート造りかなど建物の種類も明記する。3月26日から7月11日の分は、居住地と定期的な外出先、一日の平均的な屋外と屋内滞在時間を記述するものとなっている。

この細かな行動記録について記憶が曖昧《あいまい》で答えられないという声も多い。そこで、記憶の整理の仕方を中心に解説したマニュアルなどを作成し、ホームページに掲載するとともに、各種機会をとらえて啓発パンフレットを配布している。

⑤外国人に対する記入支援

主に外国人への記入支援として、英語、中国語、韓国語、タガログ語版の問診票の他、やさしい日本語版も作成し、ホームページに掲載している。

⑥コールセンターの充実

問診票の全県発送に合わせて、記入方法などの問い合わせに対応するコールセンターの専用回線を4回線から8回線に倍増している。

■外部被ばく線量の推計からは健康被害は考えにくい状況

基本調査の調査対象者数は２０５万６９９４人で、２０１２年10月31日時点での回答数は47万３８４１人（回答率23・０％）である。また、先行調査地域は、調査対象数２万９０４４人、回答数は１万６３１８人（回答率56・２％）となっている（詳細は第４章参照）。

外部被ばく線量の推計結果は、基本調査問診票の行動記録をもとに、放射線医学総合研究所（放医研）が開発した「外部被ばく線量評価システム」を用い、個人ごとの線量を推計したものだ。

２０１２年10月31日現在、全県調査の47万３８４１人のうち23万３９０１人の推計作業が完了しており、２０１１年３月11日から７月11日までの４か月の積算実効線量（自然放射線を引いた値）を放射線業務従事者を除く22万８５１２人で分析した結果（図２、表１）、１ミリシーベルト未満が15万３６３１人（67・

図２　線量別分布状況（放射線業務従事者を除く）
（先行＋全県民）

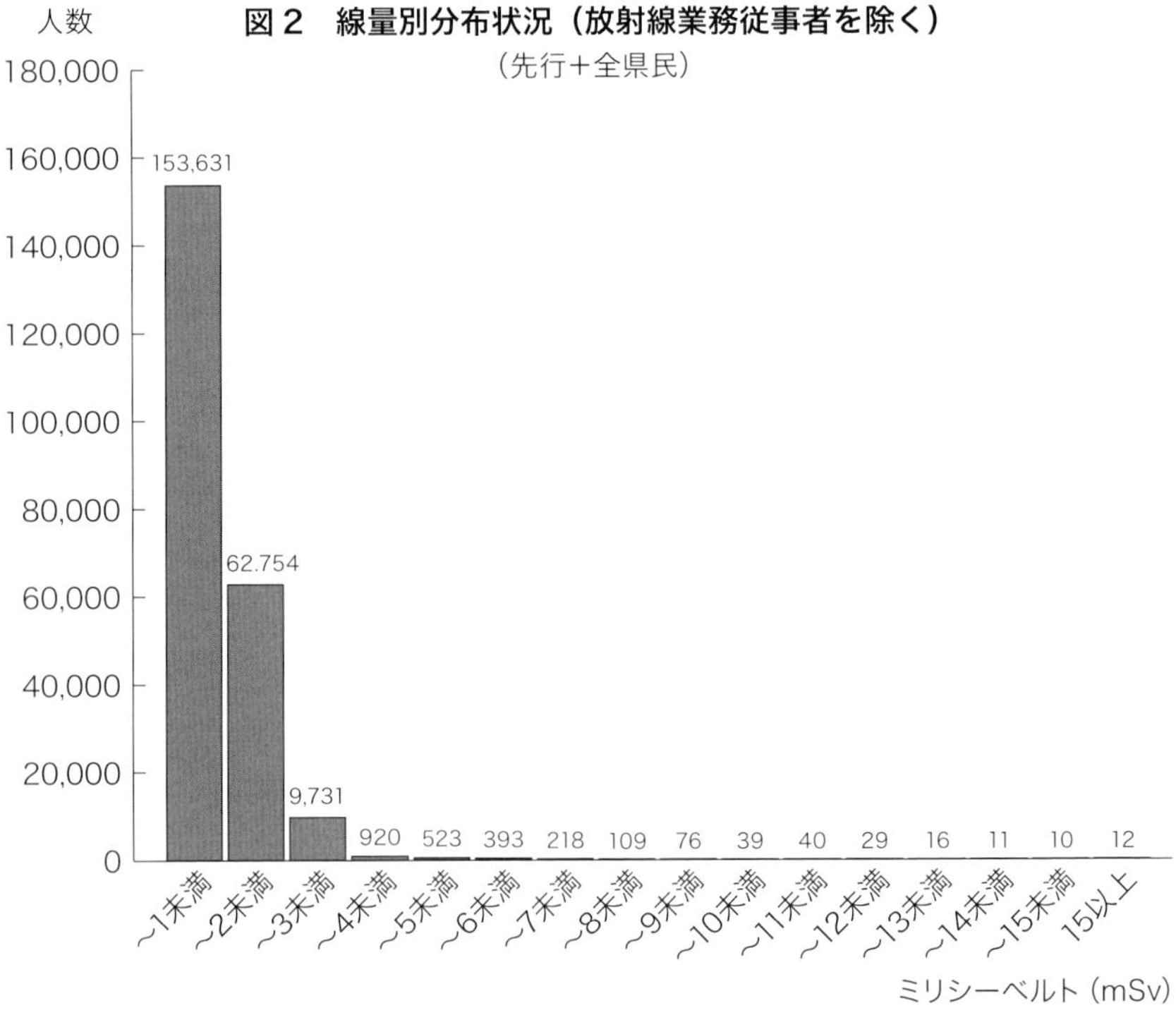

表１　年齢別・線量別内訳（放射線業務従事者を除く）

平成24年10月31日付 評価受領分まで

実効線量（mSv）	震災時年齢（歳）									計
	0〜9	10〜19	20〜29	30〜39	40〜49	50〜59	60〜69	70〜79	80〜	
〜1未満	15,628	13,489	10,588	16,222	14,077	19,394	26,227	22,014	15,992	153,631
〜2未満	6,431	5,879	4,222	7,410	7,182	8,974	10,940	7,391	4,325	62,754
〜3未満	1,568	916	442	950	958	1,401	1,797	1,131	568	9,731
〜4未満	104	91	52	86	96	163	144	123	61	920
〜5未満	21	52	36	38	76	101	83	73	43	523
〜6未満	17	18	22	33	46	91	81	59	26	393
〜7未満	4	7	10	15	27	43	55	38	19	218
〜8未満	2	7	6	6	13	30	19	17	9	109
〜9未満	1	6	3	4	8	17	15	10	12	76
〜10未満	0	0	1	1	4	11	11	7	4	39
〜11未満	0	1	1	1	9	12	6	7	3	40
〜12未満	0	0	0	2	0	8	10	8	1	29
〜13未満	0	0	0	0	1	6	5	3	1	16
〜14未満	0	0	1	1	0	6	3	0	0	11
〜15未満	0	0	0	0	0	5	4	1	0	10
15以上〜	0	1	0	0	2	2	6	0	1	12
計	23,776	20,467	15,384	24,769	22,499	30,264	39,406	30,882	21,065	228,512

２％）、10ミリシーベルト未満が22万８３９４人（99・９％）となった。「これにより放射線による健康被害は考えにくい状況」と評価された。なお、10ミリシーベルトを超えたのは１１８人で、最高値は25・０ミリシーベルトだった。

最も懸念される若年者への外部被ばく状況はどうだったのだろうか？　年齢別・線量別の内訳（放射線業務従事者を除く）を見ると（**表１**）、20歳未満（４万４２４３人）の状況は、１ミリシーベルト未満が２万９１１７人（65・８％）、10ミリシーベルト未満４万４２４１人（99・９％）であった。10ミリシーベルトを超えたのは２人のみで、最高値が18・１ミリシーベルトだった。年齢別の平均線量（放射線業務従事者を除く）を見ると（**図３**）、０～９歳が０・79ミリシーベルト、10～19歳も０・79ミリシーベルトだった。

福島県では先行調査対象地域の住民から順次、回答者ごとに外部被ばく線量の解析を行い、結果の通知を行っているところである。

図３　年齢別の平均線量（放射線業務従事者を除く）

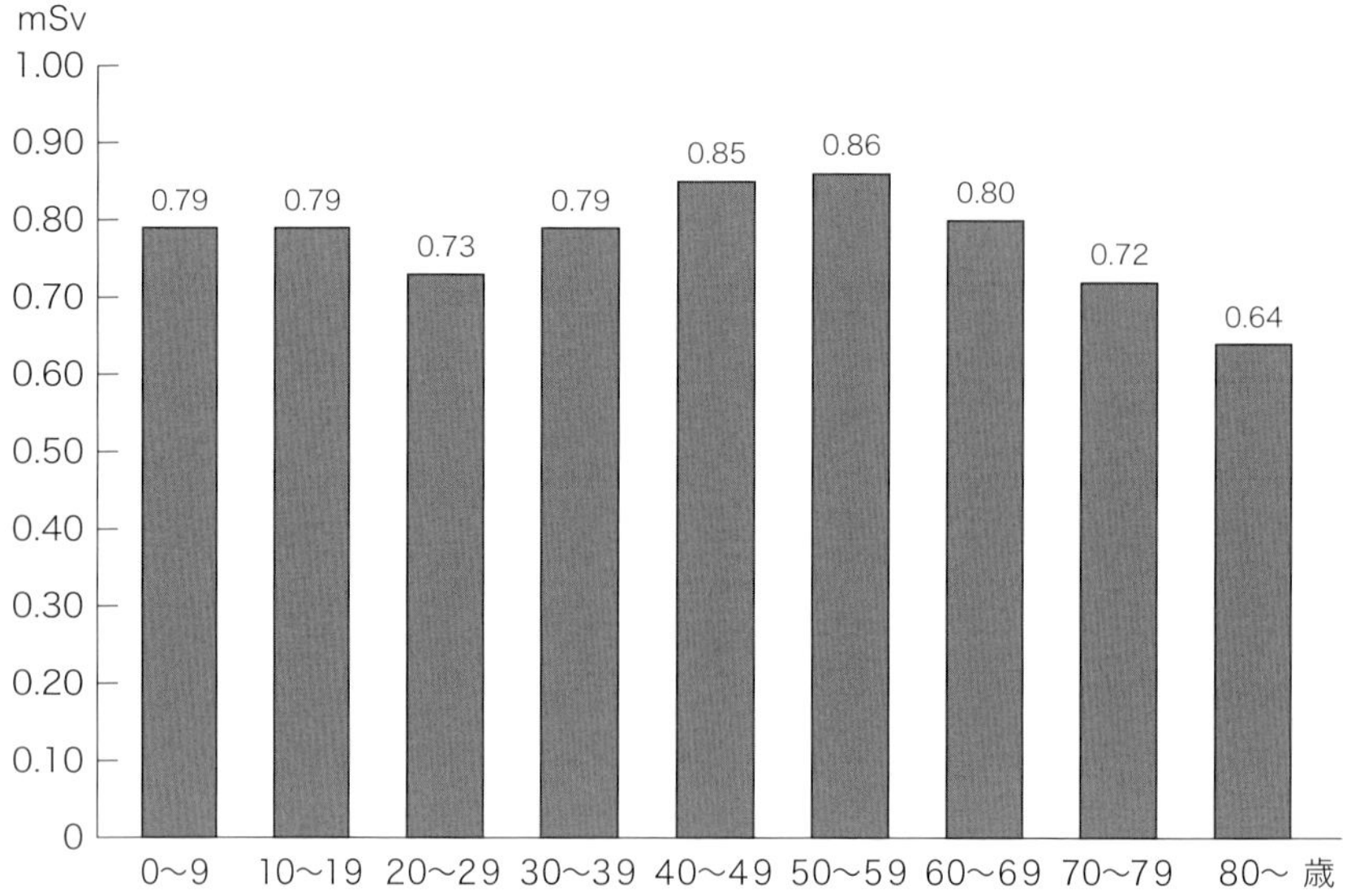

2　詳細調査

甲状腺検査は震災時18歳以下の全県民が対象

甲状腺検査は、２０１１年3月11日時点で18歳以下のすべての県民を対象として行っている。詳細検査の対象はもともと避難区域の約21万人であり、甲状腺スクーニング健診は避難区域の15歳以下にするとの案もあった。だが、まだわからないことがあることや、子どもの甲状腺がんを懸念される保護者の気持ちもよく理解できることより、多くの方々に負担をかけることになるが、震災時18歳以下の全県民約36万人に対象を拡大したという経緯がある。

甲状腺超音波検査は、福島医大、福島県内外の医療機関などが連携して実施する。甲状腺超音波検査は、ゼリーをつけたプローベ（１センチ×５センチ程度）を首に当てて甲状腺を検査する。検査時間は一人3分程度である。検査の結果、５・１ミリ以上の結節性病変（しこり）や20・１ミリ以上の囊胞《のうほう》（液体が入っている袋のようなもの）などが認められた場合は、福島県立医科大学附属病院（以下、福島医大附属病院）などにおいて二次検査（詳細な超音波検査、採血、尿検査、必要に応じて細胞診など）を行う。

まず、現時点での甲状腺の状態を把握するための先行検査として、２０１１年10月から11月にかけて、福島医大附属病院において先行区域（川俣町山木屋地区、浪江町、飯舘村）を対象として実施した。

次に、１９９２年4月2日から２０１１年4月1日までに生まれた人を対象として、２０１１年11月から２０１４年3月までを目処に、第1回目の全県先行検査に着手している。対象者への通知は、本人または保護者あてに、検査実施場所と検査日時を個別に知らせる。実施体制は、福島医大附属病院のスタッフ等が中心になり、おおむね5班編成で保健センターや公民館、学校などの公的施設で出張検査を行っている。

検査は、避難区域など指定市町村の対象者を優先し、その後は環境放射能のモニタリング結果から測定結果の高かった地域順に検査を実施していく。２０１１年末までに１万４４４２人の検査を実施。２０１２年１月～３月までに国が指定する避難区域等の対象者約３万８１１４人を検査した。

福島県外での検査についても、甲状腺検査が可能となる医療機関等の指定を行うなど検査体制を整備していく（全都道府県に１か所以上設定できるよう協力医療機関を選定している）。

その後は、１９９２年４月２日～２０１２年４月１日までに生まれた人を対象に２回目以降の本格検査を行っていく。本格検査は２０１４年４月以降に、20歳までは２年ごと、それ以降は５年ごとに継続して行い、長期的にフォローしていく。

先行甲状腺検査の結果

２０１２年11月１日現在の甲状腺検査実施状況は、対象者数が約13万７４２８人（避難区域などの市町村）で、うち11万４４７１人が検査を受けている。検査済みの人の内訳は、受診時県内居住者が10万７４４８人（93・9％）、県外居住者７０２３人（６・１％）となっている。

甲状腺検査の受診率は高く、受診者は予定人数をオーバーする場合もある。それだけ保護者の甲状腺がんへの心配が強いということだろう。

２０１２年11月現在で、福島医大が実施した受診者９万５９５４人について検査の結果が明らかにされている（**表２**）。それによると、ただちに２次検査が必要なＣ判定の子どもは１人だった。

５・０ミリ以下の小さな結節（しこり）や20・０ミリ以下の嚢胞《のうほう》を認めた人が39・４％いたが、これは現在の診断基準では２次検査の必要はないとされている。また、約０・５％の人で５・１ミリ以上の結節や20・１ミリ以上の嚢胞を認め２次検査の対象となったが、大部分は良性の結節であると予想される。しかし、一部には甲状

表2　甲状腺検査の結果概要

（平成24年11月1日現在）

検査実施総数		H23年度 38,114人			H24年度 57,840人		
判定結果	判定内容	人数(人)	割合(%)		人数(人)	割合(%)	
A判定（A1）	結節や嚢胞を認めなかったもの	24,468人	64.2%	99.5%	33,158人	57.3%	99.5%
A判定（A2）	5.0mm以下の結節や20.0mm以下の嚢胞を認めたもの	13,459人	35.3%		24,367人	42.1%	
B判定	5.1mm以上の結節や20.1mm以上の嚢胞を認めたもの	186人	0.5%		314人	0.5%	
C判定	甲状腺の状態等から判断して、直ちに二次検査を要するもの	0人	0.0%		1人	0.001%	

〔判定結果の説明〕
- A1、A2判定は次回（平成26年度以降）の検査まで経過観察
- B、C判定は二次検査（二次検査対象者に対しては、二次検査日時、場所を改めて通知して実施）

※A2の判定内容であっても、甲状腺の状態等から二次検査を要すると判断した方については、B判定としています。
※H24年度の検査結果については、検査結果が確定している9月28日検査分までを集計しています。

（参考）

判定結果		H23年度			H24年度		
		人数(人)	割合(%)	計	人数(人)	割合(%)	計
結節を認めたもの	5.1mm以上	184人	0.48%	385人	307人	0.53%	538人
	5.0mm以下	201人	0.53%	(1.01%)	231人	0.40%	(0.93%)
嚢胞を認めたもの	20.1mm以上	1人	0.003%	13,383人	4人	0.007%	24,380人
	20.0mm以下	13,382人	35.11%	(35.11%)	24,376人	42.14%	(42.15%)

※結節、嚢胞両方の所見に該当しているケースも存在

腺がんと診断されるケースも出てくる。良性であっても悪性であっても原発事故による放射線の影響で、小児の甲状腺に結節ができたのではないかと心配になるのも当然である。一般的に甲状腺の結節の場合、高齢者のごく一部に見られる悪性腫瘍を除き、数か月から1～2年の検査で検出されるほど大きくなることは考えにくいので、それらの結節は以前から存在していたと推定される。1年目から先行調査を行っているのは、4年目以降に実施される本格調査において放射線の影響をできるだけ正確に把握するためである。

子どもの甲状腺検査については、超音波装置の画面に画像が写っていることもあり、その場で結果を知りたいという保護者の気持ちもよく理解できる。甲状腺検査の結果については、後日、本人（保護者）あてに通知することとしており、そのようなご希望に添えていないのが実際である。後日通知は一般健診では普通のことであるが、病院で検査を受ける時に結果をその場で伝えられることもあるのでそのような希望が多く寄せられている。スクリーニング検査という性格上、検査に多くの時間を割けない状況にあり、より万全を期すために所見がある場合は専門家があとでチェックして診断することになっている。そのため通知が後日になることをご理解いただきたい。

「健康診査」は既存健診に追加項目を上乗せ

震災・津波、原発事故の影響で、多くの福島県民が突然避難を余儀なくされた。中でも原発から半径20キロ圏内の強制避難させられた約20万人の中には被ばく量が多い人もいる。また、避難生活によって生活スタイルがそれまでとは激変し、食生活や運動習慣、喫煙・飲酒などの生活習慣に大きな変化のあった人も少なくない。生活が変わることで生活習慣が崩れ、飲酒や喫煙の量が増えてしまった人や運動ができなくなってしまった人もいる。しかも、これまで受診していた健康診査を受けることもできなくなったり、通院していた医療機関に通えなくなったりするなど、多くの県民が自分の健康に不安を抱いている。

　こうした避難を余儀なくされた人たちの長期的な健康管理を行っていくためには、放射線の影響の評価だけではなく健康状態を把握することが重要である。さらに、生活習慣病の予防や早期発見・早期治療につなげるためにも「健康診査」を実施することになった。したがって、健診のターゲットはがんだけではない。

　そこで、避難区域等の住民に対しては、がん検診の受診勧奨を行い、さらに健康診査を実施する。健診項目は、全般的な健康状態を把握し、生活習慣病の予防や疾病の早期発見・早期治療につなげていくことを主眼に設定した。検査項目は年齢区分別に設定されている（**表3**）。16歳以上については高齢者の医療の確保に関する法律第20条に基づく「特定健康診査」（特定健診）の検査項目を基本として、一部項目を追加して実施する。

　検査項目に加わった「白血球分画」は、白血病の他、感染症や炎症などでは白血球数が増加した場合や体の防御反応が低下して白血球数が減少した場合に評価できる項目である。

表3　年齢区分別検査項目

年齢区分	検査項目
0歳〜6歳 （就学前乳幼児）	身長、体重、 血算（赤血球数、ヘマトクリット、ヘモグロビン、血小板数、白血球数、白血球分画）
7歳〜15歳 （小学校1年生〜中学校3年生	身長、体重、血圧 血算（赤血球数、ヘマトクリット、ヘモグロビン、血小板数、白血球数、白血球分画） [希望による追加項目] 血液生化学（AST、ALT、γ-GT、TG、HDL-C、LDL-C、HbA1c、空腹時血糖、血清クレアチニン、eGFR、尿酸）
16歳以上	身長、体重、腹囲（BMI）、血圧 血算（赤血球数、ヘマトクリット、ヘモグロビン、血小板数、白血球数、白血球分画） 尿検査（尿蛋白、尿糖、尿潜血） 血液生化学（AST、ALT、γ-GT、TG、HDL-C、LDL-C、HbA1c、空腹時血糖、血清クレアチニン、eGFR、尿酸） ※下線部は、通常、特定健康診査では検査しない追加項目

健診の実施方法としては、県内在住の場合、15歳以下は２０１２年１～２月末までの間に指定小児科医（県内１０２医療機関）で実施された。16歳以上は、既存の健診と県民健康管理調査の健康診査を一度で受診できるよう、市町村が実施する総合健診（特定健康診査・健康診査）などにおいて、追加項目を上乗せして同時実施する。同時実施のできない人は県内各地で集団健診方式で健康診査を実施する。県外に避難している対象者については、16歳以上は同じく町村が実施する総合健診と合同実施、15歳以下については全国の小児科等医療機関で年度内に受診できるよう体制を整えている。なお、２０１２年度以降も同様に実施予定である。

一方、避難区域等以外の住民で必要と認められた人への健康診査については、既存健診とがん検診の受診勧奨を行う。既存健診の受診機会のない人（19～39歳、19万人）には新たに受診機会を設定する。健診項目は、身長、体重、腹囲、血圧、尿検査（尿蛋白、尿糖）、血液生化学（ＡＳＴ、ＡＬＴ、γ-ＧＴ、ＴＧ、ＨＤＬ-Ｃ、ＬＤＬ-Ｃ、ＨｂＡ１ｃ、空腹時血糖）であり、２０１２年４月以降から県が実施する。実施方法は調整中だが、県外避難者が数多い状況の中で、全国的なネットワークを有する健診機関等の協力を得て健診機会を確保していく。

こころの健康度・生活習慣に関する調査

チェルノブイリ原発事故での健康への長期的影響として最も大きいのは、心身における変調だということが指摘されている。福島県民においても放射線への不安や避難生活などにより多くの人が精神的な苦痛を受けている。特に、原発から半径20キロ圏内で強制避難をさせられた約21万人の中には過酷な体験をしている人も多い。原発の爆発音を聞いた人もいれば、津波で流される人や家を見た人もいる。近親者が亡くなったり、家屋などの財産を喪失したり、恐怖体験をすることで心的外傷（トラウマ）を負った人も少なくない。そうした人々の心的外傷後ストレス障害（ＰＴＳＤ）やストレスに対応する必要がある。そこで、県民のこころの健康度や生活習慣を把握し、適切なケアを提供するため「こころの健康度・生活習慣に関する調査」を実施することになった。対象者は、避難区域等の住民と基本調査の結果、必要と認められた人（約21万人）である。

調査項目は、「現在のこころとからだの健康状態について」「生活習慣について（食生活、睡眠、喫煙、飲酒、運動）」「最近半年の行動について」「東日本大震災の体験について」などである。対象者に対して調査票（自記式または保護者回答）を郵送（２０１２年1月18日）し、回答・分析する。

調査後の対応は次のとおり、こころの健康状態に合わせていわば1次から3次までの体制を整えている（図４）。

①福島医大附属病院の医師等が回答内容を評価・分析し、こころの健康上、相談・支援の必要ありと判断された人には、臨床心理士等による「こころの健康支援チーム」が電話相談などを行う。

②電話相談などにより医師の診察が必要と判断された場合は、県内の小児科医、精神科医、産婦人科医を中心とした「こころの相談登録医」を紹介する。登録医は、福島医大附属病院が主催する講習会等を受講した医師で、登録医師数は82医療機関１４２人（２０１２年12月３日現在）。

③登録医の判断により、さらに専門家によるこころのケアが必要とされた場合は、福島医大附属病院等が通常の診療行為として対応する。福島医大附属病院の場合は具体的に、小児は「こどものこころ診療センター」（小児科医と精神科医による）で、それ以外は「心身医療科」（精神科）がそれぞれ3次医療機関として対応する。

④こころの健康支援チームが放射線に関する相談を受け、専門医等の対応が必要と判断された場合は、福島医大の教員による「健康相談チーム」が対応する。また、放射線の影響による健康相談などのうち、直接診察が必要なケースは専門医による対応も検討する。

なお、２０１２年10月31日現在での、調査票の発送・回答の状況は対象者数21万１８９人中、回答数は９万２３１１人（回答率43・９％）である。うち子どもの回答率は63・４％で、一般（高校生以上）は40・７％となっている。

図４　こころの健康度・生活習慣に関する調査　対応フロー

［対象:避難区域等の住民（約21万人）］

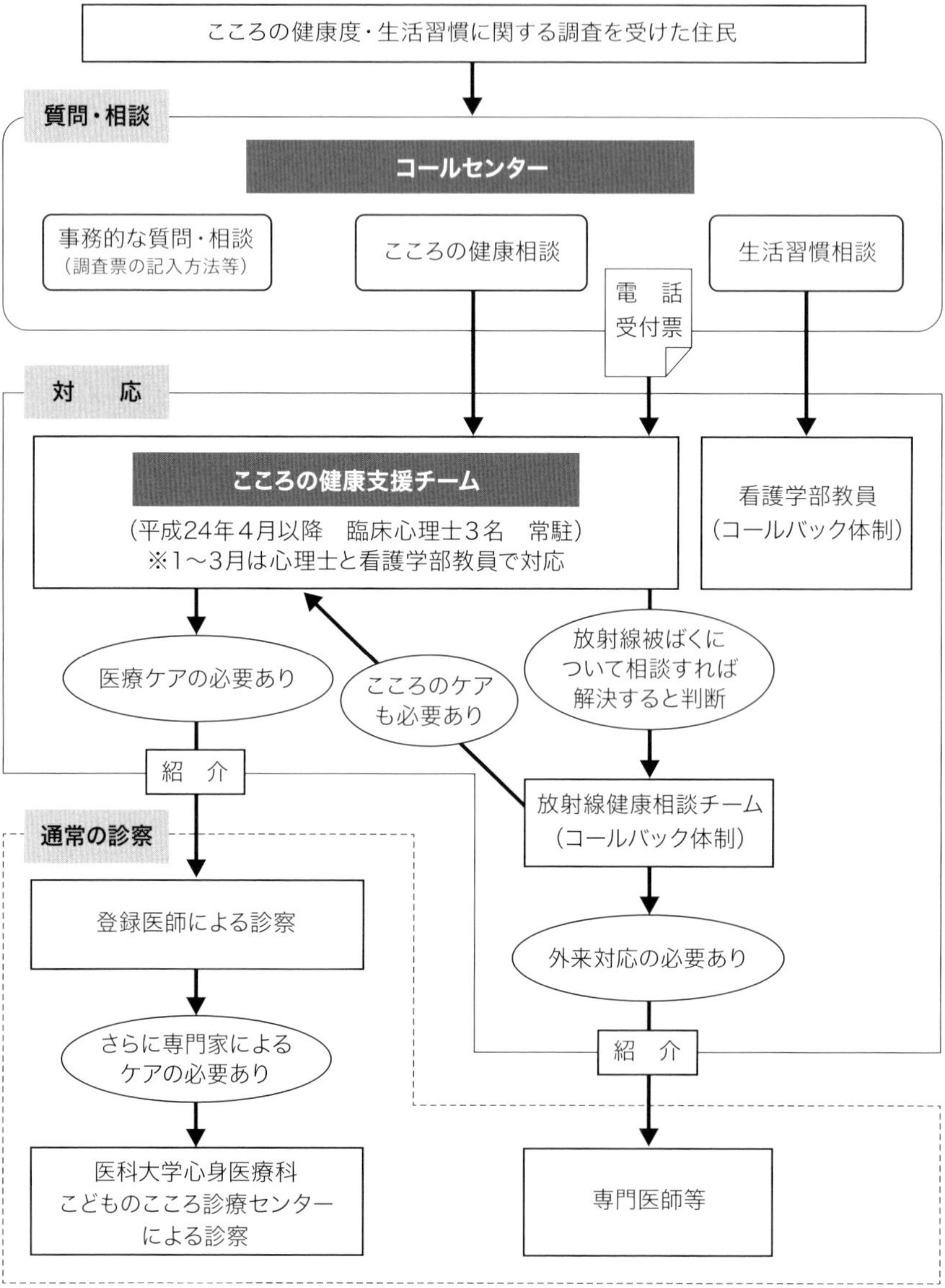

妊産婦に関する調査

詳細検査の4つ目は「妊産婦に関する調査」である。原発事故の影響で避難生活を余儀なくされた妊産婦の中には、医療機関を変更せざるを得なかったり、定期受診などができなくなったりして、自身や子どもの健康管理が十分にできない状況にある人も少なくない。そこで、妊産婦を対象に、健康状態等を把握して今後の健康管理に役立てるとともに、これから福島県内で分娩を考えている人に安心を提供するため、妊産婦に関する調査を実施することになった。

当初は、原発から半径20キロ圏内の妊産婦に限定する案もあったが、子どものことなどをたいへん心配する母親も多いことから、全県民が対象となった。

対象者は2010年8月1日から2011年7月31日までに県内各市町村において母子健康手帳を交付された人と、県外で母子健康手帳を交付された人のうち、県内に転入または滞在して2011年3月11日以降に県内で妊婦健診を受診したり、分娩をした人（いわゆる里帰り出産をした人）合わせて1万5954人である。県内各市町村で母子健康手帳を交付された対象者には、福島医大放射線医学県民健康管理センターから調査票が送付された。県外で母子健康手帳を交付された人には、日本産科婦人科学会、日本産婦人科医会に所属している産婦人科医などが周知し、妊産婦の申し出により調査票を送付した。

調査方法は、妊産婦に関する調査票を福島医大から送付し、回答してもらう。主な調査項目は、「震災後の妊娠健康診査の受診状況について」「妊娠経過中の健康状態について」「出産状況について」「妊産婦のこころの健康度について」などである。

調査後の対応は次のとおりで、個々のケースによって相談などに応じていく（図5）。

①健康管理や育児相談など心配ごとに適切に対応するため、専用回線を設け、助産師・保健師が相談に応じる。

場合によっては個別にメールでの相談にも応じる。回答内容により、支援が必要と判断された人には、福島医大の助産師・保健師・看護師から電話をかけて相談に応じる。

②電話相談などにより医師の対応が必要と判断された場合は、かかりつけの産婦人科医あるいは必要に応じて福島医大の医師などが対応する。県外避難者でかかりつけ医のいない妊産婦には福島医大附属病院の医師などが対応する。

発送・回答の状況（2012年8月31日現在）は、1万5954人の妊産婦に調査票を送付し、回答数は9266人（回答率58・1％）である。回答分については評価・分析を行い、すでに相談・支援が始まっている。

図5　妊産婦に関する調査フロー図

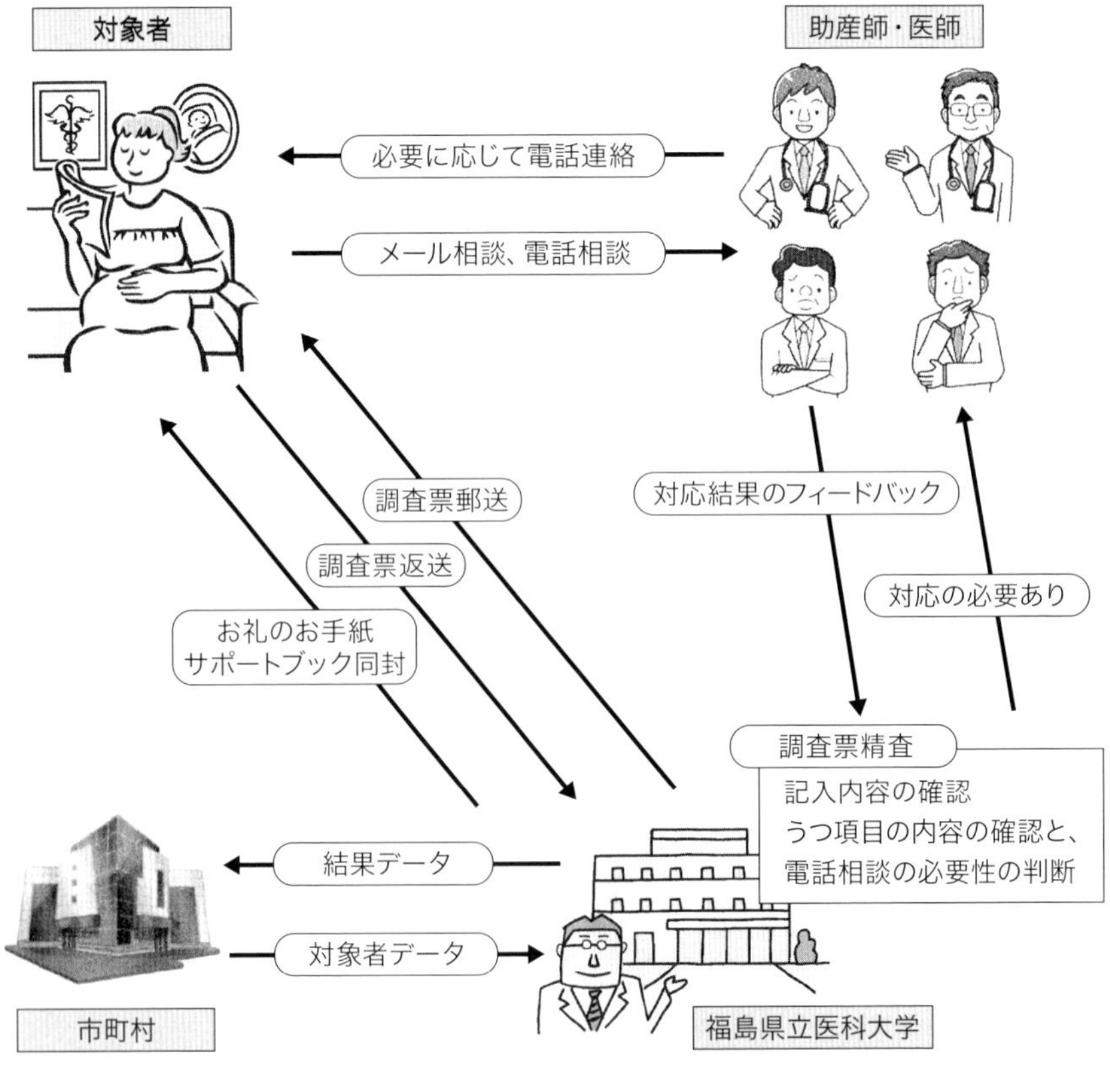

3　サポート体制と今後

サポート体制の中核を担うコールセンター

県民健康管理調査のサポート体制の中核をなすのがコールセンターである。２０１２年３月31日までに計３万７８５件の電話相談を受け、対応を行ってきた。調査内容に関する質問などに答えるのはもちろんだが、コールセンターは調査後のケアの入口としての機能も担っている。コールセンターでは、まず、必要な人に必要なサービスをどこへ行けば受けられるかという相談にあたる。

コールセンターに相談することで不安が解消できる場合もある。したがって、すでにコールセンター自体がサポート機能を果たしている。そこから、より専門的な対応が必要な人には必要なサービスを紹介するといったいわば〝総合窓口〟的な役割を担う。

コールセンターのスタッフは基本的には委託派遣だ。福島医大のスタッフが事務レベルの対応についてトレーニングを行う。質問に対してはある程度マニュアル化して答えられるようになっている。特に「こころの健康度・生活習慣および妊産婦に関する調査」については、コールセンター対応マニュアルを整備した。詳細調査では専門的あるいはプライベートな話に踏み込む場合もあるので、最初はコールセンターで対応するが、対応できないときは放射線チーム、こころの健康度対応チーム、妊産婦チーム、甲状腺チームなど専門的なチームを編成してそちらで応えるようにしている。その後は医療対応となる。あるいは地域のかかりつけ医や、妊産婦の場合なら乳児家庭全戸訪問事業（こんにちは赤ちゃん事業）など行政による支援体制につなげていく場合もある。

調査データとがん登録データ・死亡データを連動

福島県では、県民健康管理調査の一環として、調査の結果などを一括して保存し、自分の健康状態を把握して今後の健康管理に役立てるために「県民健康管理ファイル」（図6）を作成・配布している。ファイルには、健康調査や検査結果を個々人が記録・保管するとともに、放射線と生活に関する知識などの資料やデータも添付する。資料・データ部分には、すべての年齢層の全県民に配布することを考慮して、オモテ面に重点となる内容をイラスト入りで簡潔に記載し、ウラ面にはその詳細な解説を掲載する。

ファイルを配布する対象者は全県民で、まずは県民健康管理調査の基本調査の回答者への結果通知に合わせて送付する。ファイルを監修するのは、県民健康管理調査検討委員会と、複数の専門家を構成員として設置された「放射線と健康アドバイザリーグループ」である。

また、こうしたファイルのようにデータを個人で管理するだけでなく、調査結果から得られた膨大なデータを一元管理するデータベースを構築し、県民の長期にわたる健康管理と治療に活用していく予定だ。

なお、県民健康管理調査（詳細検査）は、今後30年以上という長期間にわたって追跡し調査を続ける計画になっている（図7）。各種調査で得られた結果はデータベースに蓄積され、分析結果は適宜公表されている。

さらに、福島県では２０１０年からがん登録事業をスタートさせた。全国的に見ると福島県は後発だが、現在、院内がん登録を実施する医療機関を増やすとともに地域がん登録の整備も急ピッチで進めている。将来的には、このがん登録データ・死亡データと県民健康管理調査のデータベースを連動させて活用していく予定である。

図６　県民健康管理ファイル

◆ファイル素材
⇒長時間にわたって使用することに耐えうる素材（例：硬質プラスチック）
◆サイズ
⇒A4サイズ　2穴バインダー式ファイル
◆ファイリング機能
⇒とじ込み用金具は、小さなお子さんが指を挟むことのないような配慮した器具を使用

ファイルの内容

	分類		内容	頁数	
ノート部分（ノート部分も長期間の使用を想定してクリアファイルを使用）	属性記録		氏名・住所等記載ページ　イラスト	1	1
	啓発部分	1	放射線の基礎知識 ⇒一般的な基礎知識、単位や数値の持つ意味の解説	1	
		2	放射線の人体影響 ⇒人体影響に関する解説	1	
		3	内部被ばく、外部被ばくとは ⇒内部･外部被ばくの解説、線量計やホールボディカウンターの解説	1	
		4	甲状腺がんと超音波検査 ⇒甲状腺がんについての一般的な知識の解説	1	
		5	生活習慣病と日常生活の注意点 ⇒生活習慣病の予防、健康診査の重要性の解説	1	
		6	がんのリスクの大きさ ⇒放射線被ばくとその他のリスクの比較、医療被ばくの解説	1	
		7	放射線とストレス ⇒不安・ストレスと健康障害についての解説	1	
		8	妊娠と放射線 ⇒赤ちゃんへの影響についての解説	1	9
	記録部分	1	県民健康管理調査の基本調査の結果 ⇒基本調査の結果を保管しておく頁	1	
		2	居住地の変遷の記録	1	
		3	線量計結果、内部被ばく検査結果の記録	1	
		4	甲状腺超音波検査の記録	1	
		5	健康診査受診の記録	1	
		6	がん検診受診の記録	1	
		7	ストレスチェック表	1	16
	資料部分	1	積算線量マップ	1	
		2	相談機関一覧	1	
		3	出来事カレンダー	2	20
ファイル部分	ファイル		各種健診結果の書類をとじ込むクリアファイル	10枚	

ノート部分（印刷された紙をクリアファイルにとじる）　20ページ（クリアファイルで10枚）
ファイリング部分（空のクリアファイルのみ）　10枚

図7　福島県民健康管理スケジュール　平成23年度～32年度（33年度以降も継続）

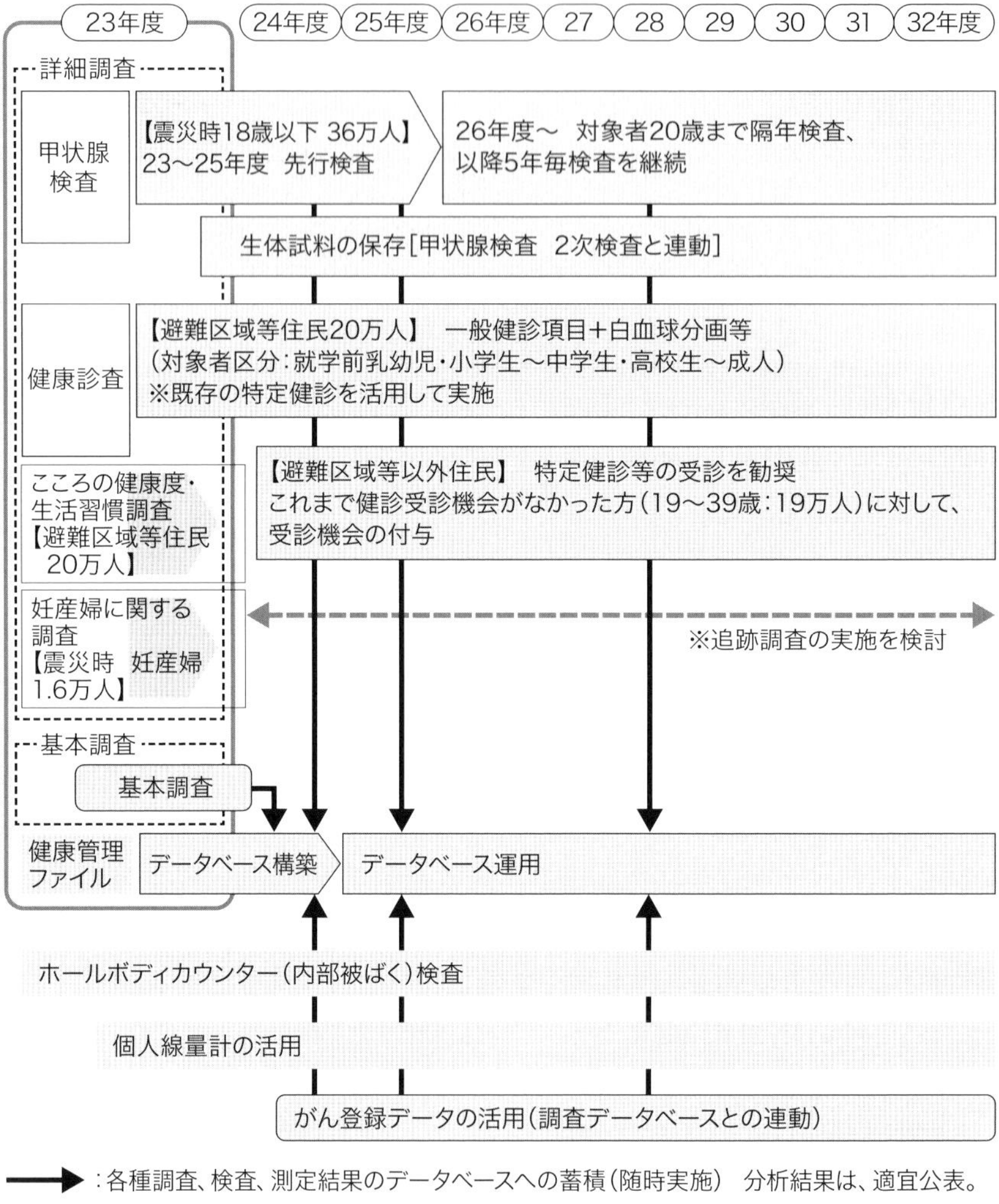

＊本章で提示している図表は福島県の資料より引用・転載

ふくしま国際医療科学センターの開設

２０１１年9月、福島医大では福島第一原発事故を受け、放射線医療の拠点化を目指して復興ビジョンをまとめた。「ふくしま国際医療科学センター」という施設を２０１６年度に新設し、放射線医学県民健康管理センターに加えて、国内の専門家を医療・研究スタッフとして迎え、県内のがん医療などを国内最高水準に引き上げることを目標に、先端臨床研究センター、先端診療部門、医療-産業トランスレーショナルリサーチセンターを整備する予定である。併せて被ばく医療専門の医学講座を設けて人材育成にも取り組む予定である。

構想では、施設は福島医大の敷地内を利用して整備する。本センターは、主にがんの早期治療を担う拠点施設になる。また、病気の早期発見のための最新機器を配備する。さらに、がん治療のための創薬・治験センターも整備する。県民健康管理調査の結果を長期にわたって分析したり、新たながんの治療法を開発したりする研究・実験施設も設置する他、放射線関連の医療産業の集積（医療クラスター）にも取り組む予定である。

復興ビジョンは、放射線被ばくによる発がん、がん死亡はもちろん、長期的には「福島県のがん死を減らすことが最終目標」であり、「日本一健康で長生きできる福島県」を目指していく。

参考資料・引用文献

1　Yasumura S, Hosoya M, Yamashita S, et al. Study protocol for the Fukushima Health Management Survey. J Epidemiol. 2012；22（5）：375–83.

2　http://www.cms.pref.fukushima.jp/

3　Yasumura S, Goto A, Yamazaki S, et al. Excess mortality among relocated institutionalized elderly after the Fukushima nuclear disaster. Public Health. http://dx.doi.org/10.1016/j.puhe.2012.10.019

第６章

座談会

震災と原発事故、こころの健康にどう向き合っていくか

出席者：小西聖子　武蔵野大学人間科学部　教授
丹羽真一　福島県立医科大学医学部神経精神医学講座　前教授
細矢光亮　福島県立医科大学医学部小児科学講座　教授
司会：大津留晶　福島県立医科大学医学部放射線健康管理学講座　教授

福島第一原発事故による放射能汚染は、住民のこころにどのような影響を与えているのだろうか。福島県では福島県立医科大学（以下、福島医大）に委託し、県民、特に放射線量の高い地域の住民を対象に「こころの健康度調査」等を行っており、その結果を踏まえたサポート体制を整えている。こころの健康とどう向き合っていくか、福島でこころのケアに携わっている専門家や小児科医、内科医が集まり、調査で浮き彫りになった事例を見ながら、それぞれの立場で討論した。主として医療関係者という立場で話をしているが、一般読者にも参考になれば幸いである。

（2012年2月14日開催）

1 「妊産婦のアンケート調査」から考える

■震災後の診療における困惑

大津留　2012年1月から行っている妊産婦のアンケート調査もこころの健康度アンケート調査も、今、（回答率が）50％を超えるような勢いで返事が返ってきているところです。アンケートの中に自由記述の項目があり、多くの住民の方の共通のご質問・ご意見と思われる内容がありましたので、平均的なものとして（実際の個々の記述とは異なりますが）例としてお示しします。それに沿いながら、討論いただこうと思います。

まず、アンケートの1番目の方（1）です。震災、原発事故で福島から逃げたい気持ちもあるけれど、いろんな事情で残られていて安心できない状況にある。こういう不安の強い方が、たくさんおられます。2番目の方（2）のようにガラスバッジ[*1]による被ばく線量の報告なども来ていて、事故前と比べると増加してはいるが、線量的には必ずしも高くなく、健康リスクとしては小さいレベルだと思うのですが、1ミリシーベルト（年間）を少しでも超えると非常に心配であると。また、3番目の方（3）のように内部被ばくを考えて食べ物に関しても非常に心配されている方もいらっしゃいます。子どもと楽しい生活になるはずだったのが、悲観されています。細矢先生、小児科医としてたくさんのお母さん方から話を聞かれると思いますが、こういう声は多いでしょうか。

＊1　ガラスバッジ：個人のガラス線量計。放射線量の積算をすることができる。

細矢　そうですね、震災直後は、ミルク、オムツ、お尻ふき、離乳食がないなど、モノが足りないことに対する不安だったので、これは時間が経つと解決できたんですね。ところがその後の放射線についてはまったく様相が違ってきて、誰もどこまでが安全か言えない状況ですので、我々も県外への引っ越しの相談を受けるのですが、「県外に行かなくても大丈夫ですよ」となかなか言えない状況が続き、非常に困ったのは確かですね。「我々も心配しないでここで生活していますよ」とお伝

●アンケート調査記載からの例（実際の記載ではありません）

(1) 東日本大震災の直後は、まだお腹の中に子どもがいましたが、ミルクやオムツ不足の問題を目の当たりにして、たいへん不安になりました。原発事故も重なり毎日たいへんでした。出産してからも、放射線のことを考えると県外へ脱出したいという気持ちでしたが、家の仕事のこともあり、上の子どもたちと生まれた赤ちゃんとともに県内に残りました。10か月経つ今でも換気をせず、窓もテープで密封していて、震災後一度も窓を開け放ったことがありません。お話ししたいことはたくさんあります……。

■

(2) ガラスバッジの結果報告が最近来て、子どもの3か月の外部被ばく線量が、0.4ミリシーベルトでした。1年にすると0.4×4＝1.6ミリシーベルトになります。1ミリシーベルト（年間）を超える結果が出てしまいました。子どもが1ミリシーベルトを超えてしまっていてどんな影響があるのでしょうか？　目に見える検査結果がもっとほしいと思います。せっかく子どもたちと楽しい生活があったのにと思うと……。

■

(3) 予防や対応もまちまちでどうしたらいいのでしょうか？　たとえば、離乳食の水はすべてにミネラルウォーターを使うわけにもいかず、なるべく福島県産以外の食材を使いたくてもすべてとはいきません。本当に何をどうすればいいのでしょうか？　内部被ばくがとても心配です。

補償や支援も充実させてください。子どもには未来があるはずです……。

えしますが、県外に脱出したい気持ちがある人には、それを止めることはできないという状況は、今でも続いているると思います。

大津留　医師として、たとえば手術が必要な方たちには手術のリスクとメリットをお伝えした上で、科学的に手術のメリットが高ければ、それをお勧めしています。ところが今回は、そういった普通の医療におけるリスク・コミュニケーションがまったく通用しないと感じられることはないでしょうか。

細矢　治療の場合は、メリットとリスクを説明しやすいのですが、原発事故の場合は、たとえば県内に残った場合のメリット・デメリットを明確に説明できなくて、うまくリスク・コミュニケーションが取れなかったということがあったと思いますね。

丹羽　病気の場合も、別に望んでなっているわけではないけれども、自分が抱えてしまった問題に対して、いわば能動的に「きちんとなんとかしなければ」と考えやすいテーマです。しかし原発事故の問題は降って湧いた、いきなり被害者になったという意味で、能動的になんとかしようという考え方になりにくいと思いますよね。考え方は、原理的に同じはずなのですが。それがやっぱり今回の原発事故の一つの特徴のような気がします。

小西　そうですね。結局、福島に残ることも「将来何かが起こるかもしれない」という曖昧《あいまい》なリスク、県外に避難することも「もしかしたら子どもが学校に行けなくなるかもしれない」というようなネガティブで、かつ、はっきりしないリスクを抱えることになりますよね。合理的なリスク評価をして選んでもらうようには、なかなかなりにくいところがあります。だから、被災された方は合理的に反応できないのが当然だということを、医療者はまず受け止めないといけないのだろうとは思いますね。

丹羽　もう一つ、病気のときと少し違うのは、個人の何かを解決すれば良いということではなくて、生活のあり方全体が変わってしまうというところです。だから「この人をどうする?」という選択ではなくて、「家族をどうする?」という家や社会の問題にまで広がりますよね。

こころの問題と通常の反応との判断

細矢　（1）の方ですが、今でも窓にテープを貼っているというのは、やや過度に神経質になってしまっているのではないかと思うのですが。

小西　この方の場合は、「他のリスク」という言い方は良くないかもしれませんが、上に小学校の子どもさんたちがいて、子育てがたいへんな中で赤ちゃんが生まれた。そういう状況で普通に抱えている不安もきっとあって、その上に原発事故による不安が乗ってしまっている。普通だったら何とか耐えられた不安がさらに大きくなったためにコントロールしにくくなっている。「心配の全体」が放射線に彩られているという感じもしますよね。

丹羽　確かに、その人の個性や特徴に彩られたような問題が出ている場合と、きわめて一般的な問題の場合と両方ありますよね。（1）の方の場合も両方が複合していると考えていいでしょうね。一般的には極端な反応をしていると思えますが、現状を考えれば普通の反応の中に含めてもいいのではないか。よってこころの問題に特化するよりはその人の生活の問題と捉えて相談に乗ったほうがいいだろうと思うのです。この方にしても、家や仕事のことがあってなかなか動けないけれども、そういう家の仕事はやっぱり大きな生きがいでしょうし、子どものことだけではなくて家族全体のことを考えて相談に乗ること。そういう意味での手（サポート）の多さが必要だろうという気がしますね。

大津留　文面だけからすればやや過敏な反応のように取れますけど、それで本人のこころの中ではバランスを取っているという感じもしますので、そういうところをよく聞いてあげる。そして、だんだん論理的な考えができるような方向に近づけることが自然にできればいいかなとは思いますが。

小西　たぶんこの方に対していちばんまずい対応は、たとえば、「テープなんて貼ったってしょうがありませんよ。こういうリスクとこういうリスクがあります」と、最初からガーンと言ってしまって終わりにするやり方だろうと思います。だから、私が対応するなら、この人は時間がかかると思ってしばらく話を聞いて問題を知り、

「この人はわかってくれる」と相談者に思っていただいてから、放射線の話もしていくと思うのです。しかし、そういうやり方が、今、福島で許されるのかというと、それほどの時間がなかなか取れないのが現状のようですし、そういう対応の仕方を、支援する方々全員にやっていただくのは困難なのも、一つの問題なのかなと思いますね。

丹羽　小西先生の普段のお仕事では、たとえばＤＶ（Domestic Violence：家庭内暴力）などいろんな問題に対応しておられますけれど、20万人も同時にＤＶ被害が起きるということはないわけですからね。そういう意味でのケースの多さが、やっぱり対応の困難さになっていることはあります。しかし、個々のケースへのアプローチとしては、小西先生が言われたようにオーソドックスにまず信頼関係を作って、そこからほぐしていくということになると思います。ただ、果たしてそういうことをしている時間があるのか。県民健康管理調査の場合には、こころの健康度調査ということで一定の質問紙でカットオフ値を決めて、特にハイリスクと思われる人たちから、まずはアプローチしていくという整理の仕方をしています。しかし、それで良しというわけではもちろんないですよね。

小西　大津留先生が調査の結果をご覧になって、ちょっと問題だなと思われる方の割合はどんな感じでしょうか。

大津留　チェック項目でハイスコアの方は、こころの健康度・生活習慣調査が20～30％、妊産婦の調査が15％といったところだと思います。

丹羽　こころの健康の場合は、いわゆる何点以上とカットオフ値が定められています。通常の調査のカットオフ値をそのまま使いますと、大津留先生が言われたように30％といった数になってしまうのですが、今回の調査の中の分布をもう一回見直して上位5～10％のところでカットオフ値を改めて決めなおす形で、今、対応しようとしています。ところで子どもさんたちのハイスコアの方は、普通に定められているカットオフ値を使っても災害に遭われていない方でも約10％弱ですので大人と同様に考えるわけにはいきません。

小西　今の子どもと大人で割合が違うという話で思い出す研究があります。チェルノブイリ原発事故後のメンタルヘルス研究で有名なブロメット先生が行った研究[1]では、キエフに避難してきた母子とキエフ在住の母子を事故から11年後に調査して比較しているのですが、子どものパフォーマンスや身体の健康の客観的状況に差は見られないのに、お母さんの主観的な子どもの健康評価が、被災者とそうでない人とで差があるのです。放射線のメンタルヘルスには「不安」の問題が大きく影響していることを示す結果ですし、母親の不安に対応する必要があることを示す結果でもあります。

大津留　こころの健康度調査では、自由記述にたくさん書いてくれている人の中にもスコアの低い方がいたりします。スコアが高い人はもちろん対応しなければいけませんが、スコアが低くても対応したほうがいいと思われる方々もおられますね。

丹羽　福島医大では、書いてくださっているものはピックアップして拝見した上で、レスポンスしたほうがいいかどうかを決めています。なるべく丁寧にやるべきだと思うので、やっぱりなんと言っても対応する人の数を増やすことだと思います。ですから、そういう支援の場に参加していただける方がなるべく多くなるように、我々も努力していくことが必要だと思います。

傾聴・共感と専門的知識の提供、どちらを優先するか

丹羽　（1）の方への、誤解が広まらないような答え方のポイントについてです。たとえば「引っ越したほうがいいよ。私のうちは東京だから東京に早くおいで」などと言われたときに、やっぱり人はこころが揺れます。でも、実生活のしばりがあるとそうもいかない。それは判断の決定要因としては、かなり大きいように思います。「こちらでの生活を大切に考えたその選択は、子どもさんに対して特に何か害を与えるようなことではないですよ」という言い方をするのが必要だろうと思うのです。ご本人はいろいろ迷っているわけで、その迷っているところを誰かから「それでいいんだよ」と言ってもらえる、それが特に専門家から言ってもらえると安心できる部分がやっ

ぱりあると思いますよね。

小西　そうですね。人は生活しなくちゃいけないから、状況に従ってやっていかざるを得ない。それは放射線があってもなくても同じですけれども。で、「自分で抱えきれないものの中で考えていくしかないのはたいへんだね」というところをまず聞き取っていくことですよね。

細矢　（1）の方が、「お話ししたいことはたくさんあります……。」で終わっていますが、たぶんそこだと思うのです。話したい、相談したい。結論は出なくてもいいんだと思うのです。相談の内容も放射線のこと、育児の心配、あるいは収入の面とか、本当に多面的で複合要因ですが、全部に応えられる専門の人はいませんよね。そこで、我々小児科医は、もともとホームドクターで、お母さんとコミュニケーションを取るのは得意であると認識していますので、今回の県民健康調査のこころの調査の中でも手を挙げてくださった小児科の先生方のところに相談に行けるようなシステムを作ったのです。それが機能してくれることを願っています。そこで、事例のような方に対してどうアプローチしたらいいか、こころの専門の先生方からメッセージをいただけるといいのですが。

小西　私、県内の保健師さんにお話を伺ったりしていましたが、「聞く」のが専門の人たちは、話をずっと聞くことはできるけれど、「私たちは放射線のことがよくわからないから」となってしまうと、不安は不安のまま残る。一方、放射線専門の方が「何ミリシーベルトの被ばくについてはエビデンスがありません」と説明するのも不安を下げることになっていかない。どちらかといったら、聞くことが先だとは思いますけど、たとえば（2）の方の場合は、1ミリシーベルトを超えると、もう1・01でも危ないんじゃないかと考える。1ミリシーベルトという基準は譬《たと》えて言えば、この一線を越えたらダムが崩壊するというような限界を示す値ではないですから、落ち着いたところで1ミリシーベルトがどういう性質の値なのかをある程度説明しなければいけないと思います。だから一人で対応しようと思うと、どちらもなかなかたいへんかもしれないですね。

2 「こころの健康度調査」から見えること

家族のこころ模様

大津留　次に、こころの健康度調査で、4番目の方（4）の福島から避難したけれど子どもさんはすごく帰りたがっているというような場合です。要望をかなえてやりたいけど、できない。このような方たちもたくさんいらっしゃると思うのですが。

丹羽　（4）のお母さんの場合は、娘のことを考えると戻してやりたい、でも上のごきょうだいのことを考えると福島に戻るわけにもいかず、そういう板挟みがなかなか解決できないですよね。さっきからの話の延長線上でいくと、避難されたことに関しては、その選択もやむを得ないということになると思います。娘さんの問題に対しては、引っ越された地域である程度支援体制が整っているのであれば、スクールカウンセラーなどに乗り出していただけるような気がします。中学生のお嬢さんがなぜいらだっているかは、はっきりしているわけですから。子どもの問題は、見ていてかわいそうという気持ちが強く出る側面がもちろんありますが、他方で子どもは可塑性[*2]が大きいですから、サポートの手があれば新しい環境に順応しやすいとも思えます。ですから、かわいそうだからすぐ戻してあげることが必ずしも良いとは限らない。新しい環境で適応力を持ってやっていかれるようになれば、それはそれでいいんだろうとは思います。

●アンケート調査記載からの例（実際の記載ではありません）

（4）娘は中学生ですが、避難先の学校には行っていません。家に引きこもっています。いらだっており、自分でもどうしていいかわからない状況のようです。福島に帰りたいと言っています。娘の希望をかなえて福島に戻ることができれば解決できると思うのですが、生活のことや上のきょうだいのことを考えるとそういうわけにもいかず、苦しんでいます。（母記載）

■

（5）幼稚園の女の子です。震災後、夜泣きをするようになりました。飛行機の音でも、掃除機の音でも、怖がって泣き出します。（母記載）

＊2　可塑性：この場合は、神経系が外界の刺激に応じて働き方を柔軟に変更していく能力のことで、その背景には神経系の発達と学習により脳神経の働き方が変わることがある。

小西　たとえば、引っ越されてきょうだい間で思っていることが違う、ということは一般的にはよくあります。（4）の方の問題を福島ということで考えると、「逃げてしまった私」というお母さんの罪悪感ですよね。それが娘の意図と違っていた。だから、まずはお母さんの「苦しんでいます」というところを支えていくと、いろんな解決策がありそうですよ。このままいくということもあるし、上のごきょうだいは避難先に置いて、その後、娘さんと福島に帰るということもあるかもしれないし、あるいは娘さんが別の選択をすることもあるかもしれません。少なくとも一歩進むということがあればいい。たしかに原発の事故がこの問題を作った原因だし、放射線の先行きがわからないとどうにも考えられないこともある。でも、その中で何とかやっていかないといけないのなら、少し楽になるだけでも違ってきそうです。本来、人はいろんな問題を抱えていて、いつもいろんなことが起こっているから、そういうことの一つとして放射線も捉えられないとなかなか解決しないということが、よく出ているケースかなと思います。

細矢　ちょっと見方が違うかもしれないですけどね。（4）の方は、「こころの健康度調査」の対象者ですから、おそらく避難地域で帰宅困難な人が県外に避難している状況じゃないかと思うのです。この女の子もそうですけども、おそらくこういった気持ちを持っている大人もたくさんいるのではないか。帰りたいけど帰れない……。そういった不満をぶつけられる対象がなくていらいらしている。不安定になっている。子どももそうですが、そういう大人への対応をほんとうに考えてあげないと、と心配になった例でした。

小西　私は県外から来ている者ですから、やっぱり福島の皆さんの話を聞いたときに怒りというのはすごく感じるんですね。東京電力に対する怒りだったり、行政に対する怒りだったり、それから被害を受けていない者に対する怒りだったり。それは忘れてはいけないけれど、そのことで支援するほうが、あんまり縮こまってしまうとまた対応を間違えるという感じがあって、それも難しいなあと思いますね。

丹羽　そうですね。小西先生が言われたように、原因はいろいろあるけれども起きていることはごく一般的なことであるというスタンスで対応してもらったほうが良くて、「かわいそうだ」というようなバイアス（偏り）があまりかかってしまうと問題かもしれませんね。

伝え方の難しさ

細矢　ときどき聞くのは、自分たちはどうしてもここにいなければいけない。周りでは放射線の問題はあまりないだろうと言っている。ところがある一部の人たちがお母さんたちに「放射線による健康障害が赤ちゃんに起こるかもしれない、妊婦さんに起こるかもしれない。なぜ引っ越さないんですか。それは親として怠慢でしょ」という言い方をされると。そして、「私は悪いお母さんなのかな」と心配して、（福島から）出て行ってしまう人が、周りを見ていてもほんとうに多いんですよ。「引っ越さないの？」と善意で言っているのですが、一方でそういう言い方は、ものすごくお母さんたちを傷つけていることもあるわけですよね。

小西　「なぜ出ていかないの？」もそうですけど、逆に「他の場所に移住することもストレスを抱えますよ」とか「あなたが不安になると今度は子どもに影響が出ますよ」というようなメッセージも、本人の不安が高まっているときには、すべて、ネガティブに響きます。どのような方向性でも言い方が難しいなあと思いますね。

大津留　冷静な判断を促す意味でのリスクの比較に関する話はしないほうが良くて、むしろ解決に向かうためには、本人のありのままの姿を受け止めるしか方法はないのでしょうか。

丹羽　そうではないとは思いますね。やっぱり冷静なリスクの判断を求める方向に行かずに成り行きに任せるというのでは、こういう場合の専門家の役割が何もないことになってしまいますから、具合が悪いと思いますね。

小西　たぶん多面的、複数の支援が必要なのだと思いますね。論理的・合理的に考えられることを情報として出すことは必要です。

大津留　通常はだれでも他のリスクと比較しながら物事を決めていることが多いと思いますが、今回は「今、放射線のことを問題にしているのにどうして他のリスクと比較するんだ」と反発して、リスクの比較を受け入れることができない人たちもいます。我々医療者からすると、病気の成り立ちを考えればいろんなリスクがあって、それを総体的に評価するのはなんの疑いもないのですが。

小西　心理的には、リスク評価は基本的に主観的なものです。自動車に乗ることと飛行機に乗ることのどちらが恐いかということは、人によって違います。各個人の性質や歴史や周囲の状況などがすべて影響してくる。たとえば、トラウマ体験は人の心理的なリスク評価を大きく変化させます。事故率や死亡率の情報だけで決まるわけではないですよね。今、放射線の不安が高くなっているのは心理的反応としてはすごく当然ですから、そこに疫学的なリスクの問題を持ち込まれて「あなたのリスク評価は間違っている」と言われた気がすると、きっと抵抗があるのだろうと私には思えます。また、たとえば、移住することについて、人が求めている回答は、「私が個人として引っ越したほうがいいか、引っ越さないほうがいいか」の答えであって、そういうことは疫学ではわかりません。

大津留　最終的な生き方はもちろん個人の選択ですが、客観的な評価に抵抗があるときに、では医療者としてどうしたらいいでしょうか。

小西　全体的に落ち着いてくるのを待つしかないかなあと思います。くり返し起こる被害ではないのだったら、やがてはもう少し低いところへ落ち着いてくるのだと思います。

大津留　サポートする立場としては、それまで粘り強く地道に対応していくということですね。

3 放射線のこころへの影響

斑《まだら》状の放射線災害がもたらすもの

大津留　別の観点ですが、たとえば福島県内でも線量がかなり違いますし、県外に行けばもっと違う。ご本人の選択肢も多い。それはこころの問題にはかなり影響しているような気もしますが、いかがでしょうか。

丹羽　今日聞いた患者さんの話では、避難地域から1キロぐらいのある程度線量の高いところに住んでいらっしゃるのですが、隣の隣の家はもっと高いとか、同じ敷地の中でもきょうだいの家は低いとか、そういった斑《まだら》状の中で生活していらして、みんなが一様なレベルの被害者というわけでもない。線量の高さも必ずしも固定的ではないので、皆さんの気持ちがどこか一方向にという形にはならないと思うのです。福島市の中でも線量が高めのところがあり、お子さん連れの人たちは市内の線量の低いほうに移住していますよね。しかし、そういう人たちが、必ずしも被害者意識を持ったり、心理的に弱ってしまったりしているとも限らないので、必ずしもメンタルに影響が出ているとは言えないと思っているのですけれど。

小西　東京でも親が「放射線量が高い、低い」と同じ心配をしていて、東京に住んでいていいのかという人もいます。ある一定の場所に行っていろんな人の話を聞いたときに、主観的な個人の捉え方で危険度が全然違っている。それはこの放射線災害の大きな特徴だと思いますね。たとえば、雪や台風などで家が全部倒れたとか、全部燃えてしまったとかそういう災害とも違う、不均一さがとても大きい。放射線は斑《まだら》だけれど、さらに人の心理も斑《まだら》という感じがしますね。

大津留　ご夫婦とか親子で感じ方が極端に違ったときに、対応がなかなか難しいのではないかと思いますが、丹羽先生、いかがですか。

丹羽　実際、精神科で対応することになるのは、もうちょっと問題が大きいケースですよね。そういう微妙な問題で考え方が少し極端なのではないかと思えるけれど、いわゆる精神科の問題とは考えられないケースは、ケアされないままになっているのではないでしょうか。

大津留　精神科で対応されているケースは、診断名が明確につくようなこころの問題であることが多いですか。

丹羽　ええ、そうですね。2011年の4月～5月頃だったかと思いますが、精神科のクリニックにいわゆる放射能恐怖で来られる人は、身の周りでは診ていてあんまりいないのです。その当時、言われていたことは、実際の問題があるところから離れるほど、たとえば福島より東京のほうがそういう不安がより強く出て、お医者さんに相談に来ることがあると。東京の精神科クリニックの先生の話を聞くと、「そういう方はいるよ」とおっしゃる。また、福島で内科の先生と話をしていたら、「鼻血[*3]が出るようになったんだけど、放射能のせいじゃないか」とか、「皮膚[*3]が赤くなったけど放射能のせいじゃないか」と訴える患者さんはときどきいますと言われたので。だから「ひょっとすると、放射能恐怖症の方は精神科には来なくて、他の診療科に行っているのかな」と思って聞いてみると、耳鼻科でも鼻血の話が結構あると言われました。だからそのあたりの実情調査をちゃんと行っておかないと、とは思っております。

＊3　今回の事故の追加放射線量では、住民の方々に造血機能障害で鼻血が出たり、放射線皮膚炎などの確定的健康障害が生じることはありません。

大津留　震災・原発事故後に、メンタルヘルスの範囲を超える精神科領域の疾患は増えたのでしょうか。

丹羽　震災後数か月の間に躁《そう》状態の人は通常より増えましたね。それから外来で不安や抑うつなどで受診している人の4分の1ぐらいが原発事故の影響で来た人たちでした（**図1**）。その数字が多いか少ないかは、比較対象調査をしないといけませんが。

子どものPTSDをどう考えるか

大津留　5番目の方（5）は、幼稚園の女の子です。PTSD（Post-traumatic Stress Disorder：外傷後ストレス障害）のような症状にも思えますが、いかがですか。

丹羽　今回、こういうパターンは多かったですね。地震と津波のあと、夜寝なくなったとかおねしょするようになったとか。昼間は避難所などで津波ごっこや地震ごっこなどの遊びをしていて、夜になるとおびえて寝ない。少なくとも2011年の秋ぐらいまでは結構多かったように思いますね。じゃあ、秋を過ぎてこの子たちが何か後遺症を残しているかというとそういうわけではない。さきほど子どもは可塑性に富むと言いましたが、影響も受けやすいですけれども、過ぎてみると結構健康に戻る例が多かったですね。

大津留　県民健康調査の中で「こころの健康度調査」が震災後9か月経った時期に実施されているという意味では、自然治癒が難しい長期に不安が続いている人を見出して、サポートしているということでしょうか。

丹羽　そういうことだと思います。介入の仕方は、阪

図1　福島県立医科大学神経精神医学講座による放射線被ばくの影響に関する調査

① 新入院患者と放射線被ばくへの恐れの関連　　**② 不安障害、うつ病の外来新患と原発事故の関連**

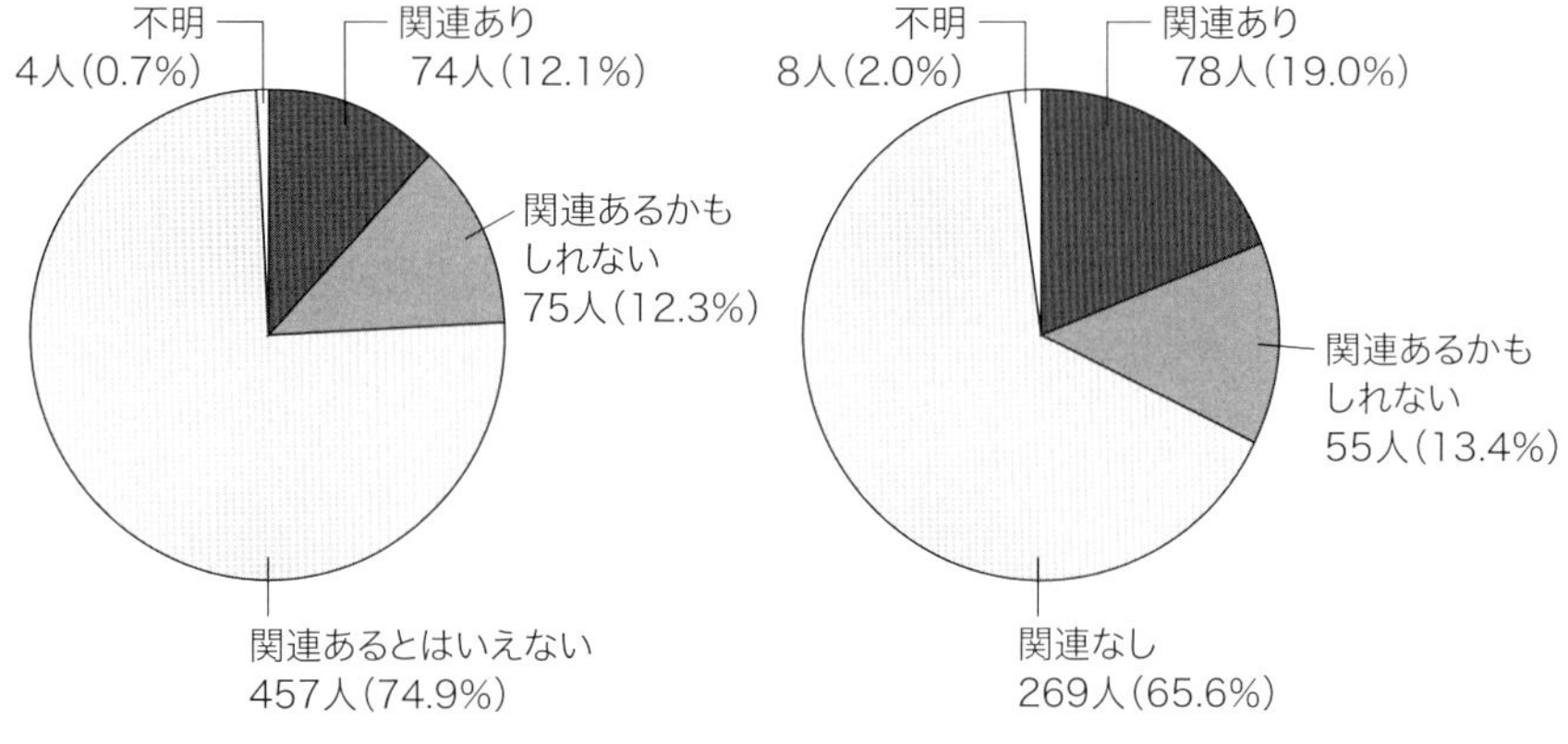

①2011年3月12日～2か月間のアンケート（27施設回答）
原発事故による転院などを除く入院・再入院患者 n=610人

②2011年3月12日～3か月間のアンケート（57施設回答）
外来新患 n=410人

（和田明、2011より）

神・淡路大震災（１９９５年1月17日発生）のときからあって、とにかく安心できる環境で不安を少しずつ解消してもらえるような働きかけをすることだと思います。年齢によって震災による影響の現れ方は違っています。4歳、5歳ぐらいまではどちらかというと退行し、小学校に上がるとＰＴＳＤ的なことを言うようになる。だからこの子が現時点でもずっと夜泣きなどが続いているのは、ちょっと長引き過ぎているという感じですね。小学生ぐらいの子が震災後9か月ぐらいの時期にＰＴＳＤ的なことを言っているケースは、あっても不思議ではない気がします。

小西　（震災後）1年ぐらいまでは自然経過で良くなる例がたくさんありますよね。もう介入したほうがいい時期ではありますが、3月11日を迎えていわゆるアニバーサリー（記念日）の反応が起きることもありますので、ここしばらくは（こころの状態が）悪い人が多くて普通だと思います。私の経験で言うと3月11日の前後1か月ぐらい、そのことを頭に入れてお話を聞いたほうが良いように思います。特に遺族の方は反応がはっきりしていますが、ＰＴＳＤは症状があっても言わない人も結構多く、たとえば（4）の中学生もＰＴＳＤの可能性がないわけではないですね。

大津留　我々内科医は、極端にご心配される方や抑うつやＰＴＳＤ症状が強い方に関しては、できれば精神科をご紹介したいと思いますが、小児科はいかがですか。

細矢　我々は比較的不安の軽い患者さんたちの相談に乗ろうと考えています。たとえば、夜泣きに対しては、子どもを診るわけではなくて、ほとんどがお母さんとの対話なんですね。お母さんを安心させると意外に夜泣きが治まったり、これまで退行して甘えん坊だった子が少し元に戻ってきたという話がありますので。「これはちょっと厳しいな」というときには精神科の先生に相談しようというスタンスでいるんです。ただ軽いものを含めると、おそらく外来に来た患者さんで「どうですか？」と話を振れば、「実は」というお子さんはたくさんいると思います。通常の外来でそういう患者さんを診られる状況ではないので、相談となった場合には1日数名でもいいから時間を取ってくださいねと、県民健康調査にご協力いただいている登録医にはお話ししています。（県内の）6、

7割ぐらいの小児科の先生方は、登録医として手を挙げてくれています。

丹羽　いつも小児科の先生方の話を聞いていていてえらいなあと思うのは、かなりの数を診ている中でお母さんの話も聞いていらっしゃる。小児科の先生の（研修会への）参加は多いし、登録してくださっている方々の半分ぐらいは小児科の先生ですから。

小西　登録医の研修会に行くと、内科や小児科の先生がすごく熱心で、頭が下がります。

4　こころの問題を予防するために

地域でできるこころのケア

大津留　これまでの討論以外で他の例があれば、ご紹介いただけますか。

丹羽　新聞報道にありましたが、飯舘村とか楢葉町とか、自治体そのものが避難している地域の人たちに行ったアンケート調査では、「いくつかの症状に当てはまるものがご家族の中にいらっしゃいますか？」という質問項目で、「だいぶいらいらしている」という人は7割ぐらい、「眠れない」という人は3割強、「お酒（の量）が増えた」という人は17、18％。私はその2つ（町村）しか見ていませんが、両町村とも本当に類似した数字が出ているんです。いずれも放射能問題による避難ですし、数字の一致率を見ると避難生活は同じような影響を及ぼしているんだなと思いました。だからうまく手を差し伸べて、埋もれているケースが重症化していかないようなアプローチを予防的に行うという観点も必要だと思いましたね。

大津留　こころの問題で予防的に行うとは、どういう方法論があるのでしょうか。

丹羽　何か特別に「こころのケア」ということでなくても、地域の人たちが集まって、たとえば盆踊り大会とか除染活動とか、そういう地域としての活動の中に参加してもらって、「自分も何かのために動いている」という気持ちになれる、あるいは話ができることが予防的には意味がありそうに思います。仮設住宅の中のサロン活動もその一つだと思いますね。たとえば次のようなことがあります。最初は、仮設住宅に避難している人たちが能動的に何かを行わなくても、周囲で介入している人たちがいろんな活動を行っているうちに、「今度は自分たちが中心になって準備するから」と自主的に参加してくる人たちが増えてくるんですね。そうすると、「実は、あそこの誰それさんは元気がないんだよね」という話になって、実情がわかってくるんです。「こころのケアに来ました」と言って出かけて行っても、自ら進んで相談に来るような人がいるわけではないですよ。仮設住宅などに避難している人たちの生活の質を上げるような働きかけをする中でケースが見えてくると思いますね。

大津留　ということは、行政とかボランティアもその予防の役割を担っているということですね。

丹羽　そう。だからこころのケアは専門家が行うとは限らないと思いますよ。

小西　普通の人が個人として普通にやれることでしたら、やっぱり人とつながることですよね。誰かに相談してもいいし、メンタルヘルスを保つ活動をしてもいいし、放射線の話を聞きに行ってもいい。良くないのは孤立です。人と何らかの理由で接触できない人が孤立して残るわけなので、さっきから支援の手が足りないという話をしていますが、介入していくとしたら、そういう孤立する可能性のある人にアプローチしていく形になると思うのです。自分で良くなりたいと思う人はそれだけですごく良い点があり、強みがあると言えます。

丹羽　確かにね。福島県こころのケアセンター（連絡先：福島県精神保健福祉センター内）が、たとえば福島市の場合でも２０１２年２月１日に発足して、動き始めています。今後、県内のいくつかの方面にも福島県こころのケアセンターができますので、そういう存在を知ってもらって、相談に行ってもらうことも必要ですね。個人のレベルで。

細矢　私は、お母さんたちは、「自分は一番良いお母さんになっていないんじゃないか」という不安を持っていて、必死にそうなろうとしているけれど、それがうまくいかなくて自分を責めていると感じているものですから、周りから見るとてもよくやっているということを知ってほしいし、不安があるならば身近な人に相談してもらうのがいいと思っています。我々も相談相手になります。

ほめることが力になる

小西　ここで話をしていると、支援の手が足りないとか、問題ばかりが出てきてしまいますが、私が阪神・淡路大震災で支援に関わったときに比べると、みんなの意識は全然違います。あのときはこころのケアの概念さえ、あまりきちんとしていなかったので混乱していました。今回、とても良くなったことはいっぱいあると思います。そもそも最初のケアの立ち上がり方だって全然違いますし、今、皆さんが行っていらっしゃることだって、当時に比べればずっと組織化されていると思います。あまりにも被害が大きいし、原発がどうなるかわからないから先行き心配なことばかりが気になりますが、むしろ良くなった点もちゃんと伝えていくことも必要なのではないかと、最近、思っています。それこそ、ケアをしている人にも良くなったことを伝えるべきじゃないでしょうか。

大津留　確かに大災害だったので、準備が足りなかったりとまずい点がいっぱい挙げられたりしていますが、実は最悪の事態に陥らないようにすごく頑張った無名の人たちがとてもたくさんいて、本当はそういう人たちをもっとほめないといけないと思うし、地域で頑張っている人たちも認められたほうがモチベーションが上がるかなと思うのですが。

丹羽　頑張れますよね。3・11直後の時期などに、体育館などの避難所では、地区の区長さんたちが地区の人たちをまとめてニーズをくみ上げることで避難者の困難を解決して元気づけたりしておられました。また市町村の保健師さんたちは避難者の中で障がいを持たれた方々の状況をよく把握しておられて、そのお陰でＪＭＡＴやこころのケアチームのサポートがスムースに入ることができました。こうしたたくさんの人々の活動は称賛されるべきと思いますね。

大津留　本日は、先生方からこころの健康に向き合っていく上で、とても重要ないくつかのポイントについて、お話を伺うことができました。震災をきっかけに、こころのどこかにひっかかりがある方々にも、また復興に向けて頑張っておられる方々にも、ささやかながら応援のメッセージとなれば幸いです。

参考資料・引用文献

1　Bromet EJ, Goldgaber D, Carlson G, et al. Children's well-being 11 years after the Chornobyl Catastrophe. Arch. Gen. Psychiatry 2000 : 57 : 563–571.

第7章

座談会

放射線問題とリスク・コミュニケーション

出席者：郡山一明　救急救命九州研修所 教授／
九州厚生年金病院総合診療部 客員部長／
北九州市危機管理 参与
中谷内一也　同志社大学心理学部 教授
司会：大津留晶　福島県立医科大学医学部放射線健康管理学講座 教授

大災害が起こったときに重要なのが「リスク・コミュニケーション」である。今あるリスクをどう評価し行動するか、そのためにどういう情報提供のあり方が望ましいのか。リスク・コミュニケーションのあり方を研究している専門家と医療現場でリスク・コミュニケーションに対応している医師が、その背景や問題などを議論した。リスク・コミュニケーションはもともと双方向性のものであり、科学的な情報を受けとる立場の皆さんの主体的なリスク認知の参考にもなればと思う。

（2012年3月12日　開催）

1　リスクをどう捉えるか

■日本人の放射線に対する認知を考える

大津留　福島で我々医療者と住民の皆さんとの間の放射能健康リスクに関連するコミュニケーションが、なかなかうまくいかない状況がときどきあります。それはなぜなのかを探りたく、郡山一明先生と中谷内一也先生にご出席をお願いしました。

　リスク認知の面を考えてみると、そこには情緒的なリスク認知と科学的（リーズナブル）なリスク認知という相反する要素を含んでいるのではないか（**表1**）と思います。

　科学的な疫学データからは、年間100あるいは200ミリシーベルト以上から徐々に有意差が出てがんが増えてくるということですが、安全管理上はなるべく低くしようということで、一般の人は自然放射線や医療被ばく以外の＋αの被ばく線量が、平時では年間1ミリシーベルトという参考値としての線量限度があります。もともと日本人は誰でも年間数ミリシーベルトは被ばくしていますし、数千ベクレルはいつも内部被ばくしている状況にあるのですが、今回の原発事故で、突然、許容できる参考値はどのくらいなのかを考えないといけない状況になってしまいました。

よく言われることの一つにLNT仮説に基づいた放射線によるがん過剰死亡リスクの考え方があります（第4章図2参照）が、特に100ミリシーベルト以下の領域では、生活習慣に伴う喫煙、食生活、運動、体重増加などの様々なリスクに比べて放射線のリスクは遥かに小さいことがわかっています。病気の予防を考える医療関係者の立場からすれば、リスクの増加があるのかないのか、検知することが困難なリスクを議論するよりは、発がんへの寄与のより明らかなリスクのほうに着目したいという気持ちになります。しかし、今回のように突然大災害が起こり、新しいリスクが追加されたということになれば、平時のリスクの比較とはまったく別の行動になってしまっていて、リスク認知のパターンがかなり違ってきているのではないでしょうか。

郡山　社会心理学者のスロビック（Slovic）はリスクを人々がどのように認知するか、の認知地図を作成しています。この認知地図は横軸に恐ろしさ因子、縦軸に未知性因子を取って作成されています。同じリスクでも民族によって地図上の位置が異なることがわかっています。**図1**は日本人のリスク認知地図で、**図2**はアメリカ人の地図です。放射線に対して、日本人の認知はアメリカ人と異なるのでしょうか。

大津留　図を比べると日本人の場合、原発や核兵器に関するものは、恐ろしさ因子は強く、未知性因子は低いと認識しているようですね。

中谷内　アメリカ人を対象にした地図（**図2**）のほうでは、放射線関連のものが、恐ろしさは日本人と同じぐらいなのですが、未知性は上（高い）のほうにきている。

放射線関連のリスク認知に関しては、この2つの地図での位置は違うのですが、認識の仕方が違うというよりも、認識のベースになっている因子はむしろ共通であり、共通

表1　リスク認知のパターン

	情緒的・情動的	科学的・論理的
判断	「安全か否か」	「リスクに対していかに介入するか」
思考過程	二者択一（定性的）	順位づけ・重みづけ（定量的）
因子	恐ろしさ（重大性）・未知性	知識・経験・社会性
認知方法	直観的（100%の安心を求める）	論理的（ゼロリスクはない）

図１　リスク認知地図（日本人）

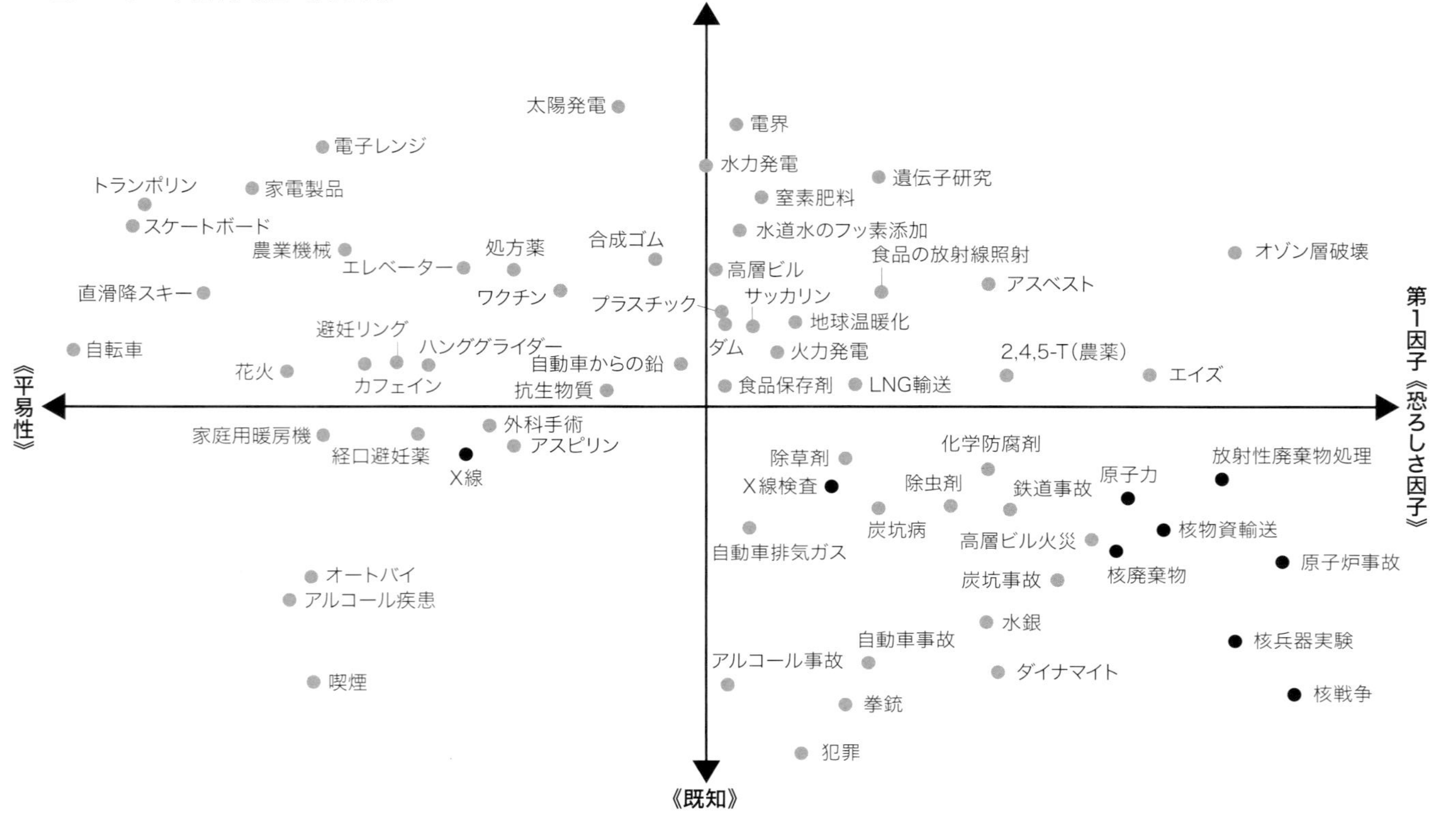

(Kleinhesselink and Rosa. J Cross-Cultural Psychol. 1991; 22: 11-28より改変)

図2　リスク認知の基本（アメリカ人）

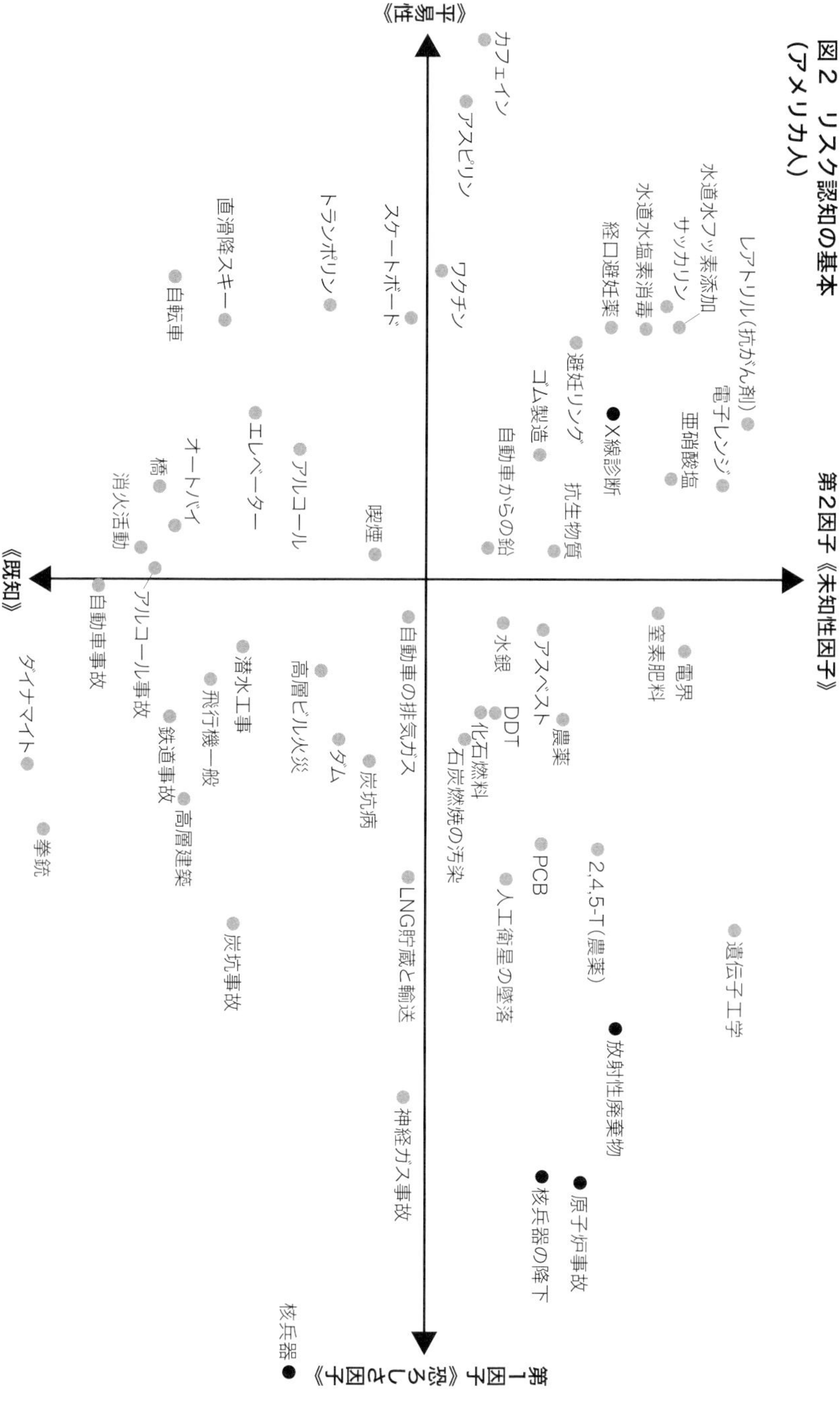

(Slovic P. Science 1987; 236: 280-285より改変)©1987 American Association for the Advancement Science

だから同じ次元の中でいろんなハザード（危険性）をプロット（当て込む）できているんですね。そういう意味では、土台にあるものは、日本人ならではということではなくて、どの国であろうが同じような認識の仕方をする。どう同じかというと、専門家がリスクを考えるときは、エンドポイントを決めて、その確率を考える。けれども、一般の人はそれ以外の判断の仕方として、どうやらこの2つの軸として表現されるまとまりがありそうで、このまとまりを持った基準の上でどうみなすかが、国によって違うというか……。少し変な譬《たと》えですが、どの文化（圏）に行こうが、侮辱されると怒るということがありますね。でも、何によって侮辱と感じるかは異なる。ある文化圏では、子どもの頭をなでるとか、舌を出すとかがすごく侮辱に感じる。我々日本人は、別にそうは感じない。でも、我々の文化の中で侮辱されることがあったら、ものすごく腹が立つ。そういう基本的な有り様は同じで、ここで言うと「何が未知性が高いと認識されるか」が違うだけという感じはしますね。

　で、この未知性というのは、影響があとから出てくる「晩発的である」とか、外部から観察できないとか、本人にも馴染みが薄いとか、科学的にどうのこうのという要素をまとめて未知性と呼んでいるので、「知っている、知らない」ではなく、イメージとしてなのです。

郡山　つまり、未知性が低いというのは、予想もしないことは起きにくい、というイメージを持っているということですか。

中谷内　放射線というか原爆や核兵器は、恐ろしさはよくわかっているが、未知のもの、よくわからない不気味なものだという見方は、日本人は……。

郡山　意外にしていない。

中谷内　はい、図を見るとそれはアメリカ人のほうが高い。で、日本人は核戦争や核兵器実験、原子炉事故などの未知性が低いのですが、これらは、その場で大規模被害が明らかになるものですから、いわゆる低線量被ばくとは別だと思うのです。

　今回の原発事故に関して、私は、2つの側面があると思います。**表2**をご覧ください。まず第1の恐ろしさ因子は、全電源喪失により核燃料の冷却ができず、その後原発の炉心溶融という深刻な事故発生となり被害を拡大させました（制御困難）。原子炉の建屋の水素爆発や火災の様子が放映され、どうしたって恐ろしいという感情を抱きます（恐ろしさ）。今回は免れましたが、何千ミリシーベルトという高線量被ばくは、そこにいる人を死に至らしめますし（帰結の致死性）、放射性物質が遠くにまで放出され汚染地域を広げました（世界的な惨事の可能性）。事故の収束には数十年単位の長い時間を要し（リスク削減の困難性）、特に子どもへの放射線の影響が懸念されています（将来世代への影響）。福島県民にとっては、あえて被ばく線量の高い地域での生活を選んだのではないですし（非自発的）、首都圏への電力供給のために被害を被った（不平等）。こんなふうに今回の事故は認識される。すなわち、原発事故の印象は、恐ろしさ因子にかなり適合します。

第２の未知性因子についても、事故後の低

表２　リスク認知の2因子モデル

第１因子「恐ろしさ」

- 制御可能性（そのリスクに曝されているとき、死を免れるように制御できるかどうか。「非常に制御困難」なら１点、「非常に制御可能」なら７点と、１～７点の範囲で回答する。以下同様）
- 恐ろしさ（冷静に考えて対処できるリスクか、ひどく恐ろしいと感情的）
- 世界的な惨事（世界的な惨事の脅威となるリスクかどうか）
- 致死的帰結（被害が現実のものとなったとき、その帰結は致死的なものかどうか）
- 平等性（リスクと引き換えになる便益は平等に人々に分配されるかどうか）
- カタストロフ（一度に１人死ぬリスクか、それとも一度に多くの命が奪われるリスクか）
- 将来世代への影響（将来世代を脅かすものかどうか）
- 削減可能性（そのリスクは簡単に削減できるものなのかどうか）
- 増大か減少か（そのリスクは増大しているのか、減少しているのか）
- 自発性（人はそのリスク状況に自発的に入っていくのかどうか）

第２因子「未知性」

- 観察可能性（それによる被害の発生プロセスは観察できるかどうか）
- 曝されていることの理解（リスクに曝されている人が正確にそのことを理解できるかどうか）
- 影響の晩発性（それによる死は即時的か、それとも後になってからか）
- 新奇性（新しいリスクか、それとも古くて馴染みのあるリスクか）
- 科学的理解（科学的に理解されているリスクかどうか）

（Slovic P. Science 1987, 236：280-285より改変）

線量被ばくのリスクが当てはまります。放射線は実感として見たり聞いたりできないですし（観察が不可能）、リスクに曝されていても影響の有無を感じることができません（曝されている人が理解困難）。発がんのような影響は直ちに現れるのではなく（影響が晩発的）、施設敷地外の一般市民が大気や食品、水道水中の放射性物質を気にしなければならない事態は初めてです（新しいリスク）。

大津留　なるほど。すると、今、問題になっている低線量被ばくは、核戦争などより、恐ろしさ因子はやや低くても、未知性因子は非常に高くなるため、直観的な認知としては、かえってリスクが高いと認知されやすくなるわけですね。

郡山　すなわち今回の原発事故は、**表2**に書いてあるとおりの恐ろしさ因子と未知性因子の複合体になっている。だから人々に対して非常に不安を与える状況になっていますね。放射線の１００ミリシーベルト以下の晩発的影響に、科学的にも様々な見解が示されるというのは、まさに未知性因子そのものと言えるのではないでしょうか。

中谷内　そうですね。

科学的な数値とこころの動きとの関係

大津留　昨年政府が、計画的な避難区域の指定に向けて、年間被ばく線量限度の参考値を20[*1]ミリシーベルトと発表したときに、もちろん平時の1ミリシーベルトから緊急事態ということで20ミリシーベルトになれば当然議論になるとは思います。より平時に近づけるために努力しなければなりませんが、冷静にどのあたりが妥当かという議論ではなく、情緒的な反応が多かったと思います。正確にはその根拠はわかりませんが、あの時期の参考レベルとしてＩＣＲＰ（国際放射線防護委員会）などが示していた年間20～１００ミリシーベルトの範囲の中で、一番厳しい20ミリシーベルトという参考レベルを示したように見えましたが、当然ながら世の中の反応はまったく違っていました。

＊1　首相官邸　災害対策ホームページ２０１１年4月22日版によれば、計画的避難区域の設定について以下のように説明されている。
「（1）福島第一原子力発電所から半径20 km以遠の周辺地域において、気象条件や地理的条件により、同発電所から放出された放射性物質の累積が局所的に生じ、積算線量が高い地域が出ています。これらの地域に居住し続けた場合には、積算線量がさらに高水準になるおそれがあります。
（2）このため、国際放射線防護委員会（ＩＣＲＰ）と国際原子力機関（ＩＡＥＡ）の緊急時被ばく状況における放射線防護の基準値（年間20～１００ミリシーベルト）を考慮して、事故発生から1年の期間内に積算線量が20ミリシーベルトに達するおそれのある区域を計画的避難区域に設定しました。」

郡山　それについては、こころの動きが関係するのではないかと思うのです。私が作った図（**図3**）をご覧ください。私の所属する救急救命九州研修所の研修生２００名に協力してもらって、簡単な実験をしてみました。まず、片方のクラス１００名（クラスＡ）に、1時間放射線に関する講義をしたあとに、「あなたが科学的に納得できる1年間の値（放射線量）はどれですか？」と聞いてみました。その結果が、**図3-1**の左（薄い色）のグラフです。次に、「では、あなたは家族と一緒に住むといったときにはどの値にしますか？」と聞いた結果が**図3-1**の右側（濃い色）のグラフです。すごい勢いで、みんな少ない値を選んでいます。一方、隣のクラス（クラスＢ１００名）では同様の講義のあとに「あなたが（一般住民を）避難させる立場だったら、どういう値で避難させますか？」と聞いた結果が**図3-2**の右側（濃い斜線）のグラフです。クラスは異なるのに、結果はほぼ同じ傾向になっています。

つまり、自分が当事者ではない場合には、科学的な値で他者を説得しようとするけれど、自分が当事者の場合には、科学的な値では納得しない。こういうこころの動きが、どうもありそうです。

中谷内　この結果は、とても興味深いと思います。**図3-2**は、一般住民を避難させる立場。

大津留　いわば政府・行政・地域の代表や諮問委員会の委員などの立場ですね。

中谷内　政府の立場で、１００ミリシーベルトだったら避難させるとか、50ミリシーベルトで避難させる、20ミリシーベルトで避難させるとか。割と数値が甘いわけですね。

郡山　そうです。１００ミリシーベルトでも耐えられる。

中谷内　で、20ミリシーベルトが最も多い回答だったと。問題なのは、**図3-1**の家族と住む場合、最も多いのが非常に厳しい値（「それ以下」）にくるということですね。

郡山　要するに政府の人々は当事者ではないから、今までわかっている科学的な値で避難をさせようと説得する。それに対して同じ集団に、家族と一緒という流れで聞いたときには、**図3-1**のように20ミリシーベルト以下にみんな一気に行ったわけです。

大津留　これは、違うクラスなので単に誤差範囲かもしれませんけれど、**図3-2**の避難させる立場のほうが、科学的立場よりも「それ以下」がやや増えているのは、科学的な妥当性よりその他の社会的要因も考えてもう少し低いところにしておこうかというニュアンスが入っているわけですね。

郡山　科学的、かつたぶん安全域をみようとするのだと思いますけどね。

中谷内　科学的に納得しているのに家族と住むときの判断はそれとは違う。これは救急医療のプロの方ですよね。専門家として、リスクに関しては、確率論的なものにかなり納得して理解していても、自分自身とか、あるいは自分の大事に

図３　納得できる線量は？（郡山）

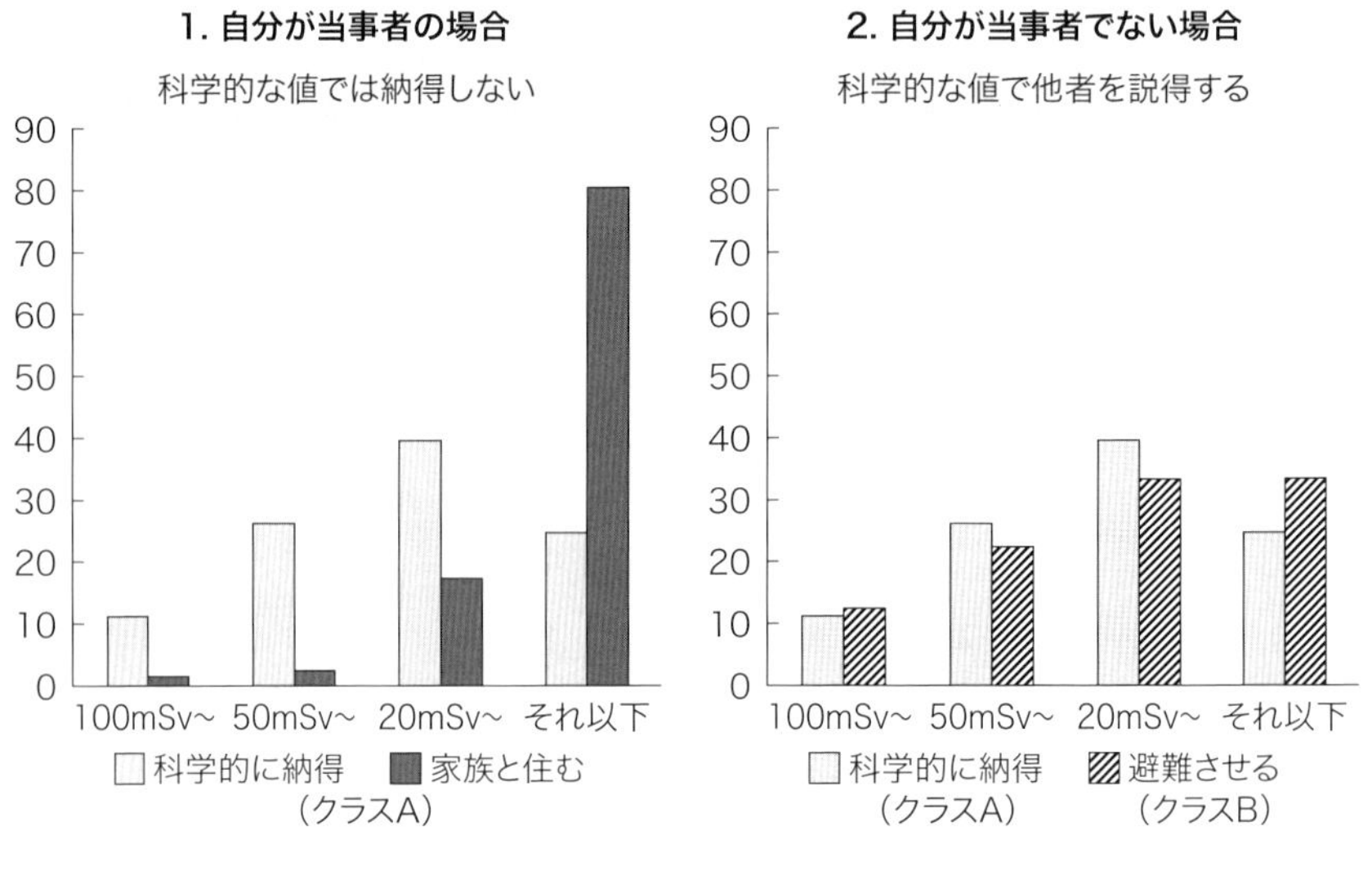

する特定の誰かが関わってきたときには判断が変わってくると。

郡山　では、「なぜ人々はそういうこころの動きになるのか」といったときの理解を助ける上で、もう一つ、日本人の「がん」による死亡率は30％で、1年間に100ミリシーベルト被ばくするとがんが増えるのは最大0・5％という説明を人々は容認するだろうか、という観点があると思います。そこで、調べてみたのです。

図4に示す新生児の代謝異常検査は、4万5000人のうち1人しか出ないような病気について、きちんと公費を投入して行っているのです。これは、発症率が0・5％より遙かに小さいです。だから単純に確率で施策を決めているのならば「がんによる死亡率がもし0・5％増加するのであれば、当然お金を補償するべきじゃないの？」という考えが出てきてもおかしくないと思います。でも実際には、放射線に限らず原因と結果が明確でないものは補償しようがありません。要するに（そのメカニズムはわからないまでも）因果関係が明らかなものは補償しようとする。確率が小さくても、確実に予防できるものはお金を払おうとする。しかし、因果関係が不明なものにまで補償すれば収拾がつかない。そのような構図において、ＬＮＴモデルの直線仮説が、本来は防護のための仮説ですが、因果関係の根拠として使おうというところに誤解が生じる。おそらくそのような関係があるのではないのかと思います。

図4　補償と予防

確率ではなく、因果関係が明らかなものに対応する

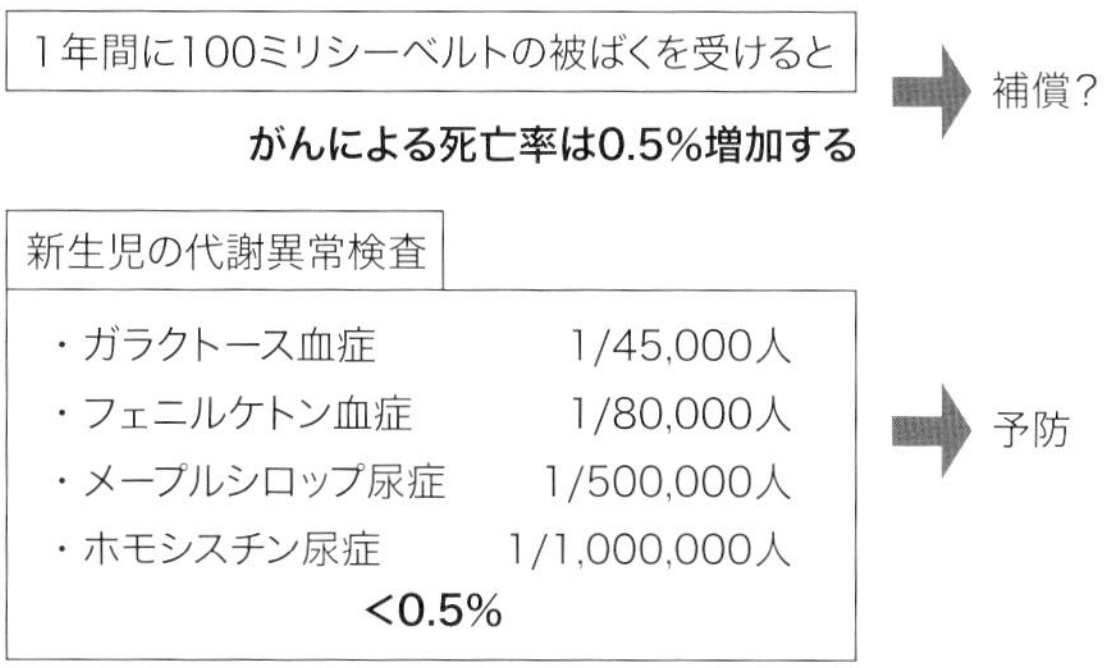

1年間に100ミリシーベルトの被ばくを受けると
がんによる死亡率は0.5%増加する
補償？
新生児の代謝異常検査
・ガラクトース血症　1/45,000人
・フェニルケトン血症　1/80,000人
・メープルシロップ尿症　1/500,000人
・ホモシスチン尿症　1/1,000,000人
<0.5%
予防

2　人々はどこで納得するか

納得と関係するもの

郡山　では、人々はどこで納得をしていくのだろうかと考え、ビジネス書を参考に**図5**を作ってみました。リスク・コミュニケーションとなったときに、Hear（聞く）、Listen（聴く）、Understand（理解）、Agree（同意）、Convince（納得）のどこまでを範囲と捉えているでしょうか。そして、それぞれに関与する因子を考えたとき、科学的知識で賄えるのはUnderstandで、せいぜいAgreeまでだと思うのです。リスク・コミュニケーションに関する「欠如モデル」というものがあります。一般人は科学的知識が足りないから、リスクに対して必要以上の恐怖を感じるのであり、恐怖を和らげるためには、そこに正確な科学的知識を投入すればいいというものです。しかし、さきほどの**図3-1**でそれが成立しないことは明らかでした。Convinceに至るのは、個人の生活の質、自分が赤ちゃんを抱えているとか、そういうことが関わるのではないのかと思うのです。

リスク・コミュニケーションはConvinceまでを含むのだと思います。ですから、「どのようにリスク・コミュニケーションを実践するのか?」といったときに、個人の生活因子はそれぞれに違うのだから、実は対個人でしか本来成り立たないのではないのかと思うのです。たとえば患者と医師が、対個人の関係で向かい合っているときには、医師は相手のどこにいったらConvinceになるだろうかという因子をおそらく頭の中で探していると思うのです。医師は医学的な事実を踏まえて、さらに相手の不利

図5　どこで納得するか

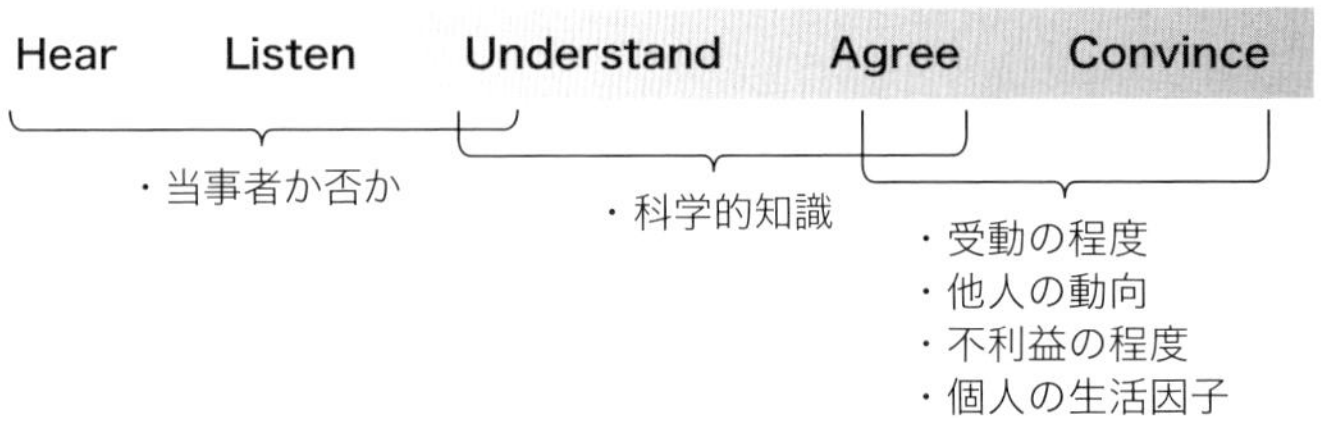

益の程度、個人的生活因子等を会話を通じて、双方向性に話しながら得ようとしているのだと思うのです。でも、今回の放射線に関する講演のように、たとえば説明者が1人で、被説明者が100人、200人いるとなったときには、双方向性はまず成り立ちにくい。1人ずつゆっくり話すこともできないし、どうしても一方向の説明になりがちなのではないですかね。

中谷内　そうならざるを得ないですよね。

大津留　もちろん普通の診療は1対1が圧倒的に多いのに対し、今回は1対多数が多いということは一つの大きな要因ですけれど、1人とか少人数でも、コミュニケーションがうまくいかないこともあります。当初、医療関係者は病院でインフォームド・コンセントを取るようにリスク・コミュニケーションが成立すると思っていたわけですが、それが通用しない。相当時間をかけた双方向性のリスク・コミュニケーションを行ったにもかかわらず、ごく一部ですが不信感さえ抱く人もいる。

郡山　たとえ1人でもね。

中谷内　今のお話でわかったのは、普通の日常診療では、何らかのエビデンスがあって、確率論的な知識はバックグラウンドとしてあるけれども、それだけで「あなたは10万人のうちの1人としてこれをやるべきです」とか、「ああしましょう、こうしましょう」と話をするのではない。あくまで個々人に応じて、そういうバックグラウンド＋α、その人の生活のスタイルとかものの考えとかを把握しながら対処していこうと診察に当たっている。そして、今回も、1人や少人数を対象にやりとりすることもある。それでもうまくいかないことがある。なぜでしょうね。それはとても興味深いですね。

郡山　病気は自然になった。でも、今回被害を受けた人は自然になったわけではない。誰かにやられたという意識で、そうなったときに、「説明しているあなたはやられていないじゃないか」といった、まさに〝当事者〟と〝当事者じゃない〟という関係がそこに出てきます。だから、説明者を受け入れないのではないでしょうか。

大津留　我々は福島にいるので、当事者という点は共通しているのですが、難しいのは、普通は何か症状があって、その症状を患者さんから聞き取って、診断などを進めていくという過程に入り、信頼関係が形成されていきます。しかし今回は、もし何か具合が悪いと自覚されているのであれば、ストレスの増大や生活習慣の変化などの原発事故と間接的には関連がある要因はあるかもしれませんが、放射線被ばくと関係のない原因を、科学的にはまず探すべきですが、放射線とは関係のない病気の診断や治療に向かい出すと、「なんでそんなことをするんだ」といった感じで拒否してしまう人たちもいる気がします。

中谷内　普段のお医者さんは、症状がある人を対象にしていますよね。でも、今回は「何かあるかもしれない」という不安はあるけれども症状はない、という方も多いですか。

大津留　そちらが圧倒的に多いです。

中谷内　そういう意味では、「あなたは不安に思っていて、こういう症状があると言うけれど、これは放射線の影響ではないですよ」と言い、その延長で原因がメンタルな問題であるというように言ったら、相手にとっては「熱があるんです」とか「足が痛いんです」と訴えているのに、「いや、あなたの熱は熱ではない」とか「あなたの足が痛いのは何かの勘違いだ」と言われているのと同じような気分になるのではないですか。そこの信頼関係が得られていないと、一緒に何かをしようという気にはならないでしょうね。

大津留　そういう印象を持たれていると感じる方々と医療者とのリスク認知の差がとても大きい印象はあるのですが。

中谷内　これまでの話全体は心理学で言うと、ロキアちゃんの話を題材にした実験が割と当てはまるかなと思います。「あなたは５００円持っています」という状況で、飢餓に苦しむアフリカの人たちに向けていくら寄付するかを問う実験です。第1条件は「ロキアちゃん」という7歳の女の子個人の名前と顔写真が示され、アフリカのマリ共和国で飢餓に直面している状況が説明される。第2の条件は「マラウィの食糧危機は３００万人の子どもに影響しています、ザンビアでは干ばつにより３００万人が飢餓に直面しています、アンゴラでは国民の3分の１の４００万人が難民となっています、エチオピアでは1千１００万人以上が緊急食料援助を必要としています、Save the Childrenはこのような地域の子どもたちのために働いています」といった統計的な情報が示される。第3条件は第1条件と第2条件の両方が示される。その結果、寄付された金額は第1条件のように、個人の名前や状況がわかるだけのときが一番大きかったのです。統計的に飢餓の情報が示される第2条件では、ロキアちゃん個人が示される第1条件の半分くらいしか寄付が集まりませんでした。ロキアちゃん個人と統計情報を合体させた第3条件も同じようなもの。顔と名前が知らされた個人への思いが最も強いのです。個人的な状況として接する場合には「その人をなんとかしよう」という気持ちになり、まさに私にとっての唯一の存在となって、先の図3-1にあるように（情報の）質が違ってきてしまうということと、割と整合する感じがしますね。

郡山　そうですね。だから情報に名前が付くのと同様に、週刊誌等で提供される「曖昧《あいまい》であってもストーリーがある情報」というのは身近さが全然違うのでしょうね。情報が可視化されるわけです。その結果、ロキアちゃんという親しみやすさみたいな感じになる。

中谷内　そうですね。「仲良し」という意味での親しみじゃなくて、まさに親和性というか、ファミリアリティー（Familiarity）。それはたとえば、今回の地震で2万人の方が亡くなったり行方不明になったりした、その2万人という数字と、たまたま里帰りしていたお母さんが幼子を抱いたままの格好で遺体で発見された、そのときの様子はこんなふうだったとなったら、どちらのほうが悲痛という感情が高まるかと言えば、抽象的な数字としての2万という統計量よりも、やはり状況がわかる親子のほうですよね。まさに特定の誰々ということを理解することで、悲痛という感情がとても高まるということはありますね。

未知性が今後の予兆を呼び起こす

大津留　「地震や津波で亡くなった方が気の毒だ」とすごく共感することと、生き残った人たちに援助していこうということとは共通していて、復興という意味では同じ方向に向きやすいですよね。ところが、放射線災害の場合は、異なっている。たとえば誰かがチェルノブイリに行って、奇形の子を見たとします。で、その子がかわいそうだと思う。疫学的には、その子の奇形はチェルノブイリ原発事故と関係ないかもしれないけれど「原発事故による環境放射能汚染のせいではないか」となる。

中谷内　それは、特定症例が一般的にもリスクがあることの証拠として扱われるわけですね。

大津留　症例とエビデンスが合っていればいいのですが、エビデンスが合っていなくても症例に引っぱられることがあります。

中谷内　甲状腺の異常は、原発の問題がなくても、確率的にはある程度出てくるけれども、その特定ケースが決定論的に原発事故のせいだという形になってしまう。それは人々の、特定の顔と名前を持った個人へのドライブのされ方が強いことが一つ。もう一つは、さきほど低線量被ばくの問題は未知性に当てはまる要素が高いと申しあげましたけれど、未知性に当てはまる要素が高いものは、何かトラブルがあると、今はたいしたことはないけれどその被害がこれからどんどんひどくなっていくシグナル（予兆）との認識をされやすいんですね。ですから、「問題になっている子は、今は１人だけれどそのうち自分の子も…」といった不安を掻き立てることにつながりやすいですね。

郡山　今の低線量被ばくの話については、福島では確率的にはこういうことは起こり得ないですよと数字で説明しようとする人と、ロキアちゃんのように絵でもって説明しようとする人がいる。たとえば週刊誌などで、子どもで甲状腺の濾胞《ろほう》が発見されたということが報道されるとすると、まさに、ロキアちゃんと同じで、人々はそちらのほうにとても重みを付けて判断してしまいます。さらに、未知性因子の高い場合には、次々とこういうことが起こってくるのではないかという予兆として思う傾向があるという話になる。今回の原発事故では、まさにそのとおりに話が進んでいますよね。

中谷内　社会心理学的にもそうなりやすいですし、現実にも未知な原因の影響というのは、即時的な健康影響の話ではなくて、「何かまずいことかもしれないもの」が最初に少しずつ見つかってきて、あとで大量に顕在化するということはあり得ることなので、人々がそういう認識の仕方をするのが無茶苦茶というわけではないですね。ある意味、合理的です。

3　リスク・コミュニケーションのポイントはどこか

放射線と他の健康リスクとの比較は有効か

大津留　今回の低線量被ばくは、一般の方はリスクは増えたが明らかな健康被害が出ておらず、他に考えるべきリスクはたくさんあるけれども、低線量の未知性で、将来の健康について不安になりやすいということですよね。

郡山　たとえば、「放射線に過剰反応するぐらいならば、運動して痩せたほうがいいですよ」と、よくリスクを比較して言いますよね。私は、それには実は相当な反発があって、「わかりました。先生がおっしゃるとおり運動して痩せて、飲酒もやめてタバコも吸わないようにしますから、放射線のリスクを取ってくださいよ」と言われたときには、その説得は何の意味も持たなくなると思うんです。この代わりにこれをしろ、と押しつけられているようなことに対しては。

大津留　それはわかります。我々は、すでに起こってしまった災害で、あるかないか不明なリスクの心配をするよりは、将来に向けて実際に皆さんに健康になってもらいたいのです。健康リスク要因の相対化が必要だから比較しようという立場で、こういうことを心がければ、がんのリスクは減りますという話をしている。けれど、言われたほうにしては、たとえば、お子さんが3ミリシーベルトの被ばくをしてとても心配されている方の中にはタバコを吸われている人たちもおられます。そこは自分の意思なので、お子さんの受動喫煙のリスクは許容していて、比較の問題ではないですね。

郡山　そうです。極端に言えば、自分が選択したリスクと、他者から押しつけられたリスクの違いですよね。

中谷内　影響の程度を理解してほしいから、他のリスクと比較してこの程度なんですよという説明をしたい。でも、説得の手段だと思われてしまうと、コミュニケーションそのものが拒否されるということがあるんですよね。これは、ＢＳＥ（Bovine Spongiform Encephalopathy：牛海綿状脳症）の問題が起こったときの例ですが、アメリカからの牛肉の輸入を止めたあと、再開したらすぐまた（入れてはいけない）牛の脊柱が発見された（２００６年）。そのときに、アメリカからペン農務次官がすぐ日本にやって来て謝罪したのですが、謝罪したあとに、「アメリカ産の牛肉を食べることよりも、牛肉を買いにスーパーに行くほうがよっぽど危ないですよ、交通事故のリスクが高いですよ」というふうに言ったんですね。それはリスクの比較としてはまったくそのとおりですが、当時の小泉首相は不快感を露わにしたと。それは当たり前で、「それはそれ、これはこれ」だと思うんですね。ですから、あくまで程度を理解してもらうためのコミュニケーションであるということをうまく伝えないと、リスクの比較はとても難しい。これは、70年代、80年代にアメリカでは散々失敗したことですね。

郡山　中谷内先生がおっしゃっているのは、まさにリスクの比較をしようとしているわけですね。先生は『リスクのモノサシ』（ＮＨＫブックス）という本を書いておられます。リスクを物差し化することでリスクのコストパフォーマンスではないけど、益・不益、つまりバランスを見ようと。じゃあ、今回のことが、中谷内先生が書かれた本『リスクのモノサシ』と同じような概念で対応できると思われますか。

中谷内　とても難しいと思います。というのは、いろんなリスクの中で相対化して捉えようという姿勢はすごく大事ですし、それでしかリスクの程度を理解することはできないと思います。たとえば、お風呂で水死する人はどれくらいいるかといった数字は出てくるかもしれないけれど、その数字を示されても、それだけではリスクが大きいか小さいか理解できないので、他のものと比較する必要がある。

郡山　そうですよね。『リスクのモノサシ』としての科学教育が重要となりますよね。しかし『リスクのモノサシ』は、たぶん図5のUnderstandのところにある話なんだと思うのです。この先のConvinceまでを話しているわけではないですよね。

中谷内　はい、Convinceは人によって違いますからね。

郡山　だから、リスク・コミュニケーションといったときに、我々は本当にConvinceまで踏み込めるのだろうかと思うのです。しかも対個人、それぞれ違う。となると、信頼に関与する因子の中で、コントロールできるものはどれかと考えたときに、他人の動向というものが結構大きいのではないでしょうか。Convinceのところを煽《あお》ってしまう要因にマスコミとかいろんなものがある。信頼要因に働きかける何か良い方法はあるのだろうかということじゃないかと思います。

日常生活は科学的根拠だけに基づいて送っているわけではない

中谷内　私は、科学的知識、科学的な理解まで進むことができれば、コミュニケーションとして結構上出来だと思うのです。それ自体が、拒否されていることがありますから。科学的には理解したけれど、それでも私は恐いものは恐いというのは、もう仕方ないと思います。我々は日常生活を、別に科学的な根拠だけに基づいて送っているわけではなく、「感覚的に嫌いなんだもん」とか、「どうしてもこれが好きなんや」ということで生活しているので、それをまったくなしにして、サイエンティフィックに日常生活を送れというのは無理だと思うんですよ。

大津留　我々がリスク・コミュニケーションをするときは、８割が**図５**の Understand のことを話していると思います。最初のうちは日常診療と同様な科学的アプローチでほぼ１００％話していたのですがまったく通じないこともありましたので。今は医者としてできることはここだけだから、ここを努力していますと伝えます。「我々は医者の立場としてはリスクの比較をせざるを得ないけれど、当然比較などしたくないというお気持ちもありますよね？」という感じの説明です。

郡山　となると、おそらく被災者にマインドマッピングみたいなものを見せながら、「私たちが協力できるのは、実はここまでのところでそれを一所懸命やります。で、ここは、実は私たちもわからないんですよ」というふうに言ってくれる人ならば信頼するけれど、そうではなくて、「いや、ここまで言っているんだから納得するべきだろう」と言ったとたん……。

中谷内　ダメでしょうね。

大津留　説得的なのは逆効果なんですね。

中谷内　そういう意味では、**図５**でいうと、仮に目標を Understand・Agree までとするじゃないですか。科学的にせめて理解してもらおうと。すると先ほどの話からは逆説的になるけれども、それをやるために、Convince に踏み込めないけど踏み込もうとすることは大事なのではないでしょうか。つまり、個人としてのあなたの健康や日常生活が大切という、信頼の基盤になる価値基準を重視していることを理解してもらわないと、こちらが言っていることを聞いてもらえないのではないか。結局、一人ひとりの顔が見えるような小さい集会で、自己紹介から始めて、共に生きるんだとか、一緒にこの地でやっていくというふうな、まさに利害や価値を共有している人間であると認めてもらった上で、個々の情報を吸収してもらえるような図式があるのかなと。でも、なんでもかんでもこれができるかと言えば、とても難しい。というのは、科学者として価値基準や人間関係に依存して他人をコントロールするのは筋が違う。人間関係や他人の影響ということで言うと、「お隣がこうしているからこうするんですよ」とか、「誰々さんがこうだからあなたもこうするんですよ」とか。我々の日常生活では、そういうことばかりですよね。でも、放射線の影響はお隣の奥さんがこうだからあなたはこうですという説明は、科学的には明らかにおかしい。価値の共有や人間関係は日常生活の中で非常に重要で、しかもそういった面が共感できるからこそコミュニケーションが成立する。でも、それは科学の教科書にはない。

郡山　ないです。

大津留　リスク・コミュニケーションをして頑張っている福島の先生方から、「やっぱり自分にも子どもがいて、福島の環境で生きていますよ」というような個人的な話を出すと、皆さん共感される。そして「そうか、大丈夫なんだ」となりがちだと聞きます。

郡山　それは、まさに「リスク・コミュニケーションを図ろうとする側」の暗黙知のところなのでしょう。暗黙知であるが故に、その質はバラバラなのではないでしょうか。それと実際、リスク・コミュニケーションをする人自身の中にSayからConvinceの流れが図式化されていて、私たちはUnderstandまでが限界なんだけれども、Convinceに踏み込もうとしながら、コミュニケーションを取ろうと思っているだろうか。この部分が、実は話す人それぞれの個性に任されてしまっていて、まず最初の概念として統一されているだろうか、ということは考え直してもいいと思うんですよ。

中谷内　そうですね。では、どうするのか。コミュニケーションとして成立しやすいのは、実は科学的な知識の妥当性とか立場の中立性とかよりも、コミュニケーションをしている人が自分と同じように、そこで放射線を受けているとか、一緒に子どもを育てているとか、いわば仲間として見てもらえるかどうかが割と大事で、それがあると個々の話も理解してもらえる。

郡山　そうなるとたぶんここのところに、価値共有というだけではなくて、経験共有が必要になるんでしょうね。今回の場合は、それがかなり大きい因子かもしれません。

中谷内　それからもう一つ、「この人は自分と同じ側だ」と思えるには、同じ事態に対して感情を共有できるということが、それこそシグナルになると思うんです（図6）。科学者というのは、むしろ感情を露わにしてはいけないというふうにトレーニングされてきて、あくまでエビデンスと論理に従ってものを言うと。ところが、多くの科学者はそのバックグラウンドにやっぱり何とかしたいとか、それこそウォームハートを持っている。社会にはこのウォームハートを全面に出して泣いたり怒ったりすることで共感を得ている人がいます。それはなぜかというと、価値とか経験を共有している、同じ事態に対して同じような感情を抱いている、だから私たちと同じ、こちら側という認識がされやすいのではないかと思いますね。それは科学者としての有能さとか適切さとかとは別の次元のはずなのですが、でも人間はそういうものだと私は思うんです。

説明者としての振る舞い方

中谷内　郡山先生が書かれた図5は、Convince な状態として結果的にそこに至っているのですが、納得を強いるとかそういうことではない。むしろ自発的な納得をしてもらうには、まずこちらが相手の言い分とか気持ちとか不安について耳を傾けること。「この人たちは科学的な知識がないから情報を一方的に伝える」という姿勢は、全然リスク・コミュニケーションではない。だから、少人数でマンツーマンの顔の見える関係が、コミュニ

図６　主要価値類似性（SVS）モデル

主要価値（salient　value）：ある問題に対処するとき、問題をどのように見立て、何を重視するかということ。
相手が当該問題に関わる主要な価値を自分と共有していると感じると、その相手を信頼する。

価値共有認知 → （動機づけ認知／能力認知） → 信　頼

（Earle & Cvetkovich.1995に基づき中谷内作成）

ケーションを成立させやすいと思うんですね。そもそもリスク・コミュニケーションの定義自体が双方向なのです。その定義はそれなりに苦労して出てきたもので、自説を理解してもらおうとか、どうやったらわかりやすく情報提供できるだろうかとかそればかりを考えていると、それはワンウェイ・コミュニケーションさえも成り立たない。

郡山　たしかにワンウェイなんです。イギリスなどでは、ＢＳＥ問題を境にコミュニケーションのあり方が対話型にドラスティックに変えられた。だけど日本は何かがあったことを境に、こういう通念がドラスティックに変わったということがあまりない国です。日本の課題としては、2つあります。この悲しい経験をもとに、リスク・コミュニケーションをワンウェイから双方向性に変えなければいけないのが一点。

もう一つは、個人の生活因子はそれぞれに全然違うわけですね。となると、１００人の会合の中で「私にはこんな問題があるんだ」というようなことをいろんな人が声を上げることができて、それに対して、たとえば説明者が全部答えようというのではなくて、「ああ、あなたはこういう問題があるんですね」ということを引き受けて、今度はそれを政府や自治体や責任者に向かって言う。つまり、説得者ではなくてまさにファシリテーター（調整役）として振る舞えるようになることが、リスク・コミュニケーターの役目ではないでしょうか。

大津留　たしかに対話型という話をしたときに、信頼を得るための手段みたいな感じで説明されている場合もあると思いますが、ファシリテーターのような形に徹することが可能であれば、本来のあり方という気がしますね。

郡山　対個人の関係で進歩してきた臨床心理学と、社会全体を見ようという社会心理学をどうつなげるかみたいな話になると思います。それは奇異だとしてもつながらなければいけないですし、学問が実学として試される場でもあります。

リスクを評価するときのポイント

大津留　我々科学に携わっている者は、論文などからエビデンスのレベルを考えて引用しているわけです。ケースレポートを言うこともありますけれども、それはケースレポートとしてのエビデンスと見るわけです。でも、もし自分の専門分野でなければ、週刊誌のような情緒的な記事などに左右されやすいですよね、実際。それは仕方がないで済ませるのか、何か違うアプローチがあるのか。

郡山　一般の国民は、対話型コミュニケーションという中で、様々な情報が提供されるわけで、その中から自分が関係していることはどれだということを、選択できるようにならなければいけない。そういう意味では、国民も賢くならなければいけないと私は思うのですけれど。

中谷内　これといった処方はないですが、それこそ自由にものが言える国の良さでいろんな意見がありますが、心理的に我々は自分と同じ意見を求める「確証バイアス」というのがあるんですね。「こんなことぐらい、なんてことはないんだ」と思っている人は、なんてことはないという週刊誌を読みたがるし、「今後、子どもはえらいことになる」と思っている人はそういう週刊誌を読みたがる。だからあえて逆の情報を見る。せっかくいろんな意見があるのだから、たとえば、普段読んでいる週刊誌とは違うものを読んでみる。週刊誌などはたいがい競争しているので反対のことを書いている場合が多いですからね。両方を読むと相場観ができてくると思います。今回の低線量被ばくのように、１００ミリシーベルト以下のところは科学的にはっきりしないからどのようにでも書けるので、一般の我々としては情報に振り回されやすい。ですから、振り回されないために自分の意見をしっかり持つというよりも、あえて自分自身を逆のほうに振ってみるというのも一つの手じゃないかなと思います。

大津留　原子力災害におけるリスク・コミュニケーションを語るのに最適な先生方と充実した議論ができたことに、たいへん感謝申しあげます。リスク・コミュニケーションはスリーマイル島原発事故、チェルノブイリ原発事故、医療被ばくなどの問題でも昔から議論されていたようで、ある意味古くて新しい問題ですが、医療関係者の我々にとっては、これまで議論されていたことと似ているようで、実はかなり違うものが内包されている気がしました。今回の議論の中で、読者の皆様に目からウロコのようだったと、感じていただけるものがあれば幸いです。

第8章

「想定外」から未来へ
―危機管理のあり方、リスクとの共存―

郡山一明
救急救命九州研修所 教授／
九州厚生年金病院総合診療部 客員部長／
北九州市危機管理 参与

本書は、科学が自然を超えて生み出した原子炉による災害の実際、それを取り巻く現状について解説したものである。それを日本の中の福島という一地域だけの原子力災害の記録、医療における問題提示と捉えてしまうと、本書の持っている価値のほんの一部しか伝わらない。ここには、現代社会において人間が担っていくべき課題そのものが、深く切り取って示されている。すなわち、自然を超えて発展していく科学技術と、それに支えられた社会において、我々はどのような危機管理体制を構築し、我々自身の何をどのように変革していくべきかという課題である。

そこでこの章では、本書を、1．危機管理のあり方、2．科学社会におけるリスクとの共存の視点に立って総括したいと思う。

1　危機管理のあり方

「想定外」の正体は何か

今回の大災害について「想定外」という言葉が繰り返し使われた。我が国の防災上マグニチュード9・0という地震は想定外であり、それにより発生した津波の遡上高も想定外であったという具合である。この場合「想定外」は災害を引き起こした地震や津波の「規模」について語っている。そして、政府による災害対応が後手に回った原因は、災害の「規模」を想定していなかったためなのであり、今後は規模を想定しない災害体制構築を官民一体となって行うべきであるという結論に収束しつつある。本当だろうか？　想定規模を拡大すれば事足りるのであろうか？　どのような対応も需要と供給の相対関係によって決まることを考えれば、事前に災害規模を想定して、それに対応できるように体制を構築することは理にかなっている。実際、（リスク＝起きる確率×被害規模）という式に基づいて危機管理体制構築を行う方法は、世界的に見ても普遍的である。そもそもリスクとは、活断層の存在場所や疾病の原因のように科学が進むことで新たにその想定が可能となる性質を持っている。すなわち、どんなに想定規模を拡大しても、その外側には常に新しい想定外が生まれるのであり、想定外を想定するなどあり得ない話なのだ。

　我々は「想定外」が意味することについて、もっと本質的な検討を行わなければならない。そして、検討の目的は責任追及や過去の正当化にあるのではなく、未来を創造する改善策提示であるべきだ。

危機を2つの軸で考える
―リスクマネジメントとクライシスマネジメント―

「想定外」を理論的に検討するために、危機を発生前後という時間軸と、対応が机上か実働かという場の軸に分けて考える。軸によって構成されるそれぞれの象限で行うべきことを**図1**に整理した。発生前の想定段階の危機をリスク、発生時の実体化した危機をクライシスと便宜的に定義すれば、**図1**の左下象限に位置する危機評価および発生時対応準備はリスクマネジメン

図1　危機と対応の軸

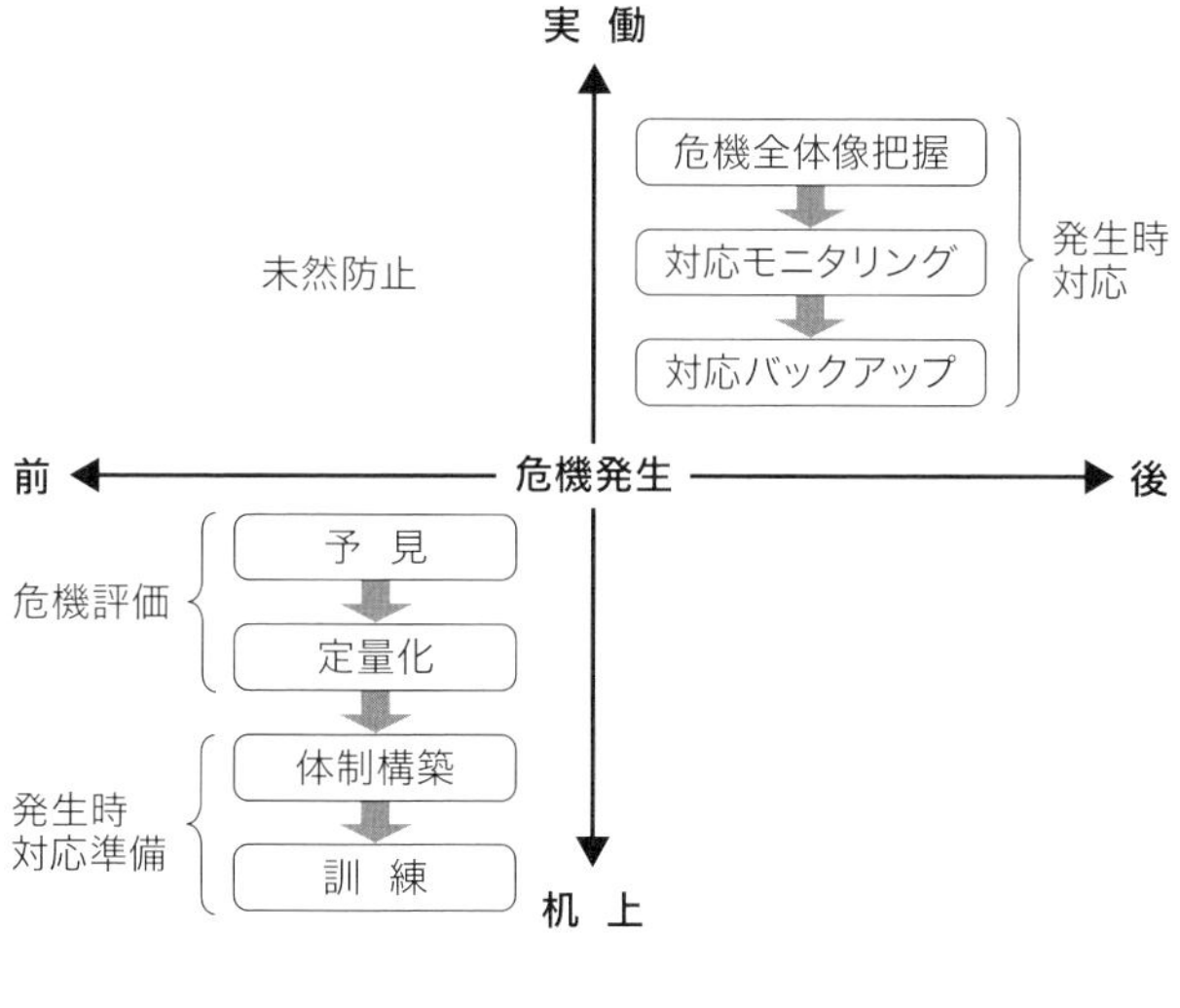

トであり、右上象限に位置する発生時対応はクライシスマネジメントに相当する。この図を用いて「想定外」を検討する。

「想定外」はリスクマネジメントにおいては危機評価の予見の不十分さに相当する。これを改善するには、「予見の不十分さを生み出した背景は何で、そのうち改善できるものはどれか？」を検討すれば良いだろう。

クライシスマネジメントについてはどうだろうか？　この図で注意してもらいたいことは、クライシスマネジメントとはリスクマネジメントで準備した体制、すなわちマニュアルを単になぞって稼働することではなく、対応をモニタリングしながら準備していた体制とのズレを見出し、バックアップするものであるという点だ。このように事前に準備した対応そのものが正しいのか否かも含めて考えるものを「ダブルループ思考」と言い、事前に準備した対応に正しく従っているかを考えるものを「シングルループ思考」と言う。誤解を恐れずに言えば、我が国の公人のほとんどは、歴史的に見ても強いシングルループ思考で組織運営を行ってきたのではないか。その結果、状況が「想定外」の場合には思考停止に陥り、打つ術を持たなくなるのだ。ダブルループ思考の重要性は、「想定外」の津波が岩手県釜石市沿岸部に流れ込んだ際、のちに「釜石の奇跡」と呼ばれることになる子どもたちの躊躇なき避難行動が、99％の生存率を生み出したことをみれば明らかである。我々は「想定外」が意味するもう一つの面、クライシスマネジメントについて特に視点を定めて検討しなければならない。

因《ちな》みに、原子炉は異常事態が人的被害に及ぶことがないように、①異常事態の発生を防止する、②異常が発生しても拡大を防止する、③異常が拡大しても影響を緩和する、④異常が緩和できなくても対応できるようにする、⑤異常に対応できなくても人を守る、という5段階で連続的に防護していくという深層防護と呼ばれる考え方で設計されている。「予見が破られた場合」の次の段階をまったく準備していなかった政府の危機管理能力は、原子力発電所よりも遥かに下なのである。

「予見」を分類する ―リスクマネジメントの改善―

まず、リスクマネジメントの課題である「予見の悪さを生み出した背景は何で、そのうち改善できるものはどれか？」について検討する。

予見を「科学的」と「社会的」に分ける。さらに、「科学的」を「理論的」と「技術的」、「社会的」を「政治的」と「経験的」に分ける（図2）。いくつかの「想定外」を、この分類に基づいて、改善の可否を踏まえて考えてみたい。

今回の大地震の引き金となった震源は、宮城県沖、宮城県沖東部、福島県沖、茨城県沖の4つの震源域が連動した「想定外」なものであった。この予見は「科学的」・「理論的」なものである。科学は科学的事実の積み重ね、およびその事実群を解釈する学説（パラダイム）によって成立している。したがって、その改善は新しい科学的事実の発見、学説転換（パラダイムシフト）を待たざるを得ない。

津波が防潮堤を超えたのも「想定外」であったが、その予見は、岩手県普代村の防潮堤が明治三陸地震（1896年6月発生）で経験した津波高15・5メートルを踏まえて整備されていた一方で、過去に大きな津波被害がなかった福島県では台風や高潮を対象に、岩手県のそれより低く整備していたことからもわかるように、「社会的」・「経験的」なものである。防潮堤の高さがそれぞれの地域で異なることを問題視する報道もあったが、津波の遡上高は海岸線の地形や川の存在等、複数の因子が複雑に絡み変化することを考えれば、過去の経験に基づいて決められていたことには一定の合理性がある。明確な根拠を持つ改善策があるとは言い難い。

福島第一原子力発電所（以下、福島第一原発）で事故が起きたのも「想定外」であっ

図2　予見の分類

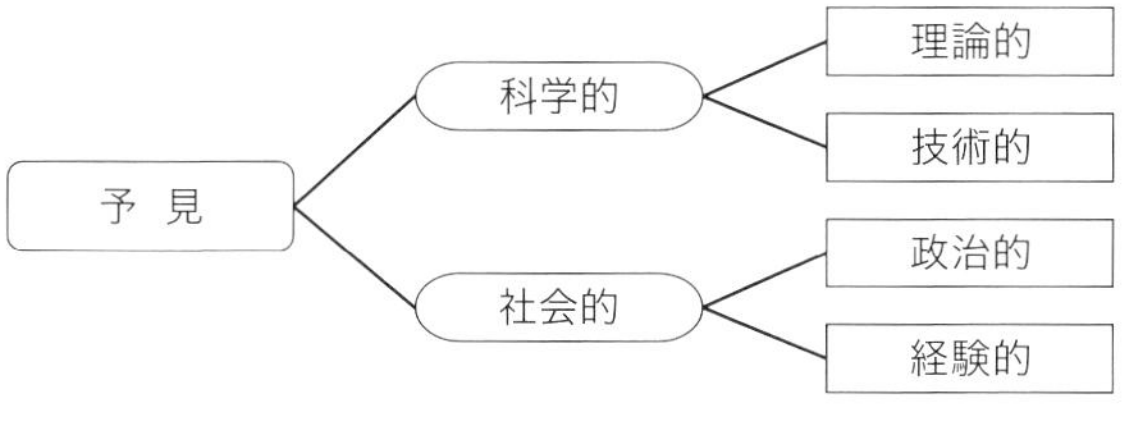

た。原子力発電所は幾重にも事故防止策が採られているので、どのような事態にも事故は絶対に起きないといういわゆる安全神話は、「科学的」・「技術的」予見というよりは、予見を「社会的」・「政治的」に低く見積もったものであろう。第1章には福島県立医科大学（以下、福島医大）が被ばく医療機関でありながら原発の大規模事故を想定した訓練を行ってこなかったことが反省を込めて述べられているが、これは福島医大に限ったことではなく、全国の被ばく医療機関すべてに共通することである。その背景には、国はもちろん地域自治体、事業者等がそのような想定を認めず、たとえ想定の必要性を訴える者がいても、訓練企画段階で否定されてきたことがある。私はかつて先進国首脳会議の警備に関する会議において、「○○のような事態が起きた場合はどうするのですか？」と問うた者に対して、関係者が「そのようなことは想定していないし、する必要もありません。なぜなら、我々が警備に当たっている限り、そのような事態は起きないからです」と答えたのを確かに聞いた。偶然は意図したことより遥かに性質が悪く、自然は軍事力とは比べられないほどに強力であることを忘れてはならない。「社会的」・「政治的」予見はすぐにでも改善できるものである。

予見をこのように分類して考えれば、一口に「想定外」と言ってもその背景は様々であり、それに応じた改善方法を検討することが可能となる。また、ここでは予見を4つに分けて個別に論じたが、現実には4つが相互に絡み合いながら予見を構築している。その場合でも、この方法はそれぞれの因子と相互の組み合わせを考えるのに有益である。

■「想定外」を想定以下の体制で対応せざるを得なかった福島医大 ―クライシスマネジメントの現実―

「想定外」のもう一つの課題であるクライシスマネジメントについて、原子力災害における福島医大の対応を振り返りながら検討する。

まず、災害時における医療機関の状況を考えてみたい。医療機関に入院している患者は、身体・生命を守るために、医療スタッフによって継続的な医療処置が行われている人々である。災害は医療スタッフの患者への継続的な医療処置を妨げ、患者に対してはライフラインを途絶して人工透析や人工呼吸器、中心静脈カテーテル留置など生命を直接的に維持している医療機器の機能を停止させる。災害は医療供給の質と量を著しく低下させるのだ。同時に、災害は外因性、内因性を問わず多くの傷病者を生み出し、医療需要を急激に増やす。この結果、災害時の医療機関の需要―供給バランスは劇的に崩れ、圧倒的な機能不全に陥るのである。

未曾有の地震と津波に晒《さら》された福島において、福島医大も同様な状況であった。いや、県医療の最終砦であるが故にむしろ顕著であった。この状況の中、福島医大には緊急被ばく医療機関として福島第一原発で発生する患者に対応する責務が加わったのである。しかも、事前に指定されていた被ばく医療機関は6つあったが、そのうち3医療機関が福島第一原発から半径20キロの避難区域内に位置していたため避難となり、1つが地震と津波で機能を失い、2つを残すのみとなっていた。そして、残ったもう1つの医療機関は地震・津波による被災と災害医療対応により汚染患者の受け入れを拒否したのである。汚染被ばく患者に対応できるのは福島医大だけとなっていた。

このとき、爆発を繰り返す原子力発電所には数千人単位の作業員がいた。地域の緊急被ばく医療体制は、基本的に原子力発電所内の労災事故等によって発生する被ばく汚染患者を想定して構築されたものであり、緊急被ばく医療機関への受け入れ人数は、地域すべての緊急被ばく医療機関を動員しても数人を限度としているのが実情である。現実は想定を遥かに超えていた。

福島医大は、地震と津波で著しく機能が低下している状況で、想定を遥かに超える緊急被ばく医療を、想定を遥かに下回る体制で対応することを迫られたのである。それに対し、福島医大を支援する発想は、少なくとも国家的にはまったく生まれなかった。長崎大学を始めとする支援は、いずれも私的な個々の大学の判断に基づくものである。このような状況だからこそ、第1章で述べられた「国家がすべての被ばく汚染患者を福島医大に押しつけようとしているのではないか」という救急医の思いが生まれたのである。そして、それは紛れもない事実であった。

なぜ、福島医大を国家的に支援する発想がなかったのか、我々はそのことを検討しなければならない。私なりにその背景を概念、構造、機能からアプローチし、併せて改善策を示すこととする。

クライシスマネジメントの改善1 ―概念―

しばしば、日本にはチームの概念が乏しいと言われることがある。チームとは、構成メンバー間に、①共通の目的、②役割分担、③相互支援があること、と定義される。この3要素のうち、2番目の条件である役割分担から話を進めていこう。

日本における役割分担の目的は、役割を担った部署が全体の一部として秩序だった行動を行うように、責任を持って体制およびそこに従事する人材を整えることにある。言わば責任分担である。そして、その責任分担は定性的である。「責任がある」、「責任がない」の2つに分けるものであり、責任を負うべき部署が決まれば、他の部署は責任を負わない・関与しないこととなる。この方法は体制構築時には合理的であるが、体制稼働時には、担当以外の組織は責任を逃れるという「引き算」の発想へとつながりがちである。責任を負わないためには、事前に与えられている役割以外は行わないのだ。当然、組織形態は固定であるので、チームの3番目の条件である相互支援も生まれない。

一方、アメリカの役割分担は機能分担である。たとえば災害時の対応システムとして有名なIncident Command Systemは、現場指揮部、実行部、計画情報部、後方支援部、財務/総務部に分かれている。その目的は異なる組織の集合を容易にすることにある。最初に大きな機能的枠組みを作り、あとはそこに加わっていく方式なのだ。役割分担は「引き算」ではなく「足し算」であり、組織形態は可変である。

もし我が国に、少なくとも緊急時の役割分担は引き算ではなく足し算であり、組織形態は可変であるという認識があれば、福島医大が「想定外」を想定以下の体制で対応せざるを得なくなるような事態は発生しなかったはずだ。国が、他地域の緊急被ばく医療機関に福島医大への応援要請をかけること等は、容易なことである。

前提となる形が固定か可変かによって、人間の認知が異なることは想像に難くない。すなわち、形が固定のものが壊れた場合には、その行動は壊れた形をもとの形に戻すことになる。認知はもとの形がどのようなものであったかに注がれる。一方、形が可変の場合には、行動を起こす前に「形の意味」を考えることが必要となる。認知は形の「目的」に注がれるのだ。

日本は、明治時代に西欧から法・政治制度・技術を導入することで近代国家を創造してきた。短期間で創造するためには「目的」よりも形の導入が優先された。チームの最初の条件は「共通の目的」であるが、国家成立に当たり、「国家の目的」を顧みる時間を模倣に費やすことで効率性を高めたのである。それはいつしか慣習となり、現在も引き継がれている。

有識者が「Incident Command Systemが有効」と言えば、我が国は、その目新しい組織図に目を奪われ、今回もまた組織形態を模倣しようとするに違いない。それでは何も解決しない。本質は形態ではなく目的にある。

我々日本人が行うべきことは、役割分担には責任分担と機能分担の方法があることを理解し、相互支援は足し算の概念からなることを認識することだ。その根本はチーム概念である。チーム概念を正しく手中に収めたときに、我々は初めて**図1**の右上象限へと駒を進めることになる。

クライシスマネジメントの改善2 ―構造―

我が国の災害対応は、災害対策基本法を主軸として実施される。災害対策基本法は、市町村、県、国の3層それぞれに役割を担っている。その構造はひとことで言えば「上意下達」である。たとえば防災計画は市町村、県それぞれにおいて策定されるが、下部組織が計画を策定する際に求められているのは「上位計画との整合性が合うように策定する」ことではなく、「上位計画に抵触しない（法第42条）」ことである。「先に上ありき」であり、たとえ下位組織が地域の実情を反映した計画を策定しても、上位組織には反映される仕組みはない。本来ならば「上位計画策定に当たっては下位計画と概念を共有し、互いに整合性が合うように策定されなければならない」と相互の努力を求めるべきであろう。

上意下達は、実際の災害対応時に必要となる情報伝達、支援、判断権限についても貫かれている。

情報伝達では、同法は災害に関する地域情報を中央に集めることを義務づけている（市町村は都道府県に災害状況及びこれに対して執られた処置を報告する義務があり、都道府県は内閣総理大臣に同様の内容を報告する義務がある　第53条）が、何のためにこれらの情報を集め、それをどのように活かすかといった基本理念は示されていない。仮に、次に示す法77条に資することを目的にするのであれば、発災地の災害状況やこれに対して執った処置を報告するよりも、「今、発災地自治体が支援してもらいたいこと」を明確に伝えることを保証する条文であるべきだ。

支援体制では、災害規模に応じて、国、県が上位機能として自動的に稼働するのではなく、最下位に位置づけられる市町村から始まる応援要請を、県、国と順次受けての対応となっている。自衛隊の自主派遣等、要請がない場合でも国の機関が独自に稼働する仕組みがないことはないが、きわめて例外的で使い勝手が良いとは言えない。また、応援要請を受けた場合の上位組織の役割も消極的である。国は発災地に対して応急措置を的確かつ円滑に行う責務を有している（法77条）が、それは自ら実施するものではなく、関係機関が実施する防災行政が適切かつ効果的に実施されるよう働きかけることを主旨とするにとどまっている。そもそも、本法原案では国の責務に関する項が設けられていなかったという歴史的背景があるのだ。

判断権限については、災害が大規模になった場合、判断権限が上に変わる構造となっている。この構造は報告の手間を増やし、かつ判断者と現場の距離感は開き、指示の伝達手間も増え、現場の急速な変化には対応できないという欠陥を持っている。福島第一原発で原子炉冷却に海水を入れるか否かの判断を内閣総理大臣がするのを誰も止められなかったのはその典型である。

空母の離着艦の最高権限は艦橋（上甲板上の高所に設けられた指揮所）の指揮官ではなく、階級では下位に属しても実際に操作を行う現場の人間にある。非常事態、大規模災害の場合には、現場に関する判断権限は下に与える構造とするべきである。

クライシスマネジメントの改善3 ―機能―

図1の右上象限の概念を具体化することを考える。

クライシスマネジメントとは、事態進行中に危機全体像の把握、対応モニタリング、対応バックアップを行うことである。図を用いてイメージしてみる。縦軸に需要を取り、横軸に供給量・質を取る。原点と想定需要に応じて準備された体制（リスクマネジメント点とする）を結ぶ直線を「事前対応計画線」とする。この時、想定需要と準備体制で囲まれる四角形の外側がいわゆる「想定外」である（図3）。「想定外」の事態とは、事態対応の需要—供給バランスが崩れた状態であり、このバランスを正常化することがクライシスマネジメントである。危機全体像を把握することは図の縦軸において「需要の現状」を位置づけることであり、対応をモニタリングすることは図の横軸において「供給の現状」を位置づけることに当たる。これにより現状の需要―供給バランスが明確となり、この点を事前対応計画線に一致させることで最低限の供給点を見出すことが可能となる。これが対応バックアップである。

この作業を具体化するためには、

①事態対応の需要―供給状況を把握できる情報収集能力
②需要―供給に影響を与える因子を見出す専門能力
③それらに基づき今後の需要―供給状況を予測する想像力
④新たに必要となる体制は何か？　という分析力
⑤不足部分への戦力投入を行うための緊急調整力
⑥それを創るための実行力

の6つの能力が必要となる。6つの能力のうち、②および③の一部は危機種別の専門家が担うべき〝Specialist〟の能力である。それ以外は〝Generalist〟の能力である。こう考えると、危機対応には全体を調整する〝Generalist〟と、その危機種別の〝Specialist〟が必要なことがわかる。我が国では両者の区別が曖昧《あいまい》なまま対応が図られてきた。〝Generalist〟は〝Specialist〟の意見を必ず取り入れるべき箇所がわからず、〝Specialist〟はときに〝Generalist〟のように振る舞おうとした。その結果は、政治家や官僚が論理的背景を持たないまま、

図3　クライシスマネジメントのイメージ

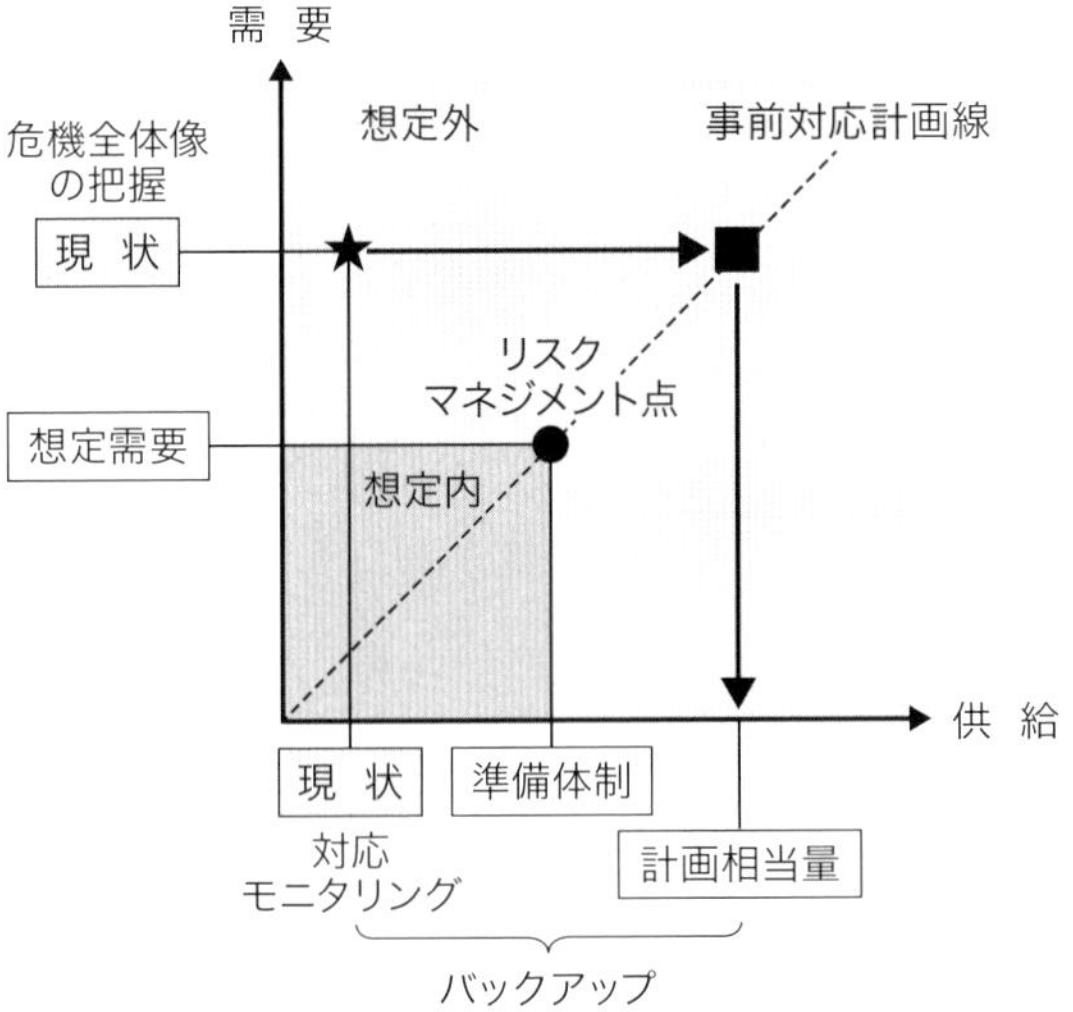

すべてを強い権限で指示することがリーダーシップであるという間違った認識を生み出し、レベルの低い危機対応が行われてきたのである。この度の政府による福島第一原発事故対応は、まさにそうであった。

政府はインテリジェンス機能を確立し、〝Specialist〟を判断の中に組み入れるべき箇所を明示し、全体を担う〝Generalist〟を養成する必要がある。

どうやって変えるのか

では、どうやって概念、構造、機能の改善ができるだろうか。いずれの変革も簡単ではない。このような場合にやるべきことは、最初に手を付けるべき箇所を明確にすることだ。

ここ20数年、我々はサリン事件、阪神・淡路大震災、ＪＣＯの臨界事故、東日本大震災、福島第一原発事故等、いずれも、発生時には「想定外」で「未曽有」の事態を次々に経験してきた。これらの事態が今一度起きたとき、果たして我々はあの頃より良い対応を行えるだろうか？　これらの事態発生後には、危機管理室の設置、災害対策基本法の改正等が行われてきたが、それらは対応の概念、構造、機能をわずかに変えたにすぎない。これらの枠組みの中で動く者に対する改善策はまったく図られていない。形は整えたが、使う者は変わらずの状態である。

災害に系統立って最初に対応するのは自治体であり、そこに勤める公務員である。彼らのほとんどは災害対応を日常業務とはしていない職種である。一方で、災害規模が大きくなればなるほど、普段は災害に関係していない部署も対応に関与することとなる。すなわち、災害が大規模になればなるほどに、その運営に関わる人材は素人化していくというパラドックスが構成される。しかも公務員は2～3年で異動する。たまたま、その職責にある人が「運悪く」災害対応を行っているのである。

これに対し、災害を含めて公務員の危機に対応する概念・技能を発展させる教育等はまったく図られていない。

クライシスマネジメント不在の状況を変えるためには、ここまで記述したような概念、構造、機能を示した上で、これらを改善していく人材育成を行うべく、まず、災害対応の〝Generalist〟であるべき公務員と、専門的助言を行う〝Specialist〟を対象に、危機管理に特化したプログラムの作成から手を付けるべきである。

なお、危機管理についても政治家主導を声高に言う人々がいるが、危機管理は個人の資質で行うべき性質のものではない。そもそも、政治家であるか否かは選挙次第であり、そこには不確実性がある。危機管理では不確実性を可能な限り低くすべきであることは、あらためて言うまでもない。

2 科学社会におけるリスクとの共存

科学と「想定外」

「科学社会におけるリスクとの共存」を考えるにあたっては、科学の机上と実体化の関係を理解しておく必要がある。

科学は人間が生活の中で体験した現象を、あらためて観察することから始まる。目的を持った観察から理論が生まれ、理論を確かめるための実験が行われる。実験は新たな現象の観察の場でもあり、そこに新たな理論が生まれる。このように、机上で展開される理論と、実体化としての実証（実験）は交互に並び、その関係は言わばドミノ倒しのように連続的である（**図4**）。科学は過去の理論と実証の積み重ねによって成立してきたものであり、「最も新しい過去」の上に立っているにすぎないのだ。

理論であれ、実証であれ、科学の連続性、すなわち、昨日の科学はすでに古く、明日になれば今日の科学も古くなっていることは、科学者も一般人も十分に理解しているはずだ。ところが、我々は皆、眼前にある現在の状況を最終的なものと錯覚してしまう。19世紀末の科学者の多くが「我々が手にしている科学で自然のほぼすべてを解明できる。」と宣言していたことを顧みれば、この傾向はむしろ一般人より科学者に顕著である。そして、この錯覚は科学の専門性と相まって、しばしば人々の危機に対する認識を混乱させる。科学の専門性の中で、錯覚に陥らない客観性をいかに身に付けるかが、リスクとの共存の鍵になる。

なお、19世紀末の科学者は、その後、自分たちが手にしていたニュートン力学では説明できない「想定外」の世界に直面することになった。そして、20世紀の科学者が「想定外」と格闘した結果、量子力学の世界を開拓した。

科学は、「想定外」によって育まれるという性質を持っている。

原子力利用の専門性 ―未知との遭遇―

自然界に存在する力を、必要なときに、必要なだけ再現することを目的として始まった科学技術は、すでに自然界の再現を超え、自然界に存在しないものを創り出し、利用しようとする段階に至っている。原子力はその代表である。

物質は電子と原子核から構成されている。人類がこれまで駆使してきた科学技術は、燃焼、電気の利用、化学物質の合成等、どれも分子

図4　理論と実験

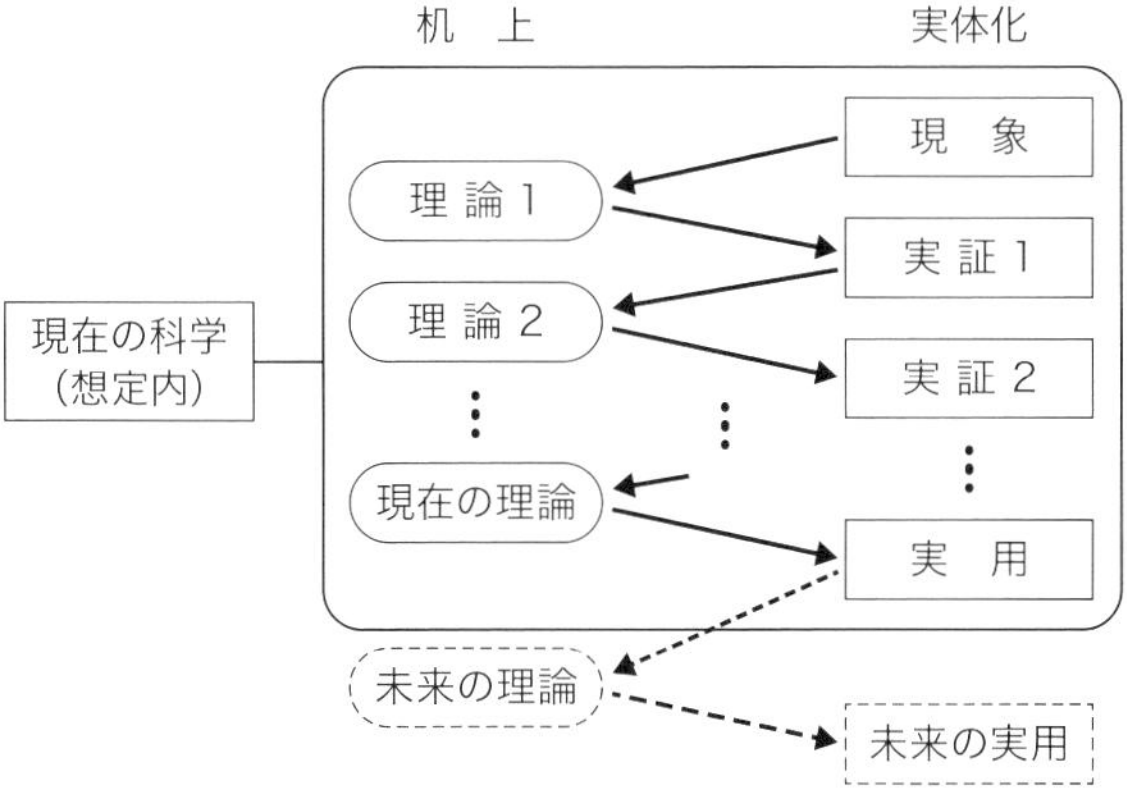

レベルでの電子のやり取りである。一方、原子力利用は電子ではなく原子核の操作である。これまでの科学技術とはまったく質が異なるのだ。これに携わる人々はきわめて限定されており、一般人はおろか科学者さえも容易には寄せつけない。本書では第2章で、その科学的説明がなされている。

自然界は原子核が安定していることで成り立っているが、原子力利用は、その原子核の均衡をあえて破ることで、潜在している莫大なエネルギーを取り出す技術である。自然界の均衡を破るのであるから、自然界には存在しない物質、少なくとも人間の生活環境には存在しない物質が生まれる場合がある。核分裂生成物や中性子が当たることにより新たに生成される放射化生成物等がそうである。これらの物質の人間に対する影響については、当然ながら理論と実証の蓄積は非常に少ない。したがって、これらの影響を評価するには、まず、過去の事例で明らかになっていることを正確に記述することから始めることとなる。第3章がそれに相当する。

人々が必要としているのは科学テキストか、行動に寄与する知識か

我が国の科学者は、被説明者が誰であるかに関係なく、科学的事実をテキストのごとく基本から解説する傾向が強い。たとえば、医療機関ですでに日常検査になっている心電図は、多くの医師にとってパターン認識できれば患者の診療・治療方針決定に十分であるにもかかわらず、日本のテキストのほぼすべては心電図の成り立ちから始められる。読み手の行動に寄与することではなく、誰が読んでも学問的であることを、おそらく「正しさ」と定義しているのだ。リスク・コミュニケーションでも同様のことが起きている。科学探求を職業としない一般の人々にとって必要なのは、自身の行動に寄与する知識であるはずなのに、科学者はテキストを提供しようとするのである。

そこで、福島第一原発事故後の日本にとって必要な科学的知識を、あらためて主語、目的、行動を明確にして

考えてみよう。主語は「一般の人々が」であり、目的は「福島第一原発事故によって放出された放射性物質から健康被害を受けないために」であり、行動は「知っておく」となる。

生体が福島第一原発から放出された放射性物質から影響を受けるまでには図5の①から⑥までのような関係が成立していそうだ。「いそうだ」と書いたのは、今後、科学が進むにつれ他の要因が見つかるかもしれないからである。一般の人々が、福島第一原発事故によって放出された放射性物質から健康被害を受けないためには、この①から⑥に対応する現在までの科学的事実を、まず知ることである。生体影響を探る上で参考になる過去の事例は、チェルノブイリ事故が最も近似的であろう。そこでチェルノブイリで得られている知見を、図5の①から⑥まで順次対応させていくことになる。そうなると、本書において示された、福島第一原発から放出された放射性物質総量はチェルノブイリの10分の1程度というデータは①に相当する定量的な話であり、ウクライナの小児で甲状腺がんの発生が高いというデータは⑥に相当する定性的な話であり、日本人が海産物を日常的に摂取していることは⑤に相当する一般的な話であることがわかる。この図を用いれば、主に第4章で示された値の科学的位置づけが理解されよう。また、人々の安全を説明するには、本書で示された内容に加えて、医学以外の様々な情報が必要であることもわかる。このように、

図5　放射性物質の放出から影響を受けるまでの関係

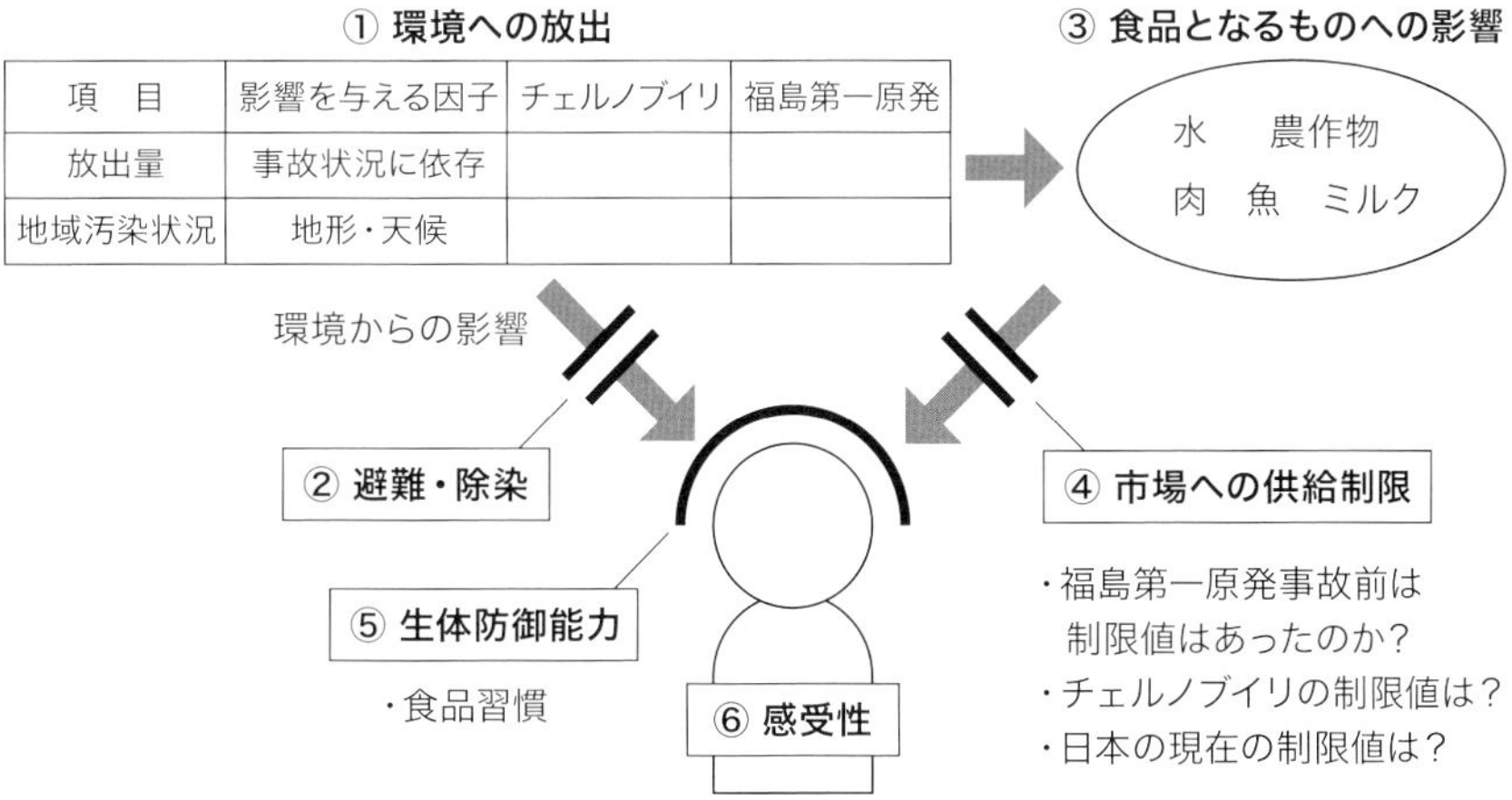

項　目	影響を与える因子	チェルノブイリ	福島第一原発
放出量	事故状況に依存		
地域汚染状況	地形・天候		

人々に提供すべき情報の基本構造の原案を提示した上で、政治に関わる者、行政を担当する者、科学者、一般の人々、それぞれが意見交換を通じて修正を図りながら、共通となる構造を協働構築することが、リスク・コミュニケーションの基盤となる。

通説と少数説とを区別する

基本構造ができたら、それぞれについてチェルノブイリ事故で得られている知見や、それに代替する知識を書き込んでいく。ここで問題が発生する。たとえば100ミリシーベルト以下の線量の生体影響のように、未だ解決されていない問題や、国会で東京大学の児玉龍彦氏（東京大学先端科学技術研究センターシステム生物医学教授）が指摘したような、尿で6ベクレル／リットルの汚染が確認される者では、前がん状態である増殖性膀胱炎が起きていることが多い等の研究結果である。行政を担当する者や一部の科学者は、このような指摘を「国際的な機関による会議では認められていない」と切り捨て、不安を感じている人々は「専門家の指摘なのになぜ切り捨てるのだ」と抗議し、両者には深い溝が生まれる。その結果、不安を感じる人々の不安はさらに大きくなり、加えて行政に対する不信が生じる。そして、不安と不信は悪循環を形成する。社会にとって良いことは何もない。このような問題にどのように対応すべきであろうか。

私は、**図5**のような協働構築した構造の各段階に、通説と少数説の区別を明確にして、誰にでもわかるように分けて書き込むことが有効と考える。通説とは、多数によって支持されている学説であり現時点ではおおむね正しいとされる考え方である。一方、少数説は言葉のとおり、少数者が主張している説であり、多くの場合その大多数は淘汰されるが、一部には次の時代に通説となる可能性を秘めているものもある。前述したとおり、科学は「最も新しい過去」の上に立っているにすぎず、新しい学説は常に少数説から始まることを考えれば、通説のみで科学的正しさを判断することはできない。実際、地動説は何百年ものあいだ少数説であった。

福島第一原発事故後を生きていくためには、この事故が「想定外」であるからこそ、その影響についても「想定外」であることを謙虚に受け入れなければならない。そもそも、科学が自然を超えて作り出した放射性物質を、人間が長期曝露している経験は、チェルノブイリ事故や過去の核実験等しかないのである。

したがって、健康障害に関する通説と少数説がどのようなものであるかを理解して、人々の健康状況をモニタリングしていくことが必要であろう。通説と少数説では、サンプリングする母体のサイズも含めて、その方法も異なるはずである。それは第5章で示されている県民サポート体制の構築につながっていくはずだ。繰り返すが少数説をないがしろにすべきではない。

モノローグからダイアローグへ

これらの基盤が整備されて、ようやく個人の不安に向き合う準備が整うこととなる。肝心なことはリスク・コミュニケーション基盤整備の段階から、政治に関わる者、行政を担当する者、科学者、一般の人々がダイアローグ（対話）を重ねて、社会がリスクとの共存のために必要な構造を作ることである。現状は専門家のモノローグ（独り言）として提示されたリスク・コミュニケーションの方法論を基盤として、その上で国民一人ひとりの不安に応えようとしてはいないだろうか。

近年、デンマークで始まった行政と国民との対話型コミュニケーションは、イギリスでのＢＳＥ（Bovine Spongiform Encephalopathy：牛海綿状脳症）問題以降、世界でも主流となりつつある。我が国でもこれに習い、タウンミーティングと称される住民参加型会議の開催、パブリックコメント制度等が取り入れられているが、実のところ、いずれも行政がモノローグしたことに対して、国民が思ったことをひとまず「聞く」機会を演出しているのみで、ダイアローグそのものが形成されているとは言い難く、基盤となる構造が著明に変革されたということもない。

一方で、振り返れば１９００年代半ばにアメリカで活躍した政治評論家、ウォルター・リップマンは、その著作『幻の公衆』（河崎吉紀訳、柏書房）において、一般の人々にはすべての問題に深く関わる時間もなく、責任もなく、提供される情報もあらかじめメディアによってバイアスがかけられているので、過剰な期待はできないし、するべきでないことを述べた。確かにインターネット出現以来、ネットへ書き込まれる一般の人々の発言を読んでいると、この考えを受け入れざるを得ない場面も少なくない。ネット社会が人々を変えたのではなく、人々の姿を如実にあぶり出したのである。そのような状況の中、福島医大が住民と懸命にダイアローグを図ろうとしている姿が第6章に示されている。同時に第7章では、リスク・コミュニケーションの限界についても語られている。

このような社会において、意味のあるダイアローグが成立するには、問いかける側だけではなく、社会にも一定の条件が必要であるように思えてくる。

社会に相続していくもの

対話型コミュニケーションを真に意味あるものとして成立させる条件を考えよう。分野も立場も異なる人々からなる対話型集会において、それぞれの参加者から公正・公平な立場で意見を引き出し、まとめるためには相応の能力が必要なことは疑うまでもない。いわゆるファシリテーターと呼ばれる役割である。ＭＢＡ（Master of Business Administration）では、企業経営に重要な課題として、その能力養成が図られているが、リスク・コミュニケーションにおいても、そのような役割を果たすことができる者を養成する必要があるだろう。同時に、それはファシリテーターだけの課題ではなく、参加する一般の人々の課題でもある。

思えば、人類はその誕生以来、空間的察知力、身体的能力、コミュニケーション能力、思考力を器機に置き換えることで、自然界における繁栄を勝ち得てきた。人間が備えている本来の能力を発達させてきたわけではなく、文明の便益を相続してきただけである。仮に電気器具や車やラジオやコンピュータや時計といった科学によって生み出された器機を奪われたら、21世紀の我々は数千年前の人々より生活能力は劣るに違いない。

我々の現在の社会は科学によって支えられている。そして、それは未来も同じであろう。いや、さらに科学に依存する社会であるに違いない。科学とは便益と同時に、新しいリスクをも生み出すものである。だからこそ科学が自然の摂理を超えて新しいリスクを生み出しつつある現在において、我々は未来のために、人間が本来備えている思考力とコミュニケーション能力を意識して高める作業を開始しなければならないのだ。我々はその時点に人類史上初めて立ったのである。

あとがき

本書は、２０１１年3月11日の東日本大震災とその後の東京電力福島第一原子力発電所事故による原子力災害を教訓に、医療関係者がいかに原子力災害に向き合うべきかという問いに対し、一つの教科書を目指して編集したものである。主にイメージした読者は、医療関係者（医師、看護師、放射線技師、薬剤師、保健師、臨床心理士など）と医学生、看護学生、保健学科学生であるが、一般の方々にもご一読いただければ幸いである。

これまでも今回の災害に関する多くの心を打つ記録集が出版されている。また、原発事故の報告書や解説書、放射線の生物影響や人体影響の著書も出版されている。しかし、「もしあなたの病院や大学が、たとえ放射線災害でなかったとしても今回のような想定外の災害の最前線に立たされたとしたら、何をなすべきか、そしてそのために準備されるべき災害医学教育はどうあるべきか」といった観点で編まれた教科書は、これまでなかったのではないだろうか。福島県立医科大学の大戸医学部長（序章担当）よりそのような趣旨での編集の依頼を受け、災害からの再生の渦中、否応なく原子力災害の最前線に立たされてしまった本学のスタッフに協力してもらって、ようやく完成をみた。

第1章は、どのような災害であったかを、全国の読者にもよくわかるように、想定外の災害の先頭に立たされた救命救急医の長谷川氏に、そのときそのときの思いを当時の新聞記事を取り入れながら執筆してもらった。第2章「放射性物質を知る」は放射線科医の佐藤氏が、第3章「原爆とチェルノブイリ原発事故からわかっていること」は外科医の熊谷氏が、第4章「低線量放射線の健康リスクについて」は放射線科医の宮崎氏と内科医である私が、原子力災害の現況を理解するための医学・科学の紹介として担当した。そしてこのような災害に遭遇し、より中長期の展開を視野に入れた対応にとって必要と思われる内容を、第5章「県民健康管理調査とサポート体制」として疫学者の安村氏が、第6章のこころの健康と第7章のリスク・コミュニケーションは、患者さんや住民の皆さんからの相談に実際にあたっている小児科の細矢氏、精神科の丹羽氏と、そして日本におけるその分野での第一人者である心理学者の小西氏、社会心理学者の中谷内氏、救命救急医の郡山氏との座談会というかたちでお示しした。最後に、本学の外から俯瞰した立場で、社会の危機管理（クライシスマネジメント）について、郡山氏よりまったく新たな視点を提示していただいた。

我々の本書での試みは、医学教育の中でまだ確立されていない分野への挑戦であり、不十分な点が多々あると思われる。またこれから発展させていかなければいけない内容も数多く含んでいるであろう。多くの方に、災害医療学や原子力災害医療の教育の中で参考にしていただき、ご批判・ご助言をいただければ望外の幸せである。

中国の哲学者である荘子の書に『荘周夢為胡蝶（荘周、夢に胡蝶となる。）』という一文がある。この文は、荘子があるとき胡蝶となって世界を飛翔している夢を見て、ふと気づくと布団の中にいつもの自分が寝ていたという逸話からきている。荘子は、あまりに生き生きとした夢であったため、胡蝶の自分と現実の自分とどちらが真実の姿かわからなくなったと語っている。司馬遼太郎は、その故事をタイトルにつけた『胡蝶の夢』という小説を書いており、読者の中には小説のほうをご存じの方もおられると思う。『胡蝶の夢』のあとがきで司馬氏は、「幕末の嵐の中、全国、東日本からも多くの若者が、長崎の医学伝習所に集まって青春のひと時を過ごし、時代に翻弄されながらも新しい医学の道を目指したその若者たちの荘子の書にある胡蝶の夢を描きたかった」といったことを述べていたように記憶している。今回、まるで江戸時代末期の医学伝習所に集った若者たちと同じように、大学内の多種多様な診療科そして全国の大学や病院などより福島医大附属病院の被ばく医療班（現　放射線災害医療センター）の救急室に集ってくれた方々がたくさんいた。彼らは災害の渦中でいつの間にか胡蝶の夢を追いかけていたのではなかろうか。また甲状腺健診やこころのケアで応援に来ていただいている方々もきっと同じ気持ちではないかと思う。福島の地で見た胡蝶の夢の中で培われた友情が、日本の再生・復興に向けて一つの礎にならんことを願っている。

最後に、遅々として進まない編集作業に際し、多大なご苦労と励ましをいただいたライフサイエンス出版の武原信正氏、毛利公子氏にはお礼とともに本当にお疲れさまでしたと述べたい。そして、残念ながらごく一部しか紹介できなかったが、医療関係者を始め多くの方々からいただいた東北・福島の被災地へのご支援に、あらためてこころより感謝を申しあげたい。

２０１３年３月

大津留　晶

■執筆者一覧

序章

大戸　斉（おおと　ひとし）：福島県立医科大学医学部長／輸血・移植免疫学講座教授

１９７７年福島県立医科大学医学部卒業。三井記念病院、東京大学医学部附属病院、埼玉医科大学総合医療センターに勤め、１９８７年より福島県立医科大学に勤務。１９９４年カリフォルニア大学サンフランシスコ校（文部科学省在外研究員）に留学、２０００年に福島県立医科大学輸血・移植免疫学講座教授に就任する。１９８４年に東京大学にて博士号取得。研究分野は同種免疫学、輸血関連血液感染症、母児間免疫。医学部長として次代の医学・医療の担い手の育成に尽力している。

第１章

長谷川有史（はせがわ　ありふみ）：福島県立医科大学医学部救急医療学講座助教、同学附属病院放射線災害医療センター副部長

１９９３年福島県立医科大学医学部卒業、同大学外科学第二講座に入局。２０００年同救急科兼務、２００３年同助手、２００４年秋田大学集中治療部助手、２００５年シドニー大学神経病理学教室フェロー、２００６年福島県立医科大学救急医療学講座助教となる。２００３年に医学博士。診療は救急医学、航空医学、外科一般。研究分野は消化器がんの遺伝子異常、生体侵襲学、放射線災害医療。２０１１年３月11日の東日本大震災以降は主に原子力災害医療の対応と調整に従事。２０１２年７月より新設された放射線災害医療センターの副部長を兼務。外科専門医、救急科指導医。

第２章

佐藤久志（さとう　ひさし）：福島県立医科大学医学部放射線医学講座助教

１９９３年福島県立医科大学医学部卒業後、放射線医学講座へ入局。専門は放射線腫瘍学。研究分野は定位放射線治療・前立腺がん・被ばく医療。１９９４年会津中央病院放射線科に勤務後、１９９５年福島県立医科大学放射線医学講座助教として勤務し、現在に至る。東日本大震災後、緊急被ばく医療に参加。その後、被ばく医療の分野に参加するようになり、日々勉強中。放射線治療専門医。日本放射線腫瘍学会評議委員。

第3章

熊谷敦史（くまがい　あつし）：福島県立医科大学災害医療総合学習センター講師（副センター長）

医学博士。１９９８年長崎大学医学部卒業。長崎大学大学院修了。専攻は放射線医療科学（甲状腺がん）。１９９８～２００３年の外科医としての診療活動ののち、２００３年４月から大津留晶とともに国内外の被爆者医療、甲状腺がんに対する分子標的治療に携わる。２００６年ＷＨＯジュネーヴ本部インターンを経て２００７年12月長崎大学病院永井隆記念国際ヒバクシャ医療センター助教。福島原発事故後、長崎大学先遣隊として３月13日に長崎を出発、福島県立医科大学での被ばく医療拠点構築に参加。その後、福島県の「放射線と健康」アドバイザリーグループの一員として、福島県内各地で健診や講演活動に従事。２０１２年４月から現職。

第4章

宮崎　真（みやざき　まこと）：福島県立医科大学附属病院放射線災害医療センター、医学部放射線健康管理学講座助手、放射線医学講座（兼務）

１９９４年福島県立医科大学医学部卒業。専門は画像診断（放射線画像診断専門医）。東日本大震災直後、緊急被ばく医療に関与したことが現在の所属・活動に至る道の始まり。妻の妊娠、広範な放射性物質の飛散、福島医大附属病院緊急被ばく医療棟の医療活動などが重ならなければ、今でも普通の放射線画像診断医として職責を全うしていたであろう。こうなったからには、「なんとかしたい」の思いで、「お一人お一人が納得し、判断できるデータを提供すること」を目標に動いている。

第4章、第6章、第7章、あとがき

大津留　晶（おおつる　あきら）：福島県立医科大学医学部放射線健康管理学講座教授

１９８２年長崎大学医学部卒業。１９８８年医学博士。診療は内科全般。研究分野は、被ばく医療・消化器内科学・内分泌内科学・甲状腺学。１９８５年～１９８７年カナダ・カルガリー大学客員研究員。１９９１年から長崎大学医学部原爆後障害医療研究施設助手。２００３年から長崎大学病院准教授として、内科診療と並行して在外ヒバクシャ医療などに努める。福島原発事故後は速やかに福島に入り、医療支援を行う。２０１１年10月に現職となり、被ばく医療・災害地域医療の医学教育と長期的な県民の健康のために尽力している。

第5章

安村誠司（やすむら　せいじ）：福島県立医科大学医学部公衆衛生学講座教授

１９８４年山形大学医学部卒業。１９８８年山形大学大学院医学研究科修了。医学博士。専門分野は疫学・老年学で、特に介護予防、生活習慣病予防。２０００年に本学教授となり、現在に至る。ＷＨＯ（世界保健機関）の標語とも言える、"Think globally, act locally."（「地球規模で考え、地域レベルで活動する。」私訳）を、モットーとしている。東日本大震災後に、本学に設置された放射線医学県民健康管理センターの副センター長として、当初より県民健康管理調査の企画・運営・実施・評価に関わっている。

第6章

小西聖子（こにし　たかこ）：武蔵野大学人間科学部教授

精神科医、臨床心理士、医学博士。１９７７年東京大学教育学部教育心理学科を卒業、筑波大学医学専門学群・筑波大学大学院博士課程修了。東京都心理判定員、東京医科歯科大学難治疾患研究所犯罪被害者相談室長として勤務後、１９９９年より現職。犯罪被害者やＤＶ（家庭内暴力）、トラウマなどに関する多くの著書がある。阪神・淡路大震災以降、災害時のこころのケアに携わっており、今回の東日本大震災では、福島県内の行政・消防・保健関係者への研修のため頻繁に福島を訪れている。

丹羽真一（にわ　しんいち）：福島県立医科大学医学部神経精神医学講座前教授（現在：福島県立医科大学会津医療センター準備室特任教授）

医学博士。１９７２年東京大学医学部卒業。統合失調症、うつ病など成人の精神疾患、てんかんの治療が専門。精神科専門医、臨床神経生理学会認定医。研究分野は、精神疾患の認知機能障害、社会認知の研究、精神疾患死後脳の分子医学・組織学研究、ユーザーフレンドリーな認知行動療法の開発と普及。精神障害者や家族の支援にも尽力している。趣味はスキー。

細矢光亮（ほそや　みつあき）：福島県立医科大学医学部小児科学講座教授

医学博士。副病院長を兼務（震災当時）。１９８３年福島県立医科大学医学部を卒業。１９８６年から同大学細菌学講座助手、１９８９年７月〜１９９１年６月にベルギー国ルーベンカソリック大学レガ医学研究所に留学し、１９９３年に福島県立医科大学小児科学講座助手、１９８８年に同講座講師となり、２００７年より現職に就く。感染症や神経疾患が専門で、中枢神経系感染症を主な研究テーマとしている。

第７章

中谷内一也（なかやち　かずや）：同志社大学心理学部教授

１９８５年同志社大学文学部心理学専攻を卒業。同大学院を単位取得退学後、日本学術振興会特別研究員、静岡県立大学、帝塚山大学を経て、２００９年より現職。専門は社会心理学で、特に人々の安全・安心の心理や信頼の問題について研究を進めている。主な著書は『安全。でも、安心できない』（ちくま書房）、『リスクのモノサシ』（ＮＨＫブックス）などがある。

第７章・第８章

郡山一明（こおりやま　かずあき）：救急救命九州研修所教授／九州厚生年金病院総合診療部客員部長／北九州市危機管理参与

１９８８年産業医科大学卒業後、北九州総合病院救命救急センター副部長、産業医科大学麻酔科講師となる。厚生労働省医政局指導課救急医療専門官（大臣官房併任）を経て２００３年より現職。医政局在任中に内閣官房危機管理室で「ＮＢＣ対処現地関係機関連携モデル」作成に関与。著書（共著）に『必携―生物化学テロ対処ハンドブック』（診断と治療社）他がある。

取材協力：嶋　康晃（ライター）

東日本大震災発生から2012年6月までの福島の状況（ダイジェスト）

本表は、一部当時の新聞報道や院内会議録より作成しているため現在判明している内容と異なる場合があります。ご了承ください。

	2011年3月11日（金）	3月12日（土）
福島県の状況・政府の対策	14:46 東日本大震災発生 14:49 太平洋沿岸に大津波警報発令 15:00 女川・福島・東海原発など11基が自動停止 19:03 政府が原子力緊急事態を宣言 20:50 県が福島第一原発から半径2キロの住民へ避難呼びかけ 21:23 枝野官房長官が福島第一原発3キロ圏内住民1万3000人へ避難指示 10キロ圏内住民への屋内退避指示 21:52 自衛隊約8000人、初の原子力災害派遣	5:44 第一原発から半径10キロ圏内避難指示 7:10頃 菅首相、福島原発をヘリで現地視察 7:45 第二原発から半径3キロ圏内に避難指示 第二原発半径3～10キロ圏内に屋内退避指示
福島第一・第二原発の状況	14:46 地震により稼働中の計7基が自動停止 15:27 第一原発へ津波第一波到達 15:40頃 非常用電源水没。1～4号機冷却不能 16:45頃 第一原発1、2号機で外部電力の供給喪失し、緊急事態を通報 19:30 第一原発1号機燃料露出により炉心溶融 2号機水位低下が続き一時燃料棒が露出 22:00頃 第一原発緊急炉心冷却システムが作動しない状況	1:57 第一原発1号機タービン建屋内で放射線量上昇が判明 3:00頃 国が第一原発1号機格納容器の圧力を下げるため蒸気放出（ベント）を発表 7:39 第二原発の1、2、4号機が冷却機能を喪失。緊急事態を国へ通報
福島医大附属病院の対応（院内全体会議録他より）	・災害対策本部立ち上げ ・経済産業省より被ばく傷病者発生時の受け入れ要請が病院に入る ・緊急手術以外の予定手術中止を決定 一般外来診療の一時休止と予定入院の延期を決定 避難地区からの患者の一時受け入れ治療を開始 ・180名35チームの医療者支援をいただく ・11日から3日間で168名の救急患者を受け入れる	・被ばく傷病者対応は、通常診療と別施設別動線での対応とする ・外来受診者の体表面汚染スクリーニングを開始 ・放射線影響について福島医大の対応を検討

3月12日（土）	3月13日（日）	3月14日（月）
13：50　放医研が医師を緊急招集「緊急被ばく医療チーム」態勢を取る 17：39　第二原発から半径10キロ圏内に避難指示 18：25　第一原発から半径20キロ圏内に避難指示	・スクリーニングで原発周辺住民の汚染報告 ・190人被ばくの恐れがあり、除染作業と被ばく医療を展開すると発表 医療機関は磐城共立病院と福島医大病院の予定	・原発事故、国際原子力・放射能事象評価尺度レベル4、国内最悪級 ・米艦船、原発事故で退避、トモダチ作戦一時停止 ・第一原発から半径20キロで屋内退避 ・福島県のスクリーニングレベルを10万cpmに引き下げ
11：20　第一原発1号機で炉心水位が低下し燃料が最大90センチ露出 14：00　第一原発1号機周辺で放射性セシウム検出。炉心溶融を確認 15：36　第一原発1号機建屋で爆発音と白煙。東電社員ら4人けが 17：47頃枝野官房長官が会見：「何らかの爆発的事象があった」	・オフサイトセンターへの電力供給寸断 ・第一原発2号機、3号機でベント作業を順次開始 午前　枝野官房長官会見：「3号機も水素発生、爆発の恐れあり」と発表 13：52　原発周辺の放射線空間線量率測定値は、最高で1557・5マイクロシーベルト／時を検知	・第一原発2号機の核燃料全露出。一時水位急低下、2度空焚き 11：01　第一原発3号機で爆発、原子炉建屋破損 ・東電4名、協力企業3名のうち6名が被ばくし放射能物質が付着 夜　枝野官房長官会見：「炉心溶融を起こしている可能性は高いとの状況は1～
	・ERへ「福島医大へ自衛隊を送るので、被ばく傷病者を診てもらえないか」との打診が電話で入る ・スクリーニングは基本的に最寄りの保健所等での対応とする ・治療を要する患者は体表面汚染スクリーニングを福島医大で担当し、10万cpm以上を除染必要ありとして、院内除染施設へ誘導する ・原発から半径20キロ圏内の来院者34名の体表面汚染スクリーニングを行う	・放射線部が玄関で放射線スクリーニングを実施 ・福島第一原発から半径20キロ圏内の要治療者対応は福島医大で行うと決定 ・スクリーニングで脱衣後も10万cpm以上は除染棟で洗浄が必要と再確認 ・原発3号機爆発後、院内環境放射線測定値の上昇は見られない

	3月14日（月）	3月15日（火）	3月16日（水）
福島県の状況・政府の対策	15:00 長崎大学・広島大学・放医研・原安協からREMAT 10人派遣 ・福島県民12万人避難	11:00 第一原発から半径20～30キロ圏内住民、屋内退避（8市町村14万人）避難指示と併せて県民21～22万人が該当 ・第一原発から半径30キロ圏内の上空飛行禁止（国交省通達） ・全避難所で体表面放射性物質汚染検査を開始 ・福島市の放射線量、最高で23・88マイクロシーベルト／時間記録	2:40 保安院、IAEAに対し原子力事故の専門家の派遣を要請 8:00 福島市、1時間当たり20・00マイクロシーベルトを観測 ・県外避難希望者3万人を超える 16:30 天皇陛下が国民に向けメッセージ
福島第一・第二原発の状況	3号機とも一緒」「人体に影響を与えるレベルではない」 22:13 第二原発付近で通常の２６０倍の放射線量が検出	6:10 第一原発2号機で水素爆発 6:14 第一原発4号機4階壁の一部損傷 9:30 東電、メルトダウンを否定できず 9:38 第一原発4号機3階付近から火災 ・放射能漏れ、関東に拡散、北風で通常の１００倍も ・仏当局トップ「福島事故はレベル6」 10:59 オフサイトセンターに退避命令が出され福島県庁へ移動	5:45 第一原発4号機原子炉建屋から炎の上がるのが確認される 8:37 第一原発3号機付近から白煙噴出 10:40 第一原発正門付近で放射線空間線量率10ミリシーベルト／時を計測、作業員に一時退避指示
福島医大附属病院の対応	・原発から被ばく傷病者1名を受け入れ治療を行う	・オフサイトセンターより再臨界などによる重大事故発生時の大量傷病者受け入れ要請あり ・原発から3名の被ばく傷病者を受け入れ治療を行う ・既存の緊急被ばく医療マニュアルを各講座・診療科等へ配布 ・自衛隊（中央即応集団 中央特殊武器防護隊第１０３部隊）院内駐留開始 ・JAEA（日本原子力研究開発機構）による傷病者の除染支援開始	・原発で爆発的事象が発生した場合の院内対応を検討 ・安定ヨウ素剤、40歳以下に事前配布の方針を確認 ・原発で爆発的事象が発生し、放射性プルームが飛来した場合は、安定ヨウ素剤を20歳未満は原則服用する旨確認 ・原発より自衛隊ヘリで被ばく傷病者1名搬送され、治療を行う ・敷地内環境放射線量モニタリング結果を電子カルテ掲示板に掲載開始

3月17日（木）	3月18日（金）	3月19日（土）	3月20日（日）
・原発事故対応へのIAEA評価「結果は未知数」	・福島市の水道水からヨウ素検出（170ベクレル／キロ） ・第一原発から20キロ圏内の住民、医療費全額免除に	・長崎大学山下先生と高村先生を福島県放射線健康リスクアドバイザーに委嘱 16:10　枝野官房長官会見：「福島県内の牛乳、茨城県産ホウレンソウから規制値を超える放射性物質が検出」	・文部科学省、全国の水の検査結果を公表。20日に採取の水から茨城・栃木・群馬など1都8県で放射性ヨウ素が検出 ・北茨城市のホウレンソウから暫定規制値の12倍の放射性ヨウ素を検出 21:35　県災害対策本部、県内全域で露地もの野菜の出荷自粛を要請
・自衛隊、警視庁による放水 ・原子炉の冷却機能回復に必要な電力確保作業に着手	・第二原発の事態収束。機能しなかった冷却系が復旧 ・原発事故評価レベル5。放射能汚染、スリーマイル超すレベル（原子力安全・保安院）	1:17　原発作業員に被ばく量が100ミリシーベルトを超えた人が出た（東電発表） ・第一原発1～4号機の表面温度100℃以下に ・東京消防庁（ハイパーレスキュー）による放水	16:31　枝野官房長官会見：第一原発の廃炉の可能性について、「事故が収束しても再稼働は困難」との見通しを示す
・子どもの甲状腺簡易スクリーニング開始 ・緊急被ばく医療受け入れ訓練開催	・震災から1週間で双相地区14病院175名の入院患者を受け入れる ・院内職員向けに長崎大学チームによる講演会「今回の震災における子どもと母親の安心・安全のために」が行われる	・放射線部技師が県内避難所でのサーベイに参加 ・ドクターヘリは原発から半径30キロ圏外の地点まで運航再開	21:00　NHKスペシャルで福島医大の現状を放送

	3月21日（月）	3月22日（火）	3月23日（水）
福島県の状況・政府の対策	・飯舘村、水道水基準上回る濃度の放射性物質検出、飲食控えるよう周知 18:00頃　枝野官房長官、原子力災害対策特措法に基づき、福島・茨城・栃木・群馬の４県のホウレンソウ、福島県の原乳出荷停止を指示	・放医研にて３７７人の内部被ばく検査――重大な被ばく・汚染なし ・福島県知事、東電社長の謝罪を拒否 ・原発20～30キロ圏内の入院患者ら避難完了 ・原発周辺、海から放射性物質、漁業関係者に不安広がる ・県産野菜、出荷制限対象外でも返品相次ぎ、風評被害拡大の恐れ	2:30　福島県産ホウレンソウ・小松菜から暫定規制値上回る放射性セシウム検出 10:00　第一原発から40キロの飯舘村から高濃度の放射性セシウムを検出（雑草から１２４万ベクレル／キロのセシウム１３７を検出）
福島第一・第二原発の状況	9:40　第一原発１号機周辺の大気から基準濃度の約６倍の放射性ヨウ素と放射性セシウムを検出 15:55　３号機の原子炉建屋屋上から煙が発生。作業員が退避	1:30　第一原発放水口付近の海水から最大で安全基準の１２６倍に当たる濃度の放射性物質が検出 15:00　第一原発から南へ18キロ離れた海水から、安全基準の16・4倍の濃度の放射性物質が検出 ・ＩＡＥＡが浪江付近の土壌と大気から測定した放射能は通常の１６００倍	・米国エネルギー省、原発から北西に長さ30キロの放射線量の高い帯があり、その中では８時間で外部被ばく線量が１ミリシーベルトを超える計算 21:00　原子力安全委員会会見：放射性ヨウ素内部被ばくのＳＰＥＥＤＩシステムによる試算結果を初公表
福島医大附属病院の対応	・外来診療再開 ・30キロ圏内病院からの患者退避が終了 ・院内職員向けに緊急被ばく医療シミュレーションを開催	・学長より、院内職員へメッセージ。「未曾有の災害に際し、医大の真価が問われる。この危機を乗り切り事故の記録を次世代へ」 ・家屋全半壊・半焼等の人、20キロ圏内の患者の負担金を免除対応 ・今回の原子力災害対応版「緊急被ばく医療の手順」完成	

3月23日（水）	3月24日（木）	3月25〜31日	4月
11：03　枝野官房長官、福島県内産野菜の摂取制限や出荷制限を指示	・茨城・埼玉・千葉県で水道水から放射性物質を検出 ・県産野菜、返品相次ぐ	25日　政府会見：福島第一原発から20〜30キロ圏内の避難検討。屋内退避者の生活困難 27日　福島全域「作付け延期を」県要請、土壌分析へ 30日　原発30キロ圏内、５万８０００人失業の可能性（福島労働局）	・県、２７５７か所で線量調査――高校・公園・道路・駅など ・伊達・新地・飯舘の露地シイタケ、県が出荷自粛要請 ・環境放射線量、県内各地点とも減少か横ばい
	・今回の事故で被ばく量１００ミリシーベルトを超えた作業員は累計17人	26日　福島医大に搬送された作業員３名の被ばく線量は１７３〜１８０ミリシーベルトと公表	2日　第一原発2号機取水口付近で高濃度の汚染水が海に流出していると判明 7日　水素爆発を防ぐために格納容器へ窒素注入を開始
・3号機作業員2名が両下腿高濃度汚染水曝露にて当院に搬送され入院	・水道水、食品からの放射性物質の検出相談電話窓口を病院経営課に設置	・国からの通達で、スクリーニングは10万cpmを汚染の基準とすることが示される 25日　体表面放射性物質汚染スクリーニング終了（3月12日より原発30キロ圏内の来院者約４００名のスクリーニングを行い、10万cpmを超えた人はなく、3月20日以降は表面的汚染はほとんどないため） 28日　大規模災害（爆発）を想定した院内シミュレーション開催 福島医大医療チームをいわき市の避難所へ派遣	・第一原発から30キロ圏内推定2万人の残留住民へ、長崎大学・長崎医師会チームが合流し支援活動 ・警戒区域での遺体検案の支援を行う

	福島県の状況・政府の対策	福島第一・第二原発の状況	福島医大附属病院の対応
4月	1日　広島大学教授神谷先生を福島県放射線健康アドバイザリーに委嘱 22日　原発から半径20キロ圏内は立入禁止の「警戒区域」に、圏外には「計画的避難区域」「緊急時避難準備区域」を設定	12日　事故の国際評価尺度を最悪のレベル7と暫定評価（経済産業省原子力安全・保安院） 17日　東電が事故収束に向けた工程表を発表	13日　福島県庁内オフサイトセンターで大規模搬送机上シミュレーションを実施 27日　原発災害被ばく医療対応院内シミュレーションを実施
5月	10日　原発20キロ圏内住民の一時帰宅始まる 飯舘村の水道水、乳児への飲用制限をすべて解除 15日　川俣・飯舘で計画的避難始まる 19日　県民健康管理調査検討委員会設置	15日　第一原発1号機でメルトダウンが起きたことを示す解析結果を東電が発表 24日　第一原発2・3号機でもメルトダウンを示す解析結果を東電が発表 31日　第一原発2号機で使用済燃料プールの冷却システムが稼働	・研修医セミナーに放射線関連の講義を組み入れる ・ＪＡＥＡの傷病者除染支援は5月末で終了
6月	16日　「特定避難勧奨地点」の指定を決定 20日　復興基本法成立 ・県内11地点で土壌からストロンチウム検出	7日　政府がＩＡＥＡへの報告で、1～3号機でメルトスルーが起きた可能性を指摘 10日　東電社員2人が２５０ミリシーベルトの上限を大幅に超える被ばく	・実習で高線量地域を通る学生に、病院関係者用個人線量計を配布 ・福島第一原発より20～30キロ圏内医療支援終了 13日　手術枠、通常運用可能に
7月	・福島県人口の流出―33年ぶり２００万人割れ 19日　福島県へ肉牛の出荷停止を指示	8日　第一原発に到達した津波最大13メートルとの推定を東電が発表 19日　工程表のステップ1が終了し、ステップ2の目標を盛り込んだ新たな工程表を発表	・県民健康管理調査の先行調査として、飯舘村、浪江町、川俣町山木屋地区の住民２８００人を対象にアンケート調査を実施 ・自衛隊の24時間待機は7月末で終了

8月	9月	10月～12月
1、2日　岩手県・栃木県に牛肉出荷停止指示 15日　原子力安全庁新設を柱とする原子力の基本方針を閣議決定 25日　岩手・福島・栃木の肉牛出荷停止解除	・警戒区域・計画的避難区域の２７００か所の線量マップ公表 4日　果物の風評被害が深刻化 30日　緊急時避難準備区域が解除	10月　米出荷が全県可能に―知事が安全宣言 11月　政府は、汚染米が収穫された地区の今年産米の出荷停止を指示 12月　県外避難6万人超え、県内避難9万人超える
21日　政府は、原発半径20キロの警戒区域の放射線量の高い地域について長期間にわたり居住は困難として区域指定を解除しない方針 27日　汚染区域のうち年間被ばく線量が２００ミリシーベルトと推定される場所で線量が下がり、避難住民が帰宅できるまで20年以上かかる可能性があるとの試算結果を政府が示す		12月16日「工程表ステップ2終了」。野田佳彦首相、原発事故収束を宣言
・政府の復興基本方針発表 福島県の健康管理事業、放射線に関する最先端の研究医療施設の整備等が明示される	1日　放射線医学県民健康管理センターが設立され、山下副学長がセンター長に就任 11、12日　放射線国際専門家会議を福島医大で開催	10月　・放射線健康管理学講座新設 ・子どもの甲状腺超音波検査開始 11月　放射線生命科学講座新設 12月　妊産婦調査、避難地区こころの健康度・生活習慣調査、健診の開始

		2012年1月～6月
福島県の状況・政府の対策	1月	・放射性物質汚染対処特別措置法全面施行 ・二本松市、新築マンション高線量―汚染石材250社以上流通 ・除染技術問題―道路線量下がらず、ガイドライン効果不十分 ・IAEA事務所、県内設置へ ・IAEAへ県内常駐を要請―玄葉外相
	2月	川内村、帰村宣言「戻れる人から戻ろう」避難区域初 県内原発「再稼働ない」―細野原発担当相
	3月	中間貯蔵施設3町大熊・双葉・楢葉に―政府要請
	3・11	国主催の式典、各地で追悼
	4月	非居住区域を検討―第一原発の隣接地域に緩衝地帯を
福島第一・第二原発の状況	1月	・細野原発担当相：原子炉等規制法の見直し案を発表―原発40年で廃炉 ・首相：原発「事故収束」宣言を修正 ・格納容器内初撮影、2号機内部を工業用内視鏡で―燃料確認できず
	2月	第一原発2号機冷却「政府も対応」―温度上昇で細野原発担当相
	3月	汚染水12トン海に流出―配管抜ける
福島医大附属病院の対応	1月	第1回福島WBC（ホールボディカウンター）学術会議
	2月	福島医大に寄付講座―県、浜通り医療復興計画素案
	3月	11日福島医大で「緊急被ばく医療基礎講座Ⅰ」を開催
	4月	・福島医大で国際専門家会議開催―世界の放射線専門家との対話集会、学生との白熱教室 ・第2回福島WBC学術会議
	6月	緊急被ばく医療班が病院附属の「放射線災害医療センター」へ

※所属・肩書き等は当時のまま

一覧表作成協力：川島房子（福島県立医科大学附属病院放射線災害医療センター）

第１章

図4　福島県各地の空間線量率推移

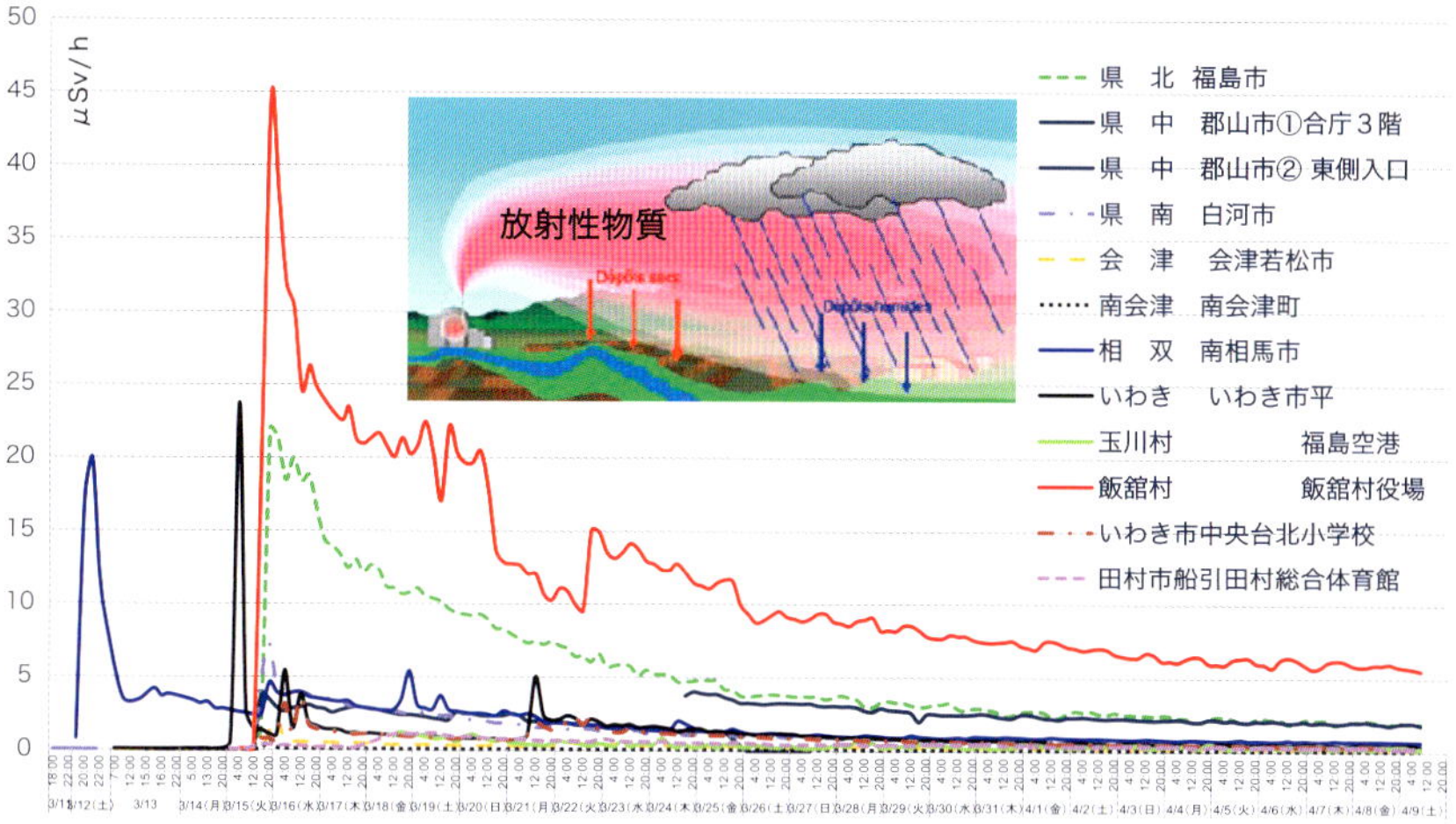

第４章

図３　航空機によるモニタリング（2011.11.5）

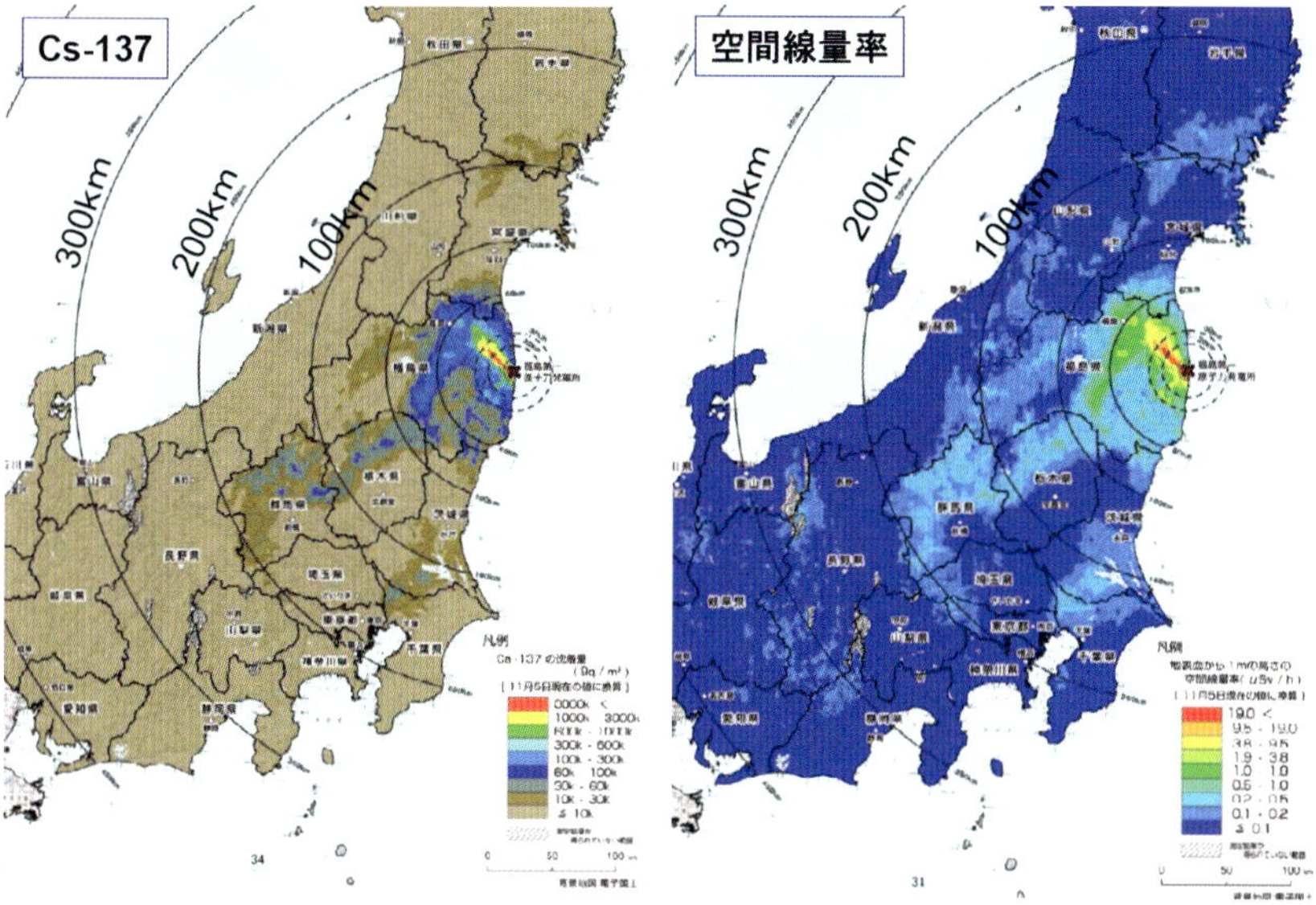

（文部科学省：2011年12月16日発表）

放射線災害と向き合って
―福島に生きる医療者からのメッセージ

2013年5月1日　第1版発行
2017年2月25日　第2版発行

編　福島県立医科大学附属病院被ばく医療班
(現 放射線災害医療センター)

発行所　ライフサイエンス出版株式会社
〒103-0024 東京都中央区日本橋小舟町8-1
TEL 03-3664-7900　FAX 03-3664-7735
Email : info@lifescience.co.jp
URL : http://www.lifescience.co.jp/

印刷所　三報社印刷株式会社

ISBN 978-4-89775-306-5 C1047